大数据背景下

我国老年长期照护分级研究

◎ 曹艳春 著

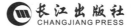

长江出版社
CHANGJIANG PRESS

图书在版编目（CIP）数据

大数据背景下我国老年长期照护分级研究 / 曹艳春著.
—武汉：长江出版社，2020.10
ISBN 978-7-5492-7275-4

Ⅰ.①大… Ⅱ.①曹… Ⅲ.①老年人－护理－研究－
中国 Ⅳ.①R473

中国版本图书馆 CIP 数据核字(2020)第 201956 号

大数据背景下我国老年长期照护分级研究　　　　　　　　　　　　　　　曹艳春 著
责任编辑：蔡梦轩
装帧设计：蔡丹
出版发行：长江出版社
地　　址：武汉市解放大道 1863 号　　　　　　　　　　　　邮　　编：430010
网　　址：http://www.cjpress.com.cn
电　　话：(027)82926557(总编室)
　　　　　(027)82926806(市场营销部)
经　　销：各地新华书店
印　　刷：武汉市首壹印务有限公司
规　　格：787mm×1092mm　　　　1/16　　　　16.75 印张　　　　336 千字
版　　次：2020 年 10 月第 1 版　　　　　　　　　　2020 年 10 月第 1 次印刷
ISBN　978-7-5492-7275-4
定　　价：52.00 元

前　言
PREFACE

　　本书为国家社科基金一般项目"大数据背景下我国老年长期照护分级机制及其动态系统均衡研究"（项目号 15BGL150）、华东师范大学经济与管理学部养老保障与公共政策创新研究团队项目"大数据背景下多维立体养老服务体系构建、质量评估与优化机制研究"、华东师范大学人文与社会科学研究院智库成果项目"上海养老模式拓展性研究"、华东师范大学公共政策研究中心资助和华东师范大学中国老龄协会老龄科研基地资助的研究成果。

　　本书有五个方面的创新之处。第一，系统地构建起老年长期照护分级指标体系。其中老年长期照护需求分级指标体系包括 5 个一级指标，12 个二级指标；老年长期照护内容分级指标体系包括 3 个一级指标，7 个二级指标；老年长期照护护理员分级指标体系包括 4 个一级指标，18 个二级指标；老年长期照护机构分级指标包括 4 个一级指标，20 个二级指标。第二，完整地提出大数据背景下我国老年长期照护分级方案。大数据背景下，我国老年长期照护可以分为五级，并分别定义了老年长期照护需求、内容、护理员、照护机构四个维度的五个级别标准。第三，第一次提出老年长期照护服务包的概念。把老年长期照护的内容分为基础服务包、叠加服务包、专业服务包，不同的老年长期照护需求者可以选择不同的服务包组合，更好地促进分级匹配。第四，依托大数据提出数据图谱的思想。将数据图谱划分为时间、空间和数据分类维度，通过大数据图谱构建老年长期照护数据库，利用图谱来收集数据。这是一次思想的尝试，也是大数据收集的一次实践，对于推进数据集聚化有重要理论和实际价值。第五,创新性地提出运用服务价格按等级匹配差异化支付的方案。运用价格作为杠杆,不同照护需求匹配程度的老年人支付不同比例的照护费用,享受到不同等级的照护服务,从而实现老年长期照护的分级、分级匹配和逐级流动,推动资源的合理配置,提高资源利用效率。

本书有多方面的突出特色和主要建树。在学术思想方面:认为数据科学可与人文社会科学交叉融合,相互促进。应打破学科壁垒,将大数据处理和分析技术用于老年长期照护领域,形成具有独特性的研究视角;提出老年长期照护服务应建立五级分级体系的思想,通过分级匹配机制,达到资源有效配置,实现短期均衡和中长期动态系统性均衡。在学术观点方面:认为我国老年长期照护领域迫切需要建立分级匹配机制;主张建立以身份证编号为序的个人档案数据库,运用大数据建立科学的分级指标体系;主张借助大数据建立基于分级的综合有效的服务派送机制,认为建立无缝对接的分层次筛选的逐级流动机制是解决当前老年长期照护供需矛盾的关键;提出运用大数据分析老年长期照护供求状况并进行有效规划。在研究方法方面:运用大数据来分析管理学领域的长期照护问题,将数据科学与人文社会科学结合,拓展大数据应用领域;将软系统分析法(SSM)引入老年长期照护分级机制研究,多次对比现实世界和理想世界的差距,最终找出最优设计,得出有洞察力的结论;运用 AHP 方法和德尔菲法,将定性分析与定量分析相结合,研究制定老年长期照护分级指标体系。在社会应用方面:将大数据技术应用到老年长期照护领域,构建合理的分级和分层动态调整机制,得出一套促使我国老年长期照护制度符合全体老年人需要的方法和工具;大数据背景下研究老年长期照护分级机制,以有限的老年长期照护服务资源满足老年人不断增长的需求,有助于实现资源有效配置;在宏观层面预测长期照护服务供求规模,构建老年长期照护短期和中长期系统均衡,为政府进行中长期规划提供参考。在微观层面通过对大数据的分析和应用,为老年人提供个性化、时效性的老年长期照护服务。

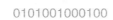

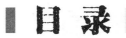

目 录

CONTENTS

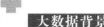

第一章 导 论

第一节 研究背景和意义

一、研究背景

党的十九大报告指出,我国当前社会的主要矛盾是人民日益增长的美好生活需要同不平衡、不充分的发展之间的矛盾。随着我国人口老龄化进一步加剧,老年人口占总人口的比重不断增大。贫困、高龄、失能失智老年人的保障问题不仅是老年人及其家庭最关心的利益问题,也是改善民生水平、加强和创新社会治理的有机组成部分。建立更加完善的老年长期照护制度,使老年人有更多的获得感、幸福感和安全感,是推进全面建成小康社会与和谐社会的重要体现。

(一)我国人口老龄化问题日益严峻

随着人口平均预期寿命的延长,我国人口老龄化问题日益严峻。根据国家统计局发布的数据,截至 2018 年底,我国 60 岁及以上老年人口超过 2.49 亿,占总人口的 17.9%。截至 2019 年底,我国总人口突破 14 亿,达到 14.0005 亿人,60 岁及以上人口达到 2.5388 亿,占总人口的比重为 18.1%。65 岁及以上人口达到 1.7603 亿,占总人口的比重为 12.6%。

从 1999 年开始,我国进入人口老龄化社会。到 2019 年,20 年间老年人口净增 1.2 亿,其中 2017 年新增老年人口首次超过 1000 万,预计到 2050 年前后,我国老年人口数量将达到峰值 4.87 亿,占总人口的 34.9%。人口老龄化加剧的同时,失能、半失能老年人的数量也日益增多。据统计,我国当前患有慢性病的老年人约有 1.5 亿,占老年人总数的 65%,失能、半失能老年人 4400 万。如此庞大的失能、半失能老年人口对养老与医疗服务的需求增长日趋显著,老年长期照护面临严峻挑战。

(二)家庭长期照护功能日趋弱化

我国 20 世纪 80 年代实行的计划生育政策使得家庭结构趋于小型化,家庭照护功能正在逐渐弱化,所以依靠传统家庭提供的保障明显不足,导致失能老年人面临的长期照护问题日益尖锐与加剧。随着人口老龄化进程加速,老年人口预期寿命不断提升。高龄伴随而来的是身体器官的退化和身体机能的减弱。因此,随着年龄的增长,老年人自理能力不断下降,增加了对长期照护的需求。同时,全国范围内家庭规模日趋小型化,平均家庭户规模从

1982 年的每户 4.43 人下降到 2017 年的每户 3.03 人,少子化现象突出,多数家庭呈现"4—2—1"的倒金字塔结构,家庭结构核心化及子女与父母分离的居住方式导致家庭照护功能不断减弱。因此,需要政府与社会介入提供老年长期照护服务。

(三)住院和护理费用不断增长

随着老年人身体机能的衰退,老年人发病率逐渐增长,患慢性病数量增多,且患病时间延长,因此所花费的医疗费用和护理费用数额较大。我国人均医疗卫生费用呈现逐年上涨趋势。《中国医疗卫生事业发展统计公报》显示,从 2001 年到 2018 年,我国人均医疗卫生门诊费用由 93.6 元/人上升到 274.1 元/人,住院费用由 3245.5 元/人上涨到 9291.9 元/人,住院费用翻了一番,年均增长超过 10%。在失能和长期照护方面,有数据显示,65 岁以上男性中有 47%在未来都要接受长期照护服务,而女性中这一比例更是高达 58%。如果夫妻都超过 65 岁,那么其中一人要接受长期照护的可能性则高达 70%。在费用方面,以美国波士顿地区为例,私人疗养院一年的护理费用大约是 15 万美元,辅助生活中心费用大约 6 万～7 万美元,成人日托也需要 2 万美元,如果请护理人员,平均一年的费用大约是 6 万美元左右。在上海和北京的一些护理机构,2019 年,普通的中档养老服务机构每月的花费达到 4000～5000 元,而高档养老服务机构甚至可能超过 1 万元。而长期护理保险仅能负担 15%～20%的机构费用支出,补偿水平有限。住院费用和护理费用不断增长,给多数需要长期照护的老年人及其家庭带来沉重的经济负担。高昂的住院和护理费用导致部分老年人无法享受到长期照护服务。

(四)老年长期照护分级相对缺乏

我国老年长期照护制度还处在初级阶段。自 2016 年起,青岛等 15 个城市率先试行长期护理保险制度,目前全国性的长期护理保险并未普遍实施。国际上,英联邦国家、北欧国家、美国、德国、日本、荷兰、韩国等国家的长期照护制度相对完善,服务分级体系发达。德国是世界上最早建立长期照护保险制度的国家,德国把所有参保者及其供养的配偶以及子女都纳入长期照护保险体系,并且按照护理等级轻、中、重三级制定给付标准。日本则将护理等级分为 7 档,不同护理级别享受不同的护理待遇。韩国也是按护理等级享受护理待遇和服务。

目前,我国老年长期照护分级体系相对缺乏。一是表现在护理需求认定和等级评定方面还处在标准制定和探索当中,还没有全国统一的照护需求分级体系;二是长期护理保险试点地区主要以长期失能状态的参保人员为对象,重点解决重度失能人员的基本生活照料和非治疗性医疗护理,而对于重度、中度和轻度的分级照护体系网络没有建立起来;三是缺乏长期照护服务机构分级体系。由于我国长期照护服务产业不发达,照护服务机构缺少、照护内容和服务方式趋同,缺乏对不同照护需求者的分类和分级提供服务;四是照护服务人员分级缺失。长期照护的专业服务团队不发达,不仅医师、护士、社会工作者、营养师、康复师、心理咨询师等专业照护人员数量少,而且专业照护人员的专业技能水平总体较低,护理员分级体系不够完善。

二、研究意义

目前,国内关于老年长期照护的研究比较多,但是关于老年长期照护分级的研究相对滞后,人口老龄化背景下老年长期照护分级如何建设,不仅是一个重要的理论问题,也是一项重要的民生工程。依托大数据,加快推进老年长期照护分级体系建设有助于完善老年长期照护制度,有利于促进老龄事业发展。

(一)理论意义

首先,有助于拓展大数据应用领域。将大数据应用于老年长期照护领域,将数据科学与社会学、管理学和人口学等学科交叉融合,打破我国大数据研究主要囿于信息科学领域的局限性。

其次,有助于改革老年长期照护研究范式,在老年长期照护领域尝试应用大数据,引入科学研究的"第四范式",是对公共管理学科研究方法的极大丰富。

再次,有助于弥补我国长期照护系统性研究的不足。在研究过程中,使用软系统分析法(SSM),从经济发展、人口变动等角度,将现实与理想状态进行多次对比分析,研究我国老年长期照护分级机制并获得动态和系统性均衡,弥补老年长期照护分级缺乏系统性研究的不足。

(二)现实意义

首先,将大数据技术应用到老年长期照护领域,构建合理的分级和分层动态调整机制,得出一套促使我国老年长期照护制度符合全体老年人需要的方法和工具,可以为政府部门有效管理提供建议。

其次,我国老年长期照护尚未实行分级制度,存在过度需求和"压床"等资源浪费现象,研究老年长期照护分级机制,以有限的长期照护服务资源尽可能地满足老年人不断增长的需求,有助于实现资源有效配置。

第三,在宏观层面,预测老年长期照护服务供求规模,构建老年长期照护短期和中长期系统均衡,为政府进行中长期规划提供建议。

第四,在微观层面,有助于为老年人提供个性化、时效性的长期照护服务。

总之,养老、医疗和长期照护问题是人口老龄化进程中的三大主要挑战,新形势下建设健康中国和实现更高质量的生活是民生的重要方向。人口老龄化进程中,如何使全体老年人得到更好的照护服务是新时代赋予我们贯彻健康中国战略和民生福利的重要举措。坚持以民为本,建立长期照护制度,可以更好地贯彻落实《"十三五"国家老龄事业发展和养老体系建设规划》,满足老年人的健康服务需求,妥善解决老年人养老保障问题。同时,建设老年长期照护分级体系,可以有效地缓解医疗卫生资源不足和公共财政压力,加快老龄产业和老年长期照护制度的发展,有效整合多方资源,达到以最小的成本实现最大的效用。

<h1 style="text-align:center">第二节 国内外研究述评</h1>

一、大数据及其应用

(一)大数据的兴起和概念界定

大数据是指爆炸式增长的结构化数据、半结构化数据和非结构化数据。根据新摩尔定律,全球数据量大约每两年翻一番。2011 年,全球产生和复制的数据达到 1.8 亿 ZB;2015年,则达到将近 8 亿 ZB。

大数据来源于日常生活,具有很强的时效性,引起各国政府和学者的极大关注。20 世纪 80 年代,大数据概念开始萌芽。1989 年,美国学者首次提出"数据库中的知识发现"概念。1997 年,美国学者开始探讨大数据问题。2008 年和 2011 年,国际顶级学术刊物《Nature》和《Science》分别出版专刊 Big Data 和 Dealing with Data,讨论大数据带来的挑战。2013 年,被誉为"大数据之父"的舍恩·伯格来到中国,介绍推广"大数据"的概念,广大民众对大数据的认知不断加深。

国外对于大数据的关注视角分为五个方面:一是大数据基本理论研究,包括大数据概念界定,David G. (2008)在《Nature》上发表的一篇经典文章认为,大数据是指无法在容忍的时间内用传统 IT 技术和软硬件工具对其进行感知、获取、管理、处理和服务的数据集合;以及对大数据特点的分析,麦肯锡公司认为,大数据特点为"3V":数据量大(Volume)、数据类型繁多(Variety)和流动速度快(Velocity);或"4V",即"3V"加价值密度低(Value);或"5V",即"4V"加真实性(Veracity);或"4V + 1C",即"4V"加复杂性(Complexity)。二是大数据存储与分析处理技术研究,分析工具有 MapReduce 和 Hadoop 等。三是大数据在生物医药领域和社会医疗保健等领域的应用研究。四是大数据安全研究。五是对大数据引起的科学研究范式变革的研究,提出数据密集型科学研究的"第四范式"。

在学术界不断加大对大数据的关注和研究后,各发达国家政府纷纷启动大数据研究和应用,其中包括美国政府于 2012 年启动的"大数据研究和发展计划"、欧盟启动的 Horizon 2020 计划以及日本推出的新 ICT 战略研究计划。

与国外相比,国内起步稍晚,还未形成整体力量,企业使用大数据挖掘技术尚不普遍。1993 年,我国国家自然科学基金首次支持数据挖掘领域的研究项目。2012 年,中国计算机学会成立大数据专家委员会。同年 10 月,中国通信学会大数据专家委员会成立。2018 年,我国在贵州省建立大数据研究中心。

（二）关于大数据本身的讨论

李国杰（2012）认为，要优先支持网络大数据研究；重视大数据科学的基础研究。在大数据研究的组织方式上，建议建立中科院、科技部、基金委共同推动的研究机构；成立国家级行业数据共享联盟，成立国家级的面向大数据研究和应用的社区。连玉明（2017）认为，在大数据的处理平台中，有三种处理平台，Hadoop 的块处理平台、HPCC 系统和 Hadapt 高性能的自适应分析平台。孙粤文（2016）认为，要提升基础设施关键设备的安全可靠水平，建立大数据安全防护体系。我们要遵循大数据思维，加强风险治理，实现公共安全治理的多元协同和科学化。大数据技术为公共安全治理提供强大的数据信息基础支撑、工具能力支撑和技术平台支撑。张瑜（2016）认为，我国网络意识呈现多样形态、多种场域和多元主体的特点，数据污染问题层出不穷，甚至出现严重的数据泄露。我国亟待建立网络意识形态大数据平台，加强网络人才建设和意识形态建设。杨良斌（2016）指出，大数据背景下须加强对网络空间安全人才培养机制与模式研究。可以从教育体系、社会培训体系、人才评价体系三个方面进行改革，完善我国网络安全人才培养机制。

（三）大数据在政府政务和公共服务方面的研究

1. 关于大数据在政府政务方面的应用

学者们认为，政府部门的工作中可以大量应用大数据技术。耿亚东（2016）认为，大数据对传统政府治理模式具有非常重大的影响，可以促进政府治理模式的改革，推动政府进入合作治理模式，促进信息共享。李欣（2016）认为，大数据环境下可以进行危机信息整合。他提出一个危机信息整合模型，建立危机信息的采集萃取整合，聚类危机信息源，为提高政府部门的危机应急管理效率和效果提供参考和情报预警。鲍朔望（2016）认为，大数据可以用于政府采购审计，完善政府采购审计，促进事后审计与事中审计相结合，促进信息核对系统发展。陈潭（2016）认为，政府政务处理中，尤其需要引入大数据，大数据的开放和共享有利于提高公共服务质量，改革公共服务供给侧，剔除技术短板、部门利益等障碍和壁垒，促进政务信息公开和共享。李佳潞（2018）研究了大数据环境下面向政府决策的信息资源开发模式，以吉林省为例进行探讨，从信息采集、信息组织、信息共享以及信息分析四个角度进行探析。肖炯恩（2018）指出，在政府管理中，大数据有利于消除壁垒，应运用大数据共享理念，构建政府全量数据资源管理，界定各个运营主体对数据的权利、义务。石婧（2018）认为，大数据能改进公共政策分析。

在少数民族事务和乡村事务的管理上，大数据技术被认为大有用武之地。石亚洲（2015）认为，大数据时代应更加积极地面对和处理民族事务，实现治理创新。张春华（2016）认为，大数据可以用于乡村治理手段的完善，改变治理思维，改革治理方式，降低治理风险，完善治理策略。

然而，大数据给政府带来极大的创新和变革的同时，也给政府管理创新带来机遇和挑

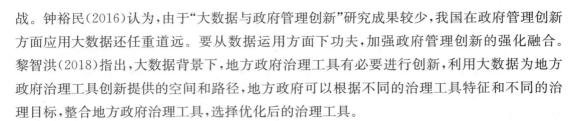

战。钟裕民(2016)认为,由于"大数据与政府管理创新"研究成果较少,我国在政府管理创新方面应用大数据还任重道远。要从数据运用方面下功夫,加强政府管理创新的强化融合。黎智洪(2018)指出,大数据背景下,地方政府治理工具有必要进行创新,利用大数据为地方政府治理工具创新提供的空间和路径,地方政府可以根据不同的治理工具特征和不同的治理目标,整合地方政府治理工具,选择优化后的治理工具。

2. 大数据在公共安全和公共服务方面的应用

首先,在公共安全和治理方面,曹策俊(2017)认为,大数据思维可以促进城市公共安全风险治理模式改革。传统城市公共安全风险治理具有较大的局限性,应构建新的数据驱动的风险治理框架,构建智慧型风险治理模式,提高多元主体协同治理风险的效率。孙厚权(2016)认为,在当今社会风险加剧的背景下,需要将大数据思维和大数据技术运用到社会风险治理领域。消除信息孤岛,促进智慧治理,加强信息合作,加强对社会风险的预测和评估,降低社会风险。王炎龙(2017)通过梳理国内外城市灾难事件的舆情治理相关研究,提出利用大数据应对城市舆情风险转向。要从压制性管控模式转向协商共建模式,从平复手段向引导方式转向。王会金(2018)认为,大数据面临很多安全风险,例如,大数据泄露、内部滥用、外部侵袭等,使得政务云的安全问题急需得到保障。因此,需要从管理、技术以及标准3个维度探索政务云安全审计的运行保障。张聪丛(2018)认为,开放政府数据存在隐私保护问题,需要进行安全保障。作者运用开放政府数据生命周期理论,从政府政策建构、数据管理和利益相关者参与3个层面提出安全保护的政策建议。

其次,在网络安全、犯罪侦查和管理方面,赖凯声(2016)指出,大数据和互联网的发展,使得基于计算机技术的网络心理行为得到更广泛的关注。可以运用大数据研究情绪心理学、行为金融学、人格心理学、政治心理学和健康心理学,对网络安全进行有效管理。石小川(2016)提出,可以运用大数据来解决恐怖主义信息的新媒体传播问题。

樊崇义(2016)指出,大数据可以运用于职务犯罪侦查模式变革,改变以往"由供到证"的职务犯罪侦查模式,树立"数据引导侦查"理念,注重电子取证、规范数据运用。单勇(2016)指出,犯罪治理可以借助大数据,我国应该加强"犯罪大数据"建设,精准防控犯罪,"人力+科技"和"传统+现代"治理技术的有机融合下,加强对犯罪的防控和控制。王博(2017)提出,大数据可以运用于司法公开和法官断案。大数据将为司法公开纳入法官制度提供技术保障,并提高司法工作效率,提升司法公信力。

再次,在智库成果开发和应用方面,陈潭(2017)认为,我国智库的建设需要借助于大数据。大数据思维和技术有利于智库平台建设,有利于大智库的发展。因此,需要借助大数据,挖掘和开发大数据,促进大数据在智库与政府部门、社会各方之间的共享。张海涛(2018)认为,大数据有利于智库情报的服务创新。他从协同理论的视角进行剖析,分析了4个方面:一是传统用户需求分析,二是数据处理方法,三是服务模式,四是智库主体,提出现代智库的创新服务模式,以促进我国智库的整体发展。

第四,在图书馆管理和学术不端监控方面,胡伶霞(2016)认为,先分析高校图书馆个性化信息服务系统的可行性,再与大数据技术处理流程特点相结合,重点分析大数据可以用于高校图书馆个性化信息服务,解决技术难题,提高图书馆利用满意度。鲁晓峰(2017)认为,大数据可以用于学术不端监控。由于当前大数据多源异构,学术不端监督具有识别更加便捷和高效等特点。因此,应推动数据开放共享,加强法律法规的完善,建设和完善学术不端监督体系,提高学术不端监控成效。

第五,在社会救助和精准扶贫方面,莫光辉(2016)认为,大数据在精准扶贫过程中,可以进行有效的精准扶贫信息比对分析,提高扶贫治理参考和资源分配依据,提高精准扶贫的整体性治理成效。吴朝文(2016)指出,大数据环境下可以应用大数据修正高校贫困生精准资助模式。大数据用于学生消费行为分析,可以用全面的消费数据评价学生的真实经济情况,实现对贫困生的精准识别和精准救助。封清云(2017)指出,大数据可以运用于教育精准扶贫科学决策。甘肃省利用"大数据",实现了全省88万教育精准扶贫对象的清单式管理和动态监控,促进精准识别对象、精准制定决策和精准落实政策。丁翔(2017)指出,大数据驱动精准扶贫的准确度。但仍需要精准识别扶贫对象,精准设计扶贫方案,精准判别扶贫成效,并且采用合理的措施防范返贫。盛德荣(2018)认为,大数据可以运用于扶贫开发,但要解决贫困问题,在运用大数据的同时,需要树立以人民为中心的权力准则。

最后,在养老服务方面,曹艳春(2016)等提出,大数据可以运用于老年长期照护制度中,以大数据分析结果为依据,建立老年长期照护分级机制,并实现动态系统均衡。

(四)大数据在教育领域的应用研究

钟婉娟(2016)认为,我国教育机制面临诸多挑战,可以运用教育大数据优化教育决策机制。李伟超(2016)提出,可以将大数据运用于信息管理专业创客运动,建立创客空间、搭建在线交流平台,推动高校创客运动的快速发展。杨晓峰(2016)认为,大数据可以用于教育领域。大数据在教育领域的普及,将促进教育人才的培养、管理机构的设置以及教育决策水平的提高、教育资源的扩展等。黄瑶(2017)认为大数据面向智慧教育,可以促进学习者的成长。教育大数据研究的价值体现在四个方面:一是拓宽对教育的认知,二是实现基于数据的教育决策,三是促进教育的进化,四是培育大数据文化。

在高校教育和管理方面,李静(2017)基于苏沪5地高校的数据,使用SPSS 22.0数据处理软件,分析大学生消费结构及水平、消费观念、消费行为、消费渠道,认为大数据可以运用于当代大学生消费行为新特征的研究。为高校有关管理部门加强对大学生消费的引导和教育提供数据支持。洪雷(2017)指出,大数据背景下的高校可以对学生实行网格化管理模式,促进高校建立平安校园。

(五)大数据在其他方面的应用研究

高玉洁(2016)指出,大数据背景下可以建立人力资源管控新模式,实现人力资源业务合

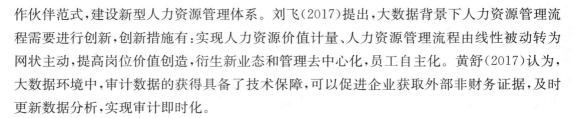

作伙伴范式,建设新型人力资源管理体系。刘飞(2017)提出,大数据背景下人力资源管理流程需要进行创新,创新措施有:实现人力资源价值计量、人力资源管理流程由线性被动转为网状主动,提高岗位价值创造,衍生新业态和管理去中心化,员工自主化。黄舒(2017)认为,大数据环境中,审计数据的获得具备了技术保障,可以促进企业获取外部非财务证据,及时更新数据分析,实现审计即时化。

(六)大数据应用述评

田海平(2018)以及王旭、罗巍(2016)认为,"十二五"以来,关于大数据的研究逐渐扩大到医学和市场营销等领域;但在公共管理领域中的研究和应用仍处于萌芽状态,鲜见将大数据技术应用于养老服务体系的研究。然而,2010年第六次人口普查数据显示,我国60岁以上老年人口总数已经达到1.776亿,占人口总数的13.26%。一些研究表明,我国各省(自治区、直辖市)已经全面进入人口老龄化社会。预计到2050年,我国60岁以上老年人口将达到4.3亿~4.5亿,约占总人口的三分之一。李志强(2015)和李琰(2018)认为,数量巨大的老年人口和高度老龄化的社会需要提供充足的长期照护(Long-term Care,LTC)。徐桂华(2019)认为,当前我国老年长期照护尚未实行分级制度、存在过度需求和"压床"等现象,需要我们利用大数据建立老年长期照护分级匹配制度,用有限的养老服务资源尽可能地满足老年人不断增长的长期照护服务需求,实现资源有效配置。

二、老年长期照护概念界定

关于长期照护,各国法律法规和学者给予很多不同的称呼,例如:"长期护理""长期照料""长期照顾""看护护理""长期健康看护""长期介护""长期养护""养老护理"等。对长期照护概念的界定因研究视角的不同而有较大差异。一般来说,可以从"长期"和"照护"两个方面来界定长期照护的内涵。

"长期"是对护理延续时间的规定。陈杰(2005)认为,长期照护的时间至少为6个月。Manton(2006)认为,生活不能自理且照料时间为90天以上的为长期照护。但也有一些学者认为,长期照护的时间无法确定。Cha(1998)指出,"老年人长期健康看护是没有明确时限的"。

对"照护"的界定可以分为照护对象、照护内容、照护方式3个方面。

关于长期照护对象,1963年,美国医疗救助福利部指出:"长期照护病人是指因身心疾病、功能障碍而需要长时间的医疗、护理或支持性健康照料的病人,因严重急性伤病而需长期恢复治疗的病人。"该定义着重指出,长期照护的对象是患有身心疾病、功能障碍且需要长时间医疗、护理和恢复治疗的人。Kane(1998)将长期照护对象界定为"缺少自我看护能力的人"。他指出,长期照护是指"为缺少某些自我看护能力的人在健康、个人看护及社会需求方面提供的各种服务"。Kane(1998)的定义考虑了个人和社会共同需要。Estes和Lee(1985)

认为,长期照护对象是"那些患有慢性身体或精神疾患、精神障碍或其他严重残疾的人"。他们提出,"长期照护的产品就是为那些患有慢性身体或精神疾患、精神障碍或其他严重残疾的人提供的服务"。经济合作与发展组织(OECD,2005)认为,长期照护的对象是"身心功能障碍人口"。Cha(1998)认为,"长期照护是为那些因衰老、慢性病或身体、精神功能障碍而部分丧失自我照护能力的老年人提供的"。美国联邦长期照护保险计划中对长期照护的表述为:"长期照护是指对不能自行料理日常生活的人所实施的一项照顾措施。"美国纽约州保险部认为:长期照护对象是指"那些由于意外、疾病及衰弱的人"。美国健康保险学会(HIAA,1997)对长期照护对象的界定为:"患有慢性疾病譬如早老性痴呆等认知障碍或处于伤残状态下即功能性损伤的人。"荆涛(2010)认为:"长期照护对象是指由于意外、疾病或衰弱导致身体或精神受损而致使日常生活不能自理的个体。"曹艳春等(2014)认为,随着老龄化、高龄化的进一步加剧,失能、失智老年人是长期照护的基本对象。唐钧(2019)进一步提出,处于照护依赖状态下的失能失智老年人是长期照护的主要对象,并且认为最基本的养老服务就是长期照护。综上所述,长期照护对象具有的特点有:患有身体疾病或心理疾病;具有功能障碍;需要长期提供照料服务。由于具有这些特点的人群主要集中在老年人,邬沧萍(2001)等许多学者提出,长期照护对象就是"老年人",包括 80 岁以下的"低龄老年人"和 80 岁以上的"高龄老年人"。

关于长期照护内容,经济合作与发展组织(OECD,2005)认为,长期照护服务范围包含健康、个人与社会,例如为病人提供创伤敷裹、疼痛管理、药物处理、剂量测定、预防、康复或者缓和等医疗服务。Cha(1998)指出,长期照护包括"个人看护服务、健康服务以及社会支柱性服务"。中国学者邬沧萍(2001)将长期照护的内容分为两大部分,包括日常生活照料和医疗护理照料,认为:"老年长期照护是老年人由于其生理、心理受损,生活不能自理,因而在一个相对较长的时期,甚至在生命存续期内都需要他人给予的各种帮助的总称。主要内容包括日常生活照料和医疗护理照料,包括在医院临床护理、愈后的医疗护理、康复护理和训练等。"美国纽约州保险部对长期照护的内容界定为:"较宽泛的医疗、个人及社会服务。当一个人不再能独立完成日常生活活动而必须接受他人的辅助完成之,即为长期照护"。陈杰(2005)指出,长期照护内容包括日常生活照料、医疗护理照料、在医院临床护理愈后的医疗护理以及康复护理和训练等。荆涛(2010)认为:"长期照护是指个体由于意外、疾病或衰弱导致身体或精神受损而致使日常生活不能自理,在一个相对较长的时期里,需要他人在医疗、日常生活或社会活动中给予广泛帮助。实施长期照护的目的在于提高由于病理性衰老,或由于正常衰老的老年人的生活质量和生命质量,它也是预防新的疾病发生的重要措施。"美国健康保险学会(HIAA,1997)对长期照护内容的界定为:"长期照护包括医疗服务、社会服务、居家服务、运送服务或其他支持性的服务。长期照护与健康护理的区别在于健康护理是提供对疾病的治疗,长期照护是针对慢性疾病或失能失智人员进行长期的照护。"谢晖等(2015)调查慢性病患者对长期照护的需求表明,排在前三位的志愿需求服务分别是关怀访视、交通接送服务和休闲娱乐活动。刘焕明(2017)认为长期照护与单纯的医疗护理相比,内涵上更具有广泛性,不仅包含诊断治疗和护理,还包括日常生活照料、社会心理支持等,因而是日常生活照料、医疗护理和社会支持的有机结合。

关于长期照护服务提供方式,学者们认为,长期照护服务可以连续提供,也可以间歇性地提供。在提供服务的机构或人员选择上,美国联邦长期照顾保险计划认为:"长期照护可以通过各种途径得以实施,包括居家、社区设施,或者护理院等。"清华大学老年学研究中心(2011)认为,长期照护服务既可以提供非专业的生活照料,也可以提供专业护理;既可以提供医疗保健,也可以提供生活照料;既可以由正规和专业机构提供,也可以由社区和家庭提供。邓大松(2017)指出,长期照护服务既包括以血缘关系为主导的家庭成员帮扶下的非正式照护,也包括由专业人员的技术支持和体系化供给为主的正式照护。

综上所述,长期照护方式分为正式照护与非正式照护,正式照护主要指长期护理机构和人员提供的照护服务;非正式照护是指家庭为病人提供医疗、护理和康复等服务。长期以来,学者们对正式照护与非正式照护的关系一直持有争议。有学者认为,正式照护与非正式照护是互补关系。但反对者提出,正式照护与非正式照护应是替代关系。互补关系的成立要求正式照护与非正式照护相互补充,共同满足一种欲望。因此,只有当正式照护与非正式照护在服务内容上形成伙伴式的责任分担,在功能上形成相辅相成的增强关系或当正规机构为家庭护理人员提供护理知识指导等,才可认为正式照护与非正式照护形成相辅相成的互补关系。替代关系的成立则要求正式照护与非正式照护可以互相替代来满足同一种需求与欲望。如果随着正式照护服务的增加,非正式照护服务质量和数量减少,机构正式照护服务的提供使得一些家庭不再提供照护服务,或减少提供的照护服务数量,则认为正式照护服务与非正式照护服务存在替代关系。此外,有些学者认为正式照护服务与非正式照护服务之间的关系难以界定,既不存在互补关系也不存在替代关系。

关于政府、家庭、社区和市场在老年人长期照护服务中的地位,学界也有不同的声音。

一是主张以家庭照护或居家照护为主体,以其他社会力量为补充。陈为民(2008)认为应巩固和支持家庭照护,形成以家庭照护和居家照护为主、机构照护为辅的服务供给体系。也有研究者主张强化孝道责任,将子女作为第一义务主体。如果家庭无力照护,政府作为第二主体有替代保障的义务。

二是主张以居家照护为基础,以社区照护为主体。雷咸胜(2019)则从需求溢出视角认为老年人长期照护的主体责任顺序应该是"个人—家庭—政府和社会",当前我国长期照护保障应充分重视个人和家庭在照护中的作用,积极建构维护和支持家庭功能的政策。张勘、董伟(2009)认为家庭长期照护老年人能力不足,必须有外力介入。社区照护既可以弥补家庭的不足,又可以使老年人生活在熟悉的环境中,应当是LTC体系建设的重点。专业性的"社区+居家服务"本质上是一种机构服务,其提供主体是居家服务机构。

三是以护理型机构建设作为建设重点。持这一观点的研究者认为,当前最迫切的是要解决失能老年人的照护问题,兴建以长期护理为基本服务内容的养老院迫在眉睫。在他们看来,机构照护具有不可替代性,应集中有限资源优先发展养老护理机构。王莉(2018)认为新时期随着长期护理保险的开展,老年人长期照护开始了一定程度的去家庭化倾向和从强调家庭责任到政府支持的演变过程。

关于老年残疾人照护服务,徐宏(2017)认为,增加其有效供给已经受到学界和政府部门的重视。但仍存在一些问题,例如,服务模式无法与老年残疾人的实际需求相吻合、服务提供的社会化专业化程度低、服务供给所需的筹资渠道不够宽广、资金筹集存在困难等。徐宏建议,要创新老年残疾人长期照护模式,采用 PPP 模式,建立长期照护服务连锁店、长期照护服务综合产业园以及长期照护服务相结合的长期照护服务供给模式,在有效供给方面,提高社会化专业化水平,建立健全服务评价机制。

徐美玲等(2018)认为,老年人长期照护需求和供给存在失衡问题,提出以供给侧结构性改革促进长期照护服务有效供给,建议应当健全老年人家庭照护支持机制(立法保障与津贴提供)、大力发展社区老年照护服务(推行多主体共同参与、互助养老)、促进社会长期照护服务机构协同发展等。谢保群(2019)研究"整合型护理"在日本的推进情况,详述日本在"整合型护理"理念下建立长期护理服务体系的"垂直整合"和"水平整合"两种路径,对构建我国长期护理服务体系的启示有四点:一是推进制度层面上的整合;二是构建以社区为基础,多个职业及多个机构之间协调合作的长期护理服务体系;三是发掘和培养优秀人才,促进跨领域不同专业人员的协助;四是制度和观念变革。

三、老年长期照护模式与制度

(一)长期照护模式分类

英国《社区照护白皮书》(1989)认为,长期照护的主要模式按照场所可以分为 3 类:一是家庭照顾,二是集中机构照护,三是社区照护。家庭照顾主要指由家庭成员或亲属等在家庭中提供的照顾服务;集中机构照护的类型很多,主要包括老年公寓、团体之家、日间照料中心、护理院、福利院、敬老院、养老院、临终关怀机构等。社区照护是指社区提供适当程度的干预和支持,以使人们能获得最大的自主性,掌握自己的生活。顾大男(2008)认为,长期照护的形式主要有非正式照护(即家庭照顾)、正式的居家或社区照护(社会照护)以及机构照护三种形式。Norgard Rodgers(1997)认为,家庭照顾一般不提供报酬,不与任何组织挂钩。社会照护是指非亲属提供的有偿照护或属于组织的其他人员提供的照护。刘成(2006)认为,家庭照顾和社区照护相对机构护理具有一定的优势:社区养老有益于老年人身心健康,而机构养老缺乏家庭的温情和情感支持。

唐钧(2018)认为,老年人失能一般会经历一个过程,对不同失能程度的老年人应该根据其实际需要提供不同的服务,针对完全失能老人可以由机构提供全天候的照护服务,针对部分失能老人可以采取正式和非正式相结合的照护方式,也可以由社区中心提供日间照护服务,针对社会性失能老人则应该在社会服务和社区服务支持下实现居家照护。

事实上,各国政府也通过制定政策,引导老年人选择家庭和社区照料,并取得了良好的效果。例如,为了满足老年人居住在社区的心愿,瑞典建立新型的老年人庇护住宅,组建专门的居家照护专业团队,为居家老年人提供长期照护服务。老年人庇护住宅延长了老年人在家庭和社区居住的时间,减少了机构养老需求。此外,美国建立了辅助生活机构,费用大约为每月 900 到 3500 美元,为老年人提供尽可能多的私人空间,费用也比护理院(6000 美元)要低。当然,选择居家养老、社区养老还是机构养老受到很多因素的影响,D. J. Bagne(1969)提出迁移决策的"推—拉"理论。D. J. Bagne 指出,机构或社区对老年人养老的吸引力为"拉力",而家庭具有的许多不利因素为"推力"。影响老年人对居家养老、社区养老或机构养老进行决策和选择的因素既有推力又有拉力。其中,促使老年人脱离家庭到社区或机构养老的推力来自家庭经济状况或亲人的照顾能力,主要有:担心拖累家人;家中无人或家人没有时间照顾;身体状况越来越差,家人无力照顾;缺少住房;与家人关系不好,家人不愿照顾等。而家庭养老的拉力则包括:自由,个人隐私得到保护,住所宽敞,与子女在一起生活成本低,生活圈子熟悉等。促使老年人选择机构照护的拉力有:专业人员照护服务,照护设施完善,同龄人群集聚。社区照护的拉力有:有一定的自由空间;个人隐私得到保护;享受天伦之乐,并照顾子女及第三代人;生活成本较低;生活圈子熟悉;服务项目齐全。但机构照护也有很多不如意之处,主要涉及经济负担和老年人的传统观念,包含的推力因素有:生活成本较高;服务质量参差不齐;生活设施简陋;子女探望不便,有孤独感;自由度低,须服从管理;个人隐私得不到保护;与传统理念不符。社区照护的推力因素有:难以满足专业照护需求;设施简陋;照护形式比较松散,难以管理;照护人员队伍不稳定,服务质量难以保证。因此,对长期照护模式的合理规划与安排还有赖于改善居家和社区养老环境,构建居家养老的价值理念基础,制定引导被照护者选择居家和社区养老模式的政策。

于戈、杨刚(2009)认为,依据照护的内容,长期照护的模式可以分为三种类型:安宁照护、居家照护以及机构照护。其中,安宁照护是指对那些身患绝症的个人和家庭成员提供的照顾。安宁照护着重满足对尊严的需求。居家照护是指在家中对病人提供照护。机构照护是指公共或私营的护理机构对被照护人员提供的长期生活和精神照顾。一般来说,安宁照护价格相对昂贵,需要被照顾者有良好的经济能力,或者得到政府的经济支持。

根据地区的照护模式不同,也可分为:第一种模式,东亚地区的家庭照顾等非正式照护方式。在以"孝"文化为伦理基础的理念下,"养儿防老"成为很多亚洲老年人的思想基础。因此,家庭照顾成为很多东亚地区老年人的传统照护模式。Sung&Nichol(1998)指出,孝文化会影响到政府制定老年照护的相关政策。他认为孝文化的实质是源自父母和孩子之间情感的相互责任。非正式照护是很多东亚国家最主要的老年人长期照护模式。Seo,Cho&Youn(2005)的研究结论显示:在韩国有 80% 的女儿及其家人为居住在远方的老年人提供照护支持。Koyano(1999)、Ikegami&CampbeU(2004)发现,日本75％以上的年轻人在家里承担照护父母的责任。这些国家的老年人也倾向于与家庭成员共同居住。

第二种模式:欧洲国家的机构照护为主模式。与东亚地区相比,欧洲国家更多受到个人主义价值观的影响。这种价值观决定了老年人不依附家庭,也不依赖儿女养老,而是倾向于自我依赖。子女与父母之间的关系不稳定,只存在暂时性的纽带。因此欧洲发达国家的老年人倾向于以机构照护为主、家庭照顾为辅。瑞典20世纪60年代开始设立护理之家和养老院等照护机构。并在医院设立专门的长期照护病床。美国1965年通过了《社会福利法案》和《老年人法》,开始发展机构照护,为老年人提供长期照护服务,长期照护进入快速发展阶段。德国于1995年开始实行《全民长期照护社会保险》,规定照护保险遵循"跟随医疗保险"的原则。英国于1991年颁布了《社区照护白皮书》,提出"促进选择与独立"的总目标,现在已经形成条理清晰、分工明确的老年人长期照护体系。

侯立平(2012)认为,从长期照护制度运行模式来看,发达国家长期照护的主要类型有四种:一是欧洲大陆模式,包括德国、奥地利、卢森堡和日本,特点是体现公平、有序竞争、较高的运行质量和巨额运行成本。二是北欧模式,包括瑞典、英国、爱尔兰、丹麦和芬兰。三是地中海模式,包括意大利、西班牙、希腊和葡萄牙等,其特点是老年照护主要由家庭提供,公共部门提供的资金有限。四是混合模式,主要有美国、比利时、荷兰和法国。长期照护体系由公共保障和商业保险共同构成;商业长期护理保险强调个人自由与个人选择。发达国家的长期照护体系中,也存在一些问题,如由于护理成本的不断攀升,个人负担和政府公共财政负担日益加重,对社会经济可能造成不良影响,对公众心理也造成负面影响。目前,发达国家采取的措施主要有:提高税率或开设新的保险计划;将75岁以上老年人的医疗费用从一般医疗中独立出来,实现高龄者和非高龄者的公平负担;探索建立公私合营性质的长期照护保险;规范商业长期护理保险市场。

施巍巍(2013)提出,从照护原则、资金来源、缴费形式和覆盖范围等方面来进行区分,发达国家老年长期照护制度模式可以分为4种类型:互济型的社会保险制度模式、普惠型老年长期照护模式、救助型老年长期照护制度模式和市场型老年长期照护制度模式。发达国家老年长期照护制度模式发展趋势:一是主体护理形态是社会化居家照护;二是模式单一化转向多样化;三是控制长期照护费用增长成为各国重视的问题;四是强化政府主导作用,加强事前监管,克服事后监管引发的问题。对我们来说,可以借鉴发达国家的经验:首先,注重选择性,兼顾公平,合理配置护理资源。其次,以立法形式解决掣肘之忧,确保老年长期照护的资金来源。再次,发挥政府主导作用,加快建立完善我国老年长期照护体系。最后,对居家照护应给予更多的政策支持。

李明(2013)从福利多元主义的视角来分析长期照护服务体系的构建,认为福利多元主义的三分法或者四分法对长期照护体系构建具有启发意义。按照四分法,我国长期照护服务责任主体可以分为政府、家庭、市场和民间社会。政府制定政策法规、进行监督管理;市场是长期照护服务的直接提供者;家庭是服务的重要承担者;民间社会是长期照护服务体系的重要组成部分。建议的政策措施包括:制定准入和分级管理标准;探索开展多种形式的长期照护服务,包括:老年护理院、老年公寓、日间照料中心、居家护理、综合居家照顾、喘息服务等;加大人才培养、健全信息网络系统;建设独立于医疗和养老保险之外的长期护理保险制度。

陈瑞云(2017)从长期照护保险制度的商业保险和社会保险形式、筹资模式、资格评定和保险给付等方面对国际上诸多国家的制度进行了分类总结,认为对我国的完善建议包括:建立长期护理保险制度、完善照护分级并制定评估准则;协调推进制度实施。

柳源(2013)指出,国际上常见的筹资模式有四种:基本安全网模式、普遍性筹资模式、社会保险筹资模式和累进制普遍性筹资模式。对我国来说,应从三方面加强长期照护筹资管理:加快养老服务立法、以政府为主导制定发展规划、保证养老服务机构建设的资金投入。

柳璐(2013)则从国际老年长期照护服务的递送机制方面进行国际比较,认为长期照护服务的组织递送可以分为三种模式:以家庭为平台的居家照护服务、以社区组织为平台的社区照护服务和以专门机构为平台的机构照护服务。我国可以采取的措施有:大力促进社会力量进入养老服务领域、加大养老服务人员培训力度和提供多种形式的服务组织递送。

陈比聆(2013)对老年人口长期照护体系进行国际比较,包括英国、瑞典、美国和日本等国家,认为对我国的启示有:大力开发护理人力资源,加强人才队伍的建设;必须从公共财政支持、政策法规支持、市场化支持、社会组织支持等多角度来构建我国老年人照护体系,发挥多元主体的作用,从供给侧方面来提高老年长期照护体系的有效性;建议把创建我国LTC模式作为重大民生工程列上议事日程,尽早完善长期照护制度。

张盈华(2012)从老年长期照护的风险属性与政府职能定位的角度来进行国际比较,认为国际上对老年长期照护的风险属性有三种划分方式:一是个人风险,二是家庭风险,三是社会风险。对应这三种风险属性,建立不同的老年长期照护模式。其中,"社会民主主义"和"法团主义"福利模式下应对"社会风险"的长期照护制度;"家庭主义"福利模式下应对"家庭风险"的长期照护制度;"自由主义"福利模式下应对"个人风险"的长期照护制度。由于我国是补缺型社会福利模式,因此,我国应从特定群体的"补缺"做起。首先,救助照护需求很高但是支付能力较弱的贫困老年群体;其次,建立不同层次的照护机构和服务,对应不同层次照护需求的老年人;再次,提早规划老年长期护理保险制度。

王晶(2015)对老年长期照护体制进行国际比较,认为国际上存在几种模式:一是自由主义国家,以英国为代表国家,通常用市场方式来提供老年长期照护服务;二是社会民主国家,以芬兰为代表国家,通常用公立机构来替代家庭照料功能;三是法团主义体制模式下,以日本为代表国家,建立"介护保险"制度。这三类国家的家庭—市场—国家的关系建构存在着显著的差异。

唐钧(2016)对有关长期照护的国别研究已有成果进行比较和整合,认为人口老龄化催生长期照护服务,进而促使各国依照国情发展本国的长期护理保险模式,如福利型的丹麦,财源来自税金,照护范围从临床护理扩大到日常生活照顾,并逐渐以非正规护理来取代正规服务来应对医疗保险费用的攀升问题;商业保险模式下的美国,财源来自个人所缴纳的保险费并由保险公司经营,近年来兴起的"综合性老年人照护计划"主要就是为居家老年人提供长期照护服务;社会保险模式的德国,长期照护服务主要由私营的社会服务机构提供,内容包括居家服务和机构服务;保险福利型模式的日本,综合已有模式的长处和缺陷,将长期照护对象明确限定为老年人,财源一半来自政府财政,一半来自保险费,并由民间机构提供居家服务和机构服务在内的长期照护服务。

(二)长期护理保险制度

20世纪中叶以来,许多国家建立了长期护理保险制度。其中,美国健康保险协会(HIAA,1997)对长期护理保险的界定是:"长期护理保险是为消费者设计的对其在发生长期护理时发生的潜在巨额护理费用支出提供保障。"Black 和 Skipper(1994)认为,"长期护理保险是保障当被保险人需要住在安养院或雇用护理人员到家中所产生的各种费用"。李琼等(2003)指出,"长期护理保险是对被保险人因为功能丧失,生活无法自理,需要入住康复中心或要在家中接受他人护理时的种种费用给予补偿的一种健康保险"。荆涛(2010)认为,"长期护理保险是指对被保险人因为年老、严重或慢性疾病、意外伤残等导致身体上的某些功能全部或部分丧失,生活无法自理,需要入住安养院接受长期的康复和支持护理或在家中接受他人护理时支付的各种费用给予补偿的一种健康保险。长期护理通常周期较长,一般可长达半年、数年甚至十几年,其重点在于尽最大可能长久地维持和增进患者的身体机能,提高其生存质量,并不是以完全康复为目标,更多的情况是使病人的情况稍有好转,或仅仅维持现状"。

Schnepper(2001)提出:"长期护理保险在你及你所爱的家人需要长期护理时,保障你及你的家人免于巨额财务危机侵害的风险。没有长期护理保险,你就要自己承担即使在安养院住相当短的时间就花光储蓄的风险。"从以上对长期护理保险的概念可以看出,长期护理保险的功能主要是为消费者提供长期照护费用保障,是一种健康保险。但许多国家的长期护理保险主要针对65岁以上的老年人或65岁以下的身体机能衰弱的人群。

陈晓安(2007)认为,根据政府是否提供补贴、是否强制法定经营、是否纳入社会基本医疗保险等3个维度,长期护理保险模式可以分为4种类型:一是以美国为代表的私营、非补贴、自愿投保商业保险模式;二是以荷兰为代表私营、部分补贴、强制投保模式;三是以德国、以色列、日本、韩国为代表的公营、部分补贴、单独作为法定的长期护理社会保险制度;四是以英国、澳大利亚为代表公营、公费负担的长期护理补贴制度。彭荣(2009)对美国、日本、法国、加拿大、澳大利亚、新西兰、德国和英国等8个工业化国家比较发现,加拿大和美国大约六分之一的老年人通过付费获得照护服务;日本大约有50%的老年人与家庭同住,家庭成员提供免费的居家照护。美国主要实行商业性长期护理保险制度,但由于保险产品定价高,保障太低使得保险条款缺乏吸引力。此外,因为对将来需要长期护理的可能性不能确定,美国的长期护理保险深度和广度有限。

许多研究聚焦长期护理保险制度的筹资模式,纷纷提出在我国实行独立筹资的长期护理保险制度。杨翠迎等(2019)对比保守主义模式下、自由主义模式下以及混合模式下的长期护理保险制度的费率结构,发现各国费率存在较大差异,对中国的启示主要有:立法先行,提供长期护理保险制度。实施的根本保障;社区居家照护为主,机构照护为辅;独立资金筹集方式,明确筹资主体责任;合理确定费率结构,保障资金的可持续性。张盈华等(2019)分析从社会医疗保险划拨资金建立长期护理保险的现实弊端,指出长期护理保险制度应当成为一种独立制度的原因与现实要求,并以此设计出独立筹资的长期护理保险制度"郑州模式",即坚持待遇"保基本"、以实现失能群体的"全覆盖"和"广受益"。孙洁等(2018)梳理出社会长期护理保险筹资机制的六个要素:筹资主体、参保主体与参保机制、制度筹资水平、保费筹集方式、保费筹集形式、制度财务模式。对比国内外社会长期护理保险筹资具体实践,建议我国社会长期护理保险筹资机制应关注以下问题:一是筹资主体为多元主体筹资;二是参保主体与参保机制为跟随医疗保险,自动注册参保;三是保费筹集方式为跟随医疗保险,实行差别费率;四是保费筹集形式为社会保险费,与医疗保险共同筹资;五是制度筹资水平为护理保险总筹资水平占 GDP 1‰;六是制度财务模式为部分积累制。

刘芳(2018)分析了德国长期护理保险的建制逻辑与运行理念,认为对我国长期护理保险制度的启示有:一是长期护理保险制度与传统文化之间的互动,二是制度运行过程中工具理性与价值理性的平衡。张晏玮等(2018)基于美国长期护理保险定价的视角,分析了美国长期护理保险的实践经验,对我国的启示有:一是政府应加大对长期护理保险的税收优惠支持;二是我国保险公司在指定长期护理保险保费时可根据保险购买者所处地区的不同设定不同的保费标准;三是我国保险公司在制定长期护理保险保费时,全面考虑其影响因素以使制定的保费更贴合实际。赵春江等(2018)对日本长期护理保险制度的改革变迁进行分析,认为日本在改革方面取得的成就体现在预防服务的增设减轻政府财政负担、照护人员的壮大带动老年照护产业发展、供给主体的多元化有利于缓解照护机构不足的压力、照护理念实现了转变等;而面临的挑战主要有制度本身的缺陷、个人支付比例上调加重低收入者负担、照护服务资源享用的地区差异性、照护服务人员不足;对我国的启示是:一是引入老年人照护预防的理念,二是培养专业化的照护人员,三是构建全国统一的照护等级评估体系,四是调动社会力量参与老年照护服务的供给,五是建立医疗保险和护理保险的有效衔接机制。许敏敏等(2019)介绍了德国长期护理保险制度的主要内容与构建经验,并在参保对象、保障对象、筹资渠道、筹资水平等方面与我国进行比较,认为德国长期护理保险及其筹资机制对我国的启示在于:一是逐步扩大参保对象,二是逐步扩大保障对象范围,三是确定多元筹资渠道,四是逐步调整筹资水平。

小岛克久(2019)考察了日本2000—2014年长期照护费用的增加与老龄化、经济增长的关系:日本面临急剧的老龄化与长期照护支出的增加,长期照护支出占GDP的比例有较大的增加,但人均GDP基本没有变化;分析了日本长期照护制度的建构与经济的关系,主要表现在将长期护理保险作为保障财源的手段,同时完善提供长期照护服务的体制。

四、老年长期照护分级和评估

刘悦文等(2019)介绍了国内外失能老人长期照护分级的现状,认为失能老年人的长期照护应以需求为导向,长期照护服务分级应制定相对统一的评估标准、程序和评估工具,不同失能程度应与照护分级标准相对应,每个长期照护分级享受不同的照护内容。

戴卫东(2018)认为,不同失能程度的老年人对长期照护的需求是不同的,因而需求的层次性上有差异,现有研究缺乏长期照护需求层次的基础性研究。

对长期照护的评估,20世纪70年代初,美国的Lawton教授提出人的活动能力由低到高分为七个层次的理论,可以对人的日常活动加以考察,以判断人的自理能力。1963年,Katz提出ADL方法,包括三个方面的测度:日常生活自理能力ADL、应用社会设施能力IADL和高级日常生活能力AADL。日常生活自理能力包括洗澡、进食、洗漱、穿衣、上下床、上厕所、控制排便等;应用社会设施能力包括做饭、理财、乘车、购物等;高级日常生活能力的内容包括主动参加社交、娱乐活动、职业等。戴卫东、石才恩(2008)认为,日本通过对日常生活能力、认知损伤程度、日常生活利用器具能力、活动障碍、需要护理治疗、需要康复等44项测评,判断照护需求者处于五个照护级别中的哪个级别,以便对患者提供相应的护理服务。

荷兰鹿特丹的评估机构Sociale Zaken en Werkgelegenheid制定了对残疾人、老年人和孤残儿童的评估方法,运用一些公认的评价标准和评价体系,客观地评价相关对象的身体和(或)精神功能衰退到何种程度,以判断人是否半自理或完全无法自理。对身体的评估可以从一般性日常活动、活动能力、其他日常活动、失禁、身体器官能力等几个方面来进行评估。对精神功能和心理的评估则分为意识、记忆力、定位力、感情生活、行为、观察等几个方面。一般性日常活动评估包括:穿脱衣服、日常洗漱、淋浴、吃喝和上厕所等。活动能力包括上下床、进出椅子、站立、无帮助器具情况下走路、有帮助器具情况下走路、使用轮椅和走楼梯。其他日常活动是指:准备面包、整理床铺、做吃的、买东西、清洁床上用品、屋子清洁、财务管理和衣物洗涤料理;失禁包括小便自理、大便自理、导尿管自理、导屎管自理、卧疮和因病卧床;身体器官能力包括的方面有五官/交流功能、视力/听力/讲话、平衡、手/臂功能和腿功能。对精神心理的评估项目有:一是意识,主要指思维/思维方式以及对自己病情的理解。记忆力方面包括需强力提醒、短期失忆和长期失忆。定位力指对时间、地方和人的定位能力。感情生活是指情绪不稳定以及对悲伤/焦虑/孤独的情绪出现及持续的评估。行为是指可能出现以下行为:不活跃/进攻性的、白天不安/夜间不安、衣着不整、弄/发出太大的声音、操作火等危险物品、流浪/走失动向和住处与自身不整洁。观察可能出现的幻觉等情况。

刘晓辉等（2019）采用文献研究、半结构式访谈以及层次分析法、德尔菲法等构建护理院失能老年人长期照护服务质量的评价指标体系，这个评价体系包括 10 个一级指标、21 个二级指标和 66 个三级指标。

五、研究述评

从国内外研究可以看出，关于老年长期照护的研究比较多，尤其是在长期照护的概念界定、长期照护模式分类、长期护理保险制度的构建、长期照护国际经验介绍等方面，研究成果非常丰富。我国学者提出了关于完善老年长期照护制度的政策建议，具有理论意义和实践意义，符合时代的需要。

然而，在查询我国学者的研究成果后，本研究认为，我国关于老年长期照护的研究成果中，关于老年长期照护分级和匹配的成果非常缺乏，在理论上没有形成定论。在实践中，我国也没有制定统一的长期照护需求评估方法，没有统一的长期照护供给分级评估方法。此外，对于大数据背景下如何进行老年长期照护分级和匹配的研究成果也乏善可陈。本研究尝试在大数据背景下研究我国老年长期照护分级和匹配，具有很强的理论意义和实践意义。

第三节 老年长期照护分级国际比较和经验借鉴

一、老年长期照护分级国际比较

(一)老年长期照护需求分级比较

1. 德国老年长期照护需求等级

为保证老年长期照护保险资源的合理利用，促进制度的顺畅运转，德国的长期护理保险设定了特殊的照护等级评估程序，由管理长期护理保险基金的德国公共疾病基金下辖的一个部门——MDK（医疗服务机构）来评估成员所需要的照护需求等级并制定相应的照护方案。

根据德国长期护理保险规定，长期照护主要有 3 种方式，分别是家庭照护、半照护院式照护和照护院式照护。家庭照护的服务提供者为亲人、朋友或者专业的照护人员。而照护院式照护则相对而言更加专业，是由接受过照护培训的专业工作人员给予的专业的照护服务。随着家庭养老传统观念的转变以及照护院式照护更加专业化，在未来照护院式照护会得到相当程度的发展。

关于老年长期照护需求分级,德国按照需求层次不同,分为 3 个等级:等级Ⅰ、等级Ⅱ和等级Ⅲ。如表 1-1 所示:

表 1-1　　　　　　　德国 2008 年老年长期照护需求等级及其每月照护待遇一览表　　　　单位:欧元

照护需求等级	居家照护		日/晚间护理实物待遇	护理院照护实物待遇
	现金待遇	实物待遇		
等级Ⅰ(最轻)	215	420	420	1023
等级Ⅱ(中等)	420	980	980	1279
等级Ⅲ(最重)	675	1470	1470	1470

资料来源:张盈华。老年长期照护:制度选择与国际比较[M]。经济管理出版社,2015。

2. 日本老年长期照护需求等级

日本制定了全国通用的需求等级评估表,关注"需要何种程度的介护",而不是关注"身体哪些方面不好",调查老年人的身体功能、认知功能、社会生活适应、身体或行动障碍以及生活功能等情况,根据老年人的身体、生活情况和心理状况将照护需求分成要支援和要照护两大类,其中要支援分为要支援 1 和要支援 2,要照护依照护理需求程度分成 5 个等级,合计 7 个等级。被保险人的照护层级补贴,参保者的保险给付水平也不同。由表 1-2 可知,照护对象的照护层级越高,所对应的照护服务项目的给付越多。如"要支援"的居家照护服务给付水平上限仅为 61500 日元/月,而"照护五级"的给付水平上限则高达 358300 日元/月,几乎是"要支援"给付水平上限的 6 倍。

表 1-2　　　　　　　　　日本长期护理保险每月给付上限一览表　　　　　　　单位:日元

护理层级	居家护理服务	设施护理服务
要支援(要支援 1 和 2)	61500	—
护理一级	165800	250260
护理二级	194800	264390
护理三级	267500	278220
护理四级	306000	292380
护理五级	358300	306210

资料来源:海龙。日本长期护理保险的政策设计、基本特征及发展走向[J]。经济与管理,2013,27(8)。

3. 西班牙老年长期照护需求等级

西班牙对老年人经过评估,界定为:高度失能二级、高度失能一级、重度失能二级、重度失能一级、中度失能二级和中度失能一级等六个等级,在给予补助时,按照级别不同,补助标准也不同。如表 1-3 所示:

表 1-3　　　　　西班牙 2011 年长期照护需求分级及其补助标准一览表　　　　单位:欧元

照护需求等级	照护服务的定额补助
高度失能二级	833.96
高度失能一级	625.47
重度失能二级	426.18
重度失能一级	401.20
中度失能二级	300.00
中度失能一级	—

资料来源:张盈华。老年长期照护:制度选择与国际比较[M]。经济管理出版社,2015。

4. 老年长期照护需求分级对比

表 1-4 是对德、日、美和西班牙四国老年长期照护需求等级进行对比,可以发现,虽然各国长期照护制度不同,但是在照护需求等级的设计方面有着相同之处,都是根据本国实际需求而设定相应的照护需求等级和照护方式。

表 1-4　　　　　　　老年长期照护需求等级及其遵循思想对比一览表

类别	日本	德国	美国	西班牙
遵循思想	公平兼顾效率,倾向公平	公平兼顾效率	效率	公平、慷慨
照护等级	7 个照护等级,分别根据不同需求来决定使用哪个等级	在时间和照护次数上分为 3 个等级	一般是从时间上分为 3 个等级	高度失能二(一)级、重度失能二(一)级、中度失能二(一)级 6 个等级
照护方式	照护老年人福利设施、照护老年人保健设施、照护老年人疗养型医疗设施	家庭照护、半照护院照护、照护院照护	专业照护、日常照护、中级照护	机构正式照护、家庭非正式照护

(二)老年长期照护内容分级比较

1. 德国老年长期照护服务内容及其等级

根据《社会法典》中照护人必要性原则,德国长期护理保险制度中为参保人提供的照护服务主要有两项内容:一项是基础日常生活活动,另一项是附加的使用工具日常生活活动。

根据照护次数和照护时间,德国将长期照护内容主要分为三大等级,一级是最低照护等级,三级则是全天照护服务的最高等级。其中实际还存在零级照护和高于三级照护的照护级别。经评估不到照护级别而又需要照护的需求归入到零级照护,比较严重高于第三等级照护级别的纳入高于等级三的特殊照护当中进行照护方案的制定。如表 1-5 所示:

| 表 1-5 | 德国老年长期照护内容等级一览表 | 单位：天 |

表 1-5 德国老年长期照护内容等级一览表　　　　单位：天

照护等级	照护次数	照护时间
等级一	至少 1 次	至少 1.5 小时
等级二	至少 3 次	至少 3 小时
等级三	全天服务	至少 5 小时

2. 日本老年长期照护内容及其分级

日本老年长期照护服务项目主要包括居家照护服务和机构照护服务两大项，其中，每一大项又包含若干个子服务项。居家照护主要涵盖的项目和服务内容具体见表 1-6。

表 1-6 日本老年长期照护服务内容一览表

服务项目	具体内容
家访沐浴照护	以装有浴槽的沐浴车访视家庭，帮助沐浴
家访照护	照护人员协助照护工作
日间照顾	在日间照顾中心接受沐浴、餐饮、机能训练等服务，当天回家

3. 美国老年长期照护服务内容分级

目前，美国的长期照护服务内容主要有日常生活照料服务、康复照护服务、心理服务、居住服务、看护服务和临终关怀服务等。其中心理服务主要是指提供精神慰藉和心理咨询等；居住服务主要是指为老人提供住房；看护服务是指为老人提供 24 小时的监护服务；临终关怀服务是指为已经失去医疗价值的生命垂危者提供照料服务。

在美国，长期护理服务提供服务的方式主要有 3 种，分别是专业家庭护理、日常家庭护理、中级家庭护理。专业家庭护理主要是提供包括医疗服务在内的专业服务，由长期护理的专业服务人员来执行，护理时间一般为全天候 24 小时。日常家庭护理主要是对起居有部分障碍的老年人提供日常的照料服务，并不需要专业人员参与。而中级家庭护理则是介于专业和日常家庭护理之间的护理方式，主要面对的是不需要专业护理的群体，护理既可以是 24 小时的全天候服务，也可以是非全日制的中级护理。

（三）老年长期照护人员分级比较

1. 德国老年长期照护人员分级

德国老年照护人员一共分为四个等级，如表 1-7 所示。德国相关法律规定了助理护士是没有资格直接照护老人的，必须拥有注册护士及以上的资格才可以。这样的规定，使得照护老人的人员专业性和实际操作技能更强，提高了照护服务的质量。

表 1-7　　　　　　　　　　　德国老年长期照护人员分级一览表

级别	照护人员类别
一级	护士长
二级	高级护士
三级	注册护士
四级	助理护士

2. 日本老年长期照护人员分级

日本老年照护服务人员分为照护福利员和访问照护员。照护福利员是指具有专门照顾知识与技能的工作人员。访问照护员根据培训课程与照护员的熟练程度，可以分为三级。一级人员主要负责安排、管理辖区内照护员的工作，也参与对老龄者的照护；二级人员可以做所有的照护工作；三级人员只能从事简单的家政服务、身体照护等。

3. 美国老年长期照护人员分级

美国的家庭护理主要由家庭护理公司派专业护理人员为有护理需求的老人提供上门服务。其中，家庭医生根据病人病情开处方并确定护理时间；家庭探访护士定期上门探视病人，制定护理计划，提供专业护理技术操作，向病人及家属做相关疾病的卫生宣教，并检查指导助理护士工作；助理护士提供具体的护理服务，并向家庭探访护士汇报情况；其他职员包括内科医生等也为病人提供专业护理服务。

(四)老年长期照护机构分级比较

1. 日本老年长期照护机构分级

机构照护主要包括以下 3 个项目：一是照护老年人福利设施。主要针对那些没有严重的身体和心理疾病人群，但在日常生活中随时需要照护，在居家照护有困难时，可以进驻设施以接受该服务。二是照护老年人保健设施。主要适合病情稳定的群体，在设施内接受医疗与照护以便早日康复回家。三是照护老年人疗养型医疗设施。主要针对那些患有老年痴呆症和其他慢性疾病人群，在设施内需要接受长时间的疗养与照护。

2. 美国老年长期照护机构分级

美国长期照护服务机构主要包括医院和社会两大部分。其中，医院中的技术照护部门是指由护士为病情稳定的病人提供专业的康复治疗和基础照护；亚急性照护单元是指由专业护士为病情随时可能恶化的病人提供大量基础性日常生活照护。

二、老年长期照护分级经验借鉴

(一)按照老年人的照护需求进行等级划分

从老年长期照护需求分级国际比较来看，各国对老年人的照护需求都进行了等级划分。

有的国家分为三级,有的国家分为五级,有的国家分为七级。例如,德国将老年长期照护按需要强度分成等级Ⅰ、等级Ⅱ和等级Ⅲ;日本则将老年照护分为:要支援1、要支援2、要照护1、要照护2、要照护3、要照护4和要照护5,一共7个照护等级。各国根据老人的不同状况,对照照护需求等级,为老人提供不同等级的照护服务,有一个标准的等级划分之后就可以避免机构趋利因素只收重度失能的老人或者只收有完全自理能力的老人等状况的发生。

(二)老年长期照护的内容和方式分级匹配

各国的长期照护服务内容多元化,方式多样化,能更好地满足老年人多样化的需求。德国根据照护级别,有基础的日常生活活动照护和使用工具的日常生活活动照护;其照护方式主要有家庭照护、老年照护院和老年医院照护,分为等级一、等级二和等级三。日本的长期照护服务主要分为居家照护服务和机构照护服务两种方式,其中居家照护服务内容又分成不同的照护服务类型,机构照护服务也分成福利、保健和疗养型等。美国的长期照护服务内容主要有日常生活照料服务、康复照护服务、心理服务、居住服务、看护服务和临终关怀服务等,服务方式也多样化,其中家庭照护因为其服务方便,又相对专业化,在美国越来越受老人欢迎。

(三)老年长期照护人才队伍分级分类培养

为了提高老年长期照护服务的专业化程度和照护服务质量,各国都十分重视照护人才队伍的建设。德国的照护人员有护士长、高级护士、注册护士和助理护士等级别,注册护士以上资格的照护人员才能直接照护患者。另外德国专门开设了老年照护教育,主要培训"老年护士"和"老年护士助手",其课程设置包括人文政治、社会、心理、医药及照护、工作方法及管理等方面。日本则非常强调照护人员的专业性,照护服务人员分为照护福利员和访问照护员两类,而且均需参加国家统一考试并取得相应资格。美国要求老年照护高级执业护士具备熟练的专门知识和研究生学历;此外美国照护教育系统是由三级培训网络所组成,即医院护士学校、社区照护学院和大学照护系。

第四节　研究方法与研究思路

一、研究方法

(一)AHP 方法

AHP 法,即层次分析法。在本研究中,构建长期照护分级评估指标体系。第一层为总指标层 $A_i(i=1,2,3,4)$。第二层为 A_i 的分类指标 B_i,如老年长期照护需求分级的 B_i 为日常生活自理能力、认知功能和精神状况、年龄、慢性病等方面;长期照护护理员的 B_i 为学历和技能等,长期照护机构的 B_i 为设施、管理水平、人员配备、照护内容等。第三层为分类指

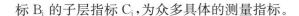

标 B_i 的子层指标 C_i,为众多具体的测量指标。

(二)德尔菲法

德尔菲法,也称专家打分法,本研究中,在专家互不见面的情况下,通过多次征求 50 位专家独立的意见,确定各子层指标 C_i 两两之间比较的重要性程度,用 1~5 比值法表示。通过 AHP 法的映射关系,运用专用软件 yaahp 折算出各指标的权重(多轮打分确保一致性检验 CR<0.1),最终计算各个长期照护需求、长期照护机构、长期照护护理员和长期照护服务内容等的综合得分,并根据科学原理划分为五个等级。

(三)调查法

为构建老年长期照护分级指标体系,了解我国老年长期照护供需状况、老年长期照护机构状况及其护理员工作和满意程度等问题,课题组通过访谈、问卷调查和实地调取大数据等社会调查方法多次获得实际数据。

1. 三次访谈

第一次访谈:2015 年 6—8 月,课题组选取上海市、北京市、浙江省杭州市、江苏省南通市、山东省青岛市、四川省成都市、湖南省长沙市、湖南省湘乡市、湖北省武汉市、贵州省凯里市和甘肃省兰州市等省市的高校教师、民政部门管理人员、社会组织管理人员以及长期照护机构护理员等专家、学者、政府和实践部门人员 50 人进行访谈,以期构建和确立起老年长期照护分级一级和二级指标体系。

第二次访谈:2016 年 7—12 月,这次访谈面向老年长期照护管理人员和护理员,内容是关于长期照护护理员的工作情况和长期照护机构的管理情况,共计访谈长期照护管理人员、长期照护护理员等 32 人。

第三次访谈:2016 年 7—12 月和 2018 年 7—12 月,对完成问卷者进行深入访谈。这两次访谈合计访谈人数 107 人。虽然实施时间跨度很长,但都是在 23 个城市的问卷调查做完后,随机地选取一些完成问卷的老年人、老年长期照护护理员等进行深入访谈,以探讨老年长期照护供需的深层次原因。故合并为一起进行分析。

2. 五次问卷调查

第一次问卷调查:2015 年 7—8 月,课题组利用对 2015 年 6 月到 8 月期间对 50 人访谈的机会,通过问卷调查的方式进一步深入了解老年长期照护分级二级指标的设置。

第二次问卷调查:2016 年 7—12 月,主要面向老年长期照护护理员,了解他们的工作状况和对长期照护工作的满意程度。共发放 550 份问卷,回收 503 份有效问卷。

第三次问卷调查:2016 年 7—12 月,选取 23 个城市的城镇和农村老年人进行问卷调查,了解其对长期照护的需求情况。这 23 个城市包括 12 个长期护理保险试点城市和 11 个非试点城市。共发放问卷 5100 份,在剔除一些相关因素后,获得 4821 份有效问卷。

第四次问卷调查:2018 年 7—12 月,这次问卷调查是对 2016 年 7—12 月问卷调查对象的追踪调查。共发放 5100 份问卷,剔除由于老年人搬迁、离开长期护理机构或者去世等原因没有作答的问卷,剔除只回答一次的问卷,保留 2016 年和 2018 年两次调查均参与的老年人问卷,最终选取 4821 份有效问卷。

第五次问卷调查:2016 年 7—12 月,利用长期照护机构评估指标体系和评估标准,对 23 个城市的 50 家老年长期照护机构进行问卷调查,共发放 50 份问卷,获得 50 份有效问卷。

3. 两次实地调取大数据

2018 年 7—8 月、2019 年 7—8 月,课题组先后两次调取上海市、浙江省杭州市、江苏省南通市、湖南省长沙市、湖北省武汉市、山东省青岛市 6 个地区的老年长期照护机构大数据中心,收集大数据设备产生的老年人身体数据、自理能力数据和照护情况数据,进行统计分析,并将这些数据用于老年长期照护方案设计、老年长期照护分级和老年长期照护效果比较。本部分数据数量多,每次统计时,只选取一个时间点作截面数据分析。

(四)软系统分析法(SSM)

Soft Systems Methodology(SSM),即软系统分析法。软系统分析法是一套运用系统思考解决非系统问题的分析方法。本研究中的步骤是:首先,运用"丰富图"表述长期照护分级所需解决的问题,如服务资源供需须按级次有效配置等。其次,对长期照护系统进行根定义,提出可以变革的领域。再次,评估系统变革可行性,如可行,即设计基于分级匹配和逐层流动的变革方案。第四,对比变革后理想世界与现实世界的差距,探寻缩小差距的手段。最后,不断进行方案优化,找到理想的分级和匹配机制。

二、研究思路

首先,确定上海市、浙江省杭州市和湖南省长沙市等六个地区为老年长期照护大数据收集地区,收集相关数据,包括老年人的海量健康数据、情感数据和人际交流数据等,传输到大数据信息中心进行处理。

其次,通过多次问卷和访谈,采用 AHP 方法和德尔菲法,确立老年长期照护分级指标体系。包括:照护需求分级指标体系、照护内容分级指标体系、照护护理员分级指标体系和照护机构分级指标体系。

再次,对各地区的长期照护资源建立一到五级分级、匹配和分层次筛选逐级流动机制。长期照护内容、需求、照护机构和照护护理员基本按照同级进行匹配,运用分级梯度式支付机制鼓励和约束服务资源流动。

第四,运用软系统分析法(SSM),对比现实世界和理想世界的差异,求出短期内均衡和中长期内动态系统均衡配置方法,进行中长期规划。

最后,在各地区进行实践运用,不断改进方案,得出最优设计。

第二章　概念界定与理论基础

第一节　概念界定

一、大数据

　　大数据包括爆炸式增长的结构化数据、半结构化数据和非结构化数据。大数据可以分为"大"和"数据"两个方面来理解。"大"是指"数据庞大"。亚马逊大数据科学家约翰·劳萨认为："大数据是难以处理的大规模数据""大数据是超过了一台计算机能处理的数据量"。中国工程院院士李国杰认为，大数据是超过"可容忍的时间内"能处理的数据。美国国家标准技术研究所认为，大数据是那些传统数据架构无法有效地处理的新数据集。徐子沛指出，大数据的数量级是"太字节"。

　　从大数据的"数据"角度，许多学者和公司、政府机构作出了界定。国际数据公司（IDC）认为，大数据具有四个特征，亦称为"4V"。一是速度、二是规模、三是类型、四是价值。赵国栋从能力的角度来界定大数据。他认为，大数据是"在多样的或者大量数据中，迅速获取信息的能力"。我国国务院在《促进大数据发展行动纲要》中对大数据的定义是"大数据是以容量大、类型多、应用价值高、存取速度快为主要特征的数据集合"。

　　综上所述，本研究认为，大数据是一种具有速度、类型、规模和价值四个特征的大规模的数据，包括三种类型：爆炸式增长的结构化数据、半结构化数据和非结构化数据，数据的计量单位可以达到"太字节"。

二、老年长期照护

　　国内学者对老年长期照护给予很多不同的称呼，例如："长期护理""长期照顾""长期健康护理""长期介护"和"长期照料"等。从"长期"和"照护"两个方面来分析老年长期照护的内涵，学者们认为长期是指三个月或更长的时间；"照护"内涵则包括照护对象、照护内容和照护需要。

　　Kane最早提出"长期照护"的概念，指为失能者提供医疗照护和社会照顾等服务，从而满足其长期的社会、环境和医疗的照顾需求 。美国健康保险学会指出，"长期照护是指在一个比较长的时期内，持续地为患有慢性疾病，譬如老年痴呆等认知障碍或处于伤残状态下，即功能性损伤的人提供的照护。包括医疗服务、社会服务、居家服务、运送服务或其他支持性的服务"。美国纽约保险局对"长期照护"的定义是指"由于意外伤害、疾病或天生疾病因而在长期无法自理其日常生活的人们所需要的各种支持性医疗、个人和社会服务"。WHO对长期照护的定义中特别强调了其目的性,指"由家庭和亲属等非正式照护者和专业照护人员等正式照护者进行的照护照料活动体系,以保证那些不具备完全自我照料能力的人能继续得到较高的生活质量并最大可能的保持独立人格尊严"。国内学者戴卫东认为,"由于患有慢性疾病或处于生理、心理伤残状态而导致生活不能自理或半自理,在一个比较长的时期内,主要依赖别人的帮助才能获得最大程度的独立与满足的个人,为其所提供的医疗和日常生活服务的总称"。陈杰认为,"老年人长期照料照护是指老年人由于其生理、心理受损,生活不能自理,因而在一个相对较长的时期里,甚至在生命存续期内,都需要别人在日常生活中给予广泛帮助,包括日常生活照料和医疗照护照料"。赵曼和韩丽认为,"长期照护是指老年人的长期照护,周期通常较长,一般可达半年、数年甚至十年以上,照护费用高昂"。因此,老年长期照护是指:"个体由于意外、疾病或衰弱导致身体或精神受损而致使日常生活不能自理,在一个相对较长的时期里,需要他人在医疗、日常生活或社会活动中给予广泛帮助。实施长期照护的目的在于提高由于病理性衰老,或由于正常衰老的老年人的生活质量和生命质量,它也是预防新的疾病发生的重要措施。"

老年长期照护不同于医疗照护。学者 J. Twigg(2000)总结了老年长期照护与医疗照护的差别,包括 11 个方面:例如,照护对象的健康状况方面,认为老年长期照护的原因是慢性病或者日常生活自理能力的衰退而需要得到照护服务;医疗照护则是因为得了急性疾病而需要医疗护理。老年长期照护的照护时间较长,至少三个月,甚至半年以上;医疗照护的时间较短,病愈或者达到出院标准即可结束。在专业地位方面,老年长期照护的专业地位一直得不到认可,而医疗照护的专业地位被高度认可。老年长期照护与医疗照护的差别如表 2-1 所示:

表 2-1　　　　　　　　　老年长期照护与医疗照护的区别一览表

照护类型	老年长期照护	医疗照护
照护对象的健康状况	主要由慢性病以及日常生活自理能力衰退引起	急性疾病
服务提供者	专业护理员、家人、亲戚朋友	专业性的医护人员
服务性质	日常生活照料和基本医疗照护	密集型医疗服务
服务持续时间	时间较长,至少三个月	时间较短,有限
服务目标	克服身体功能和认知功能损伤	治疗疾病
应得权利	居民权利	社会权利
专业方向	社会工作、老年学	医疗卫生专业
专业地位	被否定	被接纳
满足的需求	有争议	保护生命

资料来源:J. Twigg. The medical-social boundary and the location of personal care[C]. In A. M. Wares (Eds),Care services for later life:transformation and critiques,British Society of Gerontology,2000.

通过总结学者对"长期照护"定义的研究,发现对"长期照护"的定义包含以下三个要素:一是在一个较长的时间;二是照护对象生活自理能力或者认知功能有一定障碍;三是由他人提供生活照料或医疗照护等服务。

本研究结合已有的研究对"老年长期照护"的定义,做出如下界定:老年长期照护是指老年人由于日常生活自理能力、认知功能和精神状态受损、慢性疾病或者高龄而导致身体功能或者认知功能受损,在较长的时间内由亲属、朋友或者正式的长期照护护理员等提供日常生活照料或基本医疗照护,照护场所可以是居家、社区或者长期照护机构。

三、老年长期照护服务体系

老年长期照护服务体系是针对失能失智老年人自我照顾能力不足而提供的一般性照顾和专业性照护的保障体系。一个完整的照护服务体系主要包括:管理者、照护机构、经营者、从业者。在这些要素中,最主要的是管理者,社会福利及保障部门作为政府的社会管理部门是管理者,主要职能是从政策、法律层面完善长期照护机制,制定政策、措施,统筹费用,促进综合性养老机构建设,规范经营者、从业者行为。同时,还应完善并加强照护服务基础设施的建设,即照护服务人员的培训和资格认证,引导,激励培训机构、从业者从事照护工作,从而形成完善的长期照护机制。党俊武(2007)认为构成长期照护服务体系有八大要素:服务内容、服务对象、服务场所、服务提供者、服务费用筹措、服务方式、服务标准与规范、管理监督体制。吴蓓、徐勤(2007)指出,长期照护服务体系应包括长期照料机构、长期照料人力资源、资金运作、服务的信息运作及照料质量5个要素。

本研究认为,老年长期照护服务体系是人口老龄化背景下为应对自我照护功能缺失的老年患者或患有慢性疾病的老年人所提供的一套正式或非正式的照顾和照护性保障体系。老年长期照护服务体系包括4个方面的要素:老年长期照护内容体系、老年长期照护提供者体系、老年长期照护需求体系和长期照护管理与保障体系。

四、长期护理保险

美国健康保险协会认为,"长期护理保险是指消费者在接受长期护理服务时,对可能发生的潜在的巨额护理费提供一定的经济保障"。我国学者戴卫东(2012)认为,"长期护理保险是指国家颁布护理保险法律,以社会化筹资的方式,对由于患有慢性疾病或处于生理、心理伤残状态而导致生活不能自理,在一个比较长的时期内,需要依赖别人的帮助才能完成日常生活的人所发生的护理费用进行分担给付"。荆涛认为,"长期护理保险是指对被保险人因为年老、严重或慢性疾病、意外伤残等导致身体上的某些功能或全部或部分丧失,生活无法自理,需要入住安养院接受长期的康复和支持护理或在家中接受他人护理时支付的各种费用给予补偿的一种健康保险"。

我国学者曹信邦(2018)认为,长期护理保险制度的内容包括参保对象、补偿对象、补偿标准和补偿范围等内容,覆盖全体城镇职工医疗保险和城乡居民医疗保险制度的参保者,补偿对象为经过失能等级评估的且符合法定失能等级的被保险人。

综上所述,"长期护理保险"包含以下 4 个方面:一是时间较长,二是护理对象是自理能力有障碍的人,三是由他人提供生活照料或医疗照护等服务,四是对服务费用提供补偿或补贴。

本研究认为:长期护理保险是指通过社会互助共济的方式筹集资金,对经过评估达到一定护理需求等级的失能失智老人,在较长时期内为其提供基本生活照料服务和医疗护理服务的一种社会保险。

五、老年长期照护分级匹配

由于老年人的日常生活自理能力、认知功能等包括很多方面,因此,老年人的失能程度可以依据不同的标准划分为不同的等级。

本研究认为,老年长期照护分级包括 4 个方面的内容:老年长期照护需求分级、老年长期照护机构分级、老年长期照护护理员分级和老年长期照护内容分级。

从国际上来看,老年长期照护需求分级是其他 3 个方面分级的基础和核心,老年长期照护需求分级依据不同的标准,可以分为三级、四级、五级、六级、七级甚至八级。

老年长期照护等级划分的依据各有不同,例如,Katz 分级法、Bathel 指数法等是对基础性日常生活自理能力分级最常用的分级方法。FAQ 是对工具性日常生活自理能力分级的常用方法。简易智力状态检查量表是对认知功能分级的常用指标。

对上述量表进行分析,可以得知:这些指标和方法基本上只是衡量老年人的某一个方面,并不衡量老年人的其他方面。Katz 分级法、Bathel 指数法只衡量基础性日常生活自理能力(BADL),FAQ 只衡量工具性日常生活自理能力(IADL),简易智力状态检查量表只衡量认知功能情况;长谷川式简易痴呆量表只判别痴呆与否。此外,这些工具和量表并不反映老年人的生理年龄、慢性病的数量和慢性病的严重程度、精神状态、社会交往以及沟通交流状况。

老年长期照护内容分级、机构分级和长期照护护理员分级在我国还处于探索阶段,在实践中还很少执行。更没有实行分级后的匹配机制。也就是说,我国存在一个机构接受所有长期照护需求等级的老年人,一个长期照护护理员可能给低需求级别的老年人提供照护服务,也可能给高需求等级的老年人提供服务,甚至这个长期照护护理员可能还是一个低技能等级的护理员,并不具备为高需求等级的老年人提供老年长期照护服务的资格和能力。

因此,本研究主张对老年长期照护进行分级,分别对老年长期照护需求、老年长期照护机构、老年长期照护护理员和老年长期照护内容按照一定的标准进行分级,并对应等级进行匹配。低级别的长期照护机构、低级别的长期照护护理员为低照护需求等级的老年人提供

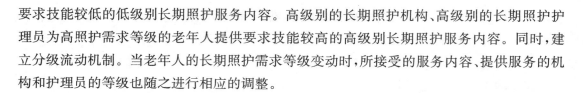

要求技能较低的低级别长期照护服务内容。高级别的长期照护机构、高级别的长期照护护理员为高照护需求等级的老年人提供要求技能较高的高级别长期照护服务内容。同时,建立分级流动机制。当老年人的长期照护需求等级变动时,所接受的服务内容、提供服务的机构和护理员的等级也随之进行相应的调整。

六、系统与均衡

"系统"作为一个名词,来自英文中的"system",表示系统是一个由若干部分相互作用和联系而组成的整体。系统论创始人贝塔朗菲认为:"系统是相互联系、相互作用的诸元素的综合体。"因此,系统是一个有机的整体,而不是各个部分简单的加总,一个系统的功能大于各个部分简单加总后的功能。一个系统由各个部分组成,同时,这个系统又是更大的是系统的组成部分。

分析系统论,可以得出几个结论:第一,系统至少包括两个及以上的元素;第二,这些元素相互联系,相互影响,元素不是孤立存在的;第三,系统是动态变化的,是复杂的;第四,系统中包含能力、物质和信息流。

系统具有几个特点,首先,系统具有整体性,整个系统不可随意分割。其次,系统具有层次性,具有等级秩序。第三,系统具有开放性,不断地与外界进行物质、能量和信息流的交流。第四,系统是动态的,具有突变性。当条件改变时,系统会进行动态调整。第五,系统具有稳定性。系统的稳定性是指,当系统达到均衡时,就会暂时稳定下来,维持一定的状态不变,直到再次受到冲击而进行调整。

本研究认为,老年长期照护分级系统包括 4 个组成部分:老年长期照护需求分级、老年长期照护机构分级、老年长期照护护理员分级和老年长期照护内容分级。这 4 个组成部分在不断地调整,以达到最佳状态,最终达成局部均衡。所以,老年长期照护系统受到 4 个组成部分的影响,当 4 个组成部分未达到均衡时,老年长期照护系统一直在动态调整;当 4 个部分达到协调状态时,老年长期照护系统会形成均衡,保持稳定。直到 4 个组成部分因为内力或者外力冲击发生改变时,又会带动老年长期照护系统的动态调整。

与此同时,老年长期照护系统是我国养老保障的一个组成部分,养老保障系统是我国经济社会这个大系统的组成部分。因此,整个系统层次分明,相互影响,动态调整,直到最终达到均衡。如图 2-1 所示:

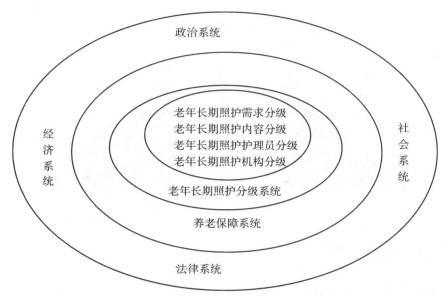

图 2-1　老年长期照护系统及其组成部分示意图

第二节　理论基础

一、马斯洛需要层次理论

关于"需要"的概念界定,各国社会学家和经济学家、心理学家等都提出了自己的观点。其中,英国《简要牛津辞典》对需要进行了详细的界定。英国《简要牛津辞典》指出:"需要是要求采取某种社会行动的环境;需要是给予或拥有必需品;紧急、危机和困难时期;匮乏、缺乏必需品和贫困;要的事情;类似经济学的需要。"美国《社会工作辞典》认为,需要是"为了生存、福祉和自我实现的生理、心理、经济、文化和社会要求"。

社会学中的"需要"和经济学里的"需求"概念相似。经济学中的"需求"的概念是:"消费者在一定时期内,在某一价格水平下,愿意而且能够购买的商品的数量。"经济学中的需求概念主要考虑的是价格,考虑收入水平,或者说消费者的支付能力。而需要一般来说不考虑支付能力。

根据需要的定义,马斯洛将人类的需要划分为 5 种,分别是:生理需要、安全需要、交往需要、尊重需要和自我实现需要。5 种需要从低到高。首先,必须满足较低的需要,也即生理需要。其次,才能满足安全需要和交往需要。在满足这 3 个需要后,再满足尊重需要和自我实现需要。如图 2-2 所示:

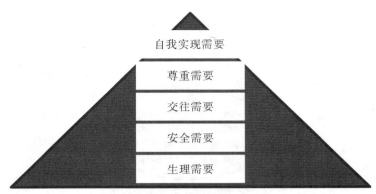

图 2-2　马斯洛需要层次示意图

二、福利多元主义理论

(一)福利提供主体的划分

福利多元主义理论认为,福利提供主体可以是两个,例如由国家和市场组成。或者是三个主体,甚至是四个福利提供主体。主张由三个主体来提供福利的社会学家有英国的伊瓦思。伊瓦思指出,福利提供者可以分为市场(经济)、家庭和国家。国家提供正规的社会福利,采用的方式也是正式的制度。市场主要通过产品的方式来提供福利。家庭则是随时可以提供福利,但家庭提供的福利具有非正式性。

阿布瑞汉森指出,三个福利提供者依次是提供权力的国家、提供财源的市场和提供团结的市民的社会组合。他指出,由于国家的特殊地位和公信力,福利的主要提供者是国家,应当承担起主导和兜底作用。市场对福利的提供具有非正式性和营利性。社会组合主要提供政府尚未覆盖的福利内容,向政府尚未覆盖的人群提供福利。罗斯则认为,福利提供的主体是国家、市场和家庭。罗斯指出,国家处于福利提供的主导地位,市场提供补充性的福利,家庭则是向老年人提供照护服务的第一责任人。欧尔森提出,社会福利提供主体是国家、市场和民间社会。杜非指出,提供福利的主体是国家、市场和市民社会。德柳波格则认为,提供福利的主体是市场、家庭和公共权威。

关于社会福利提供主体,各国学者持有不同的看法。有的学者主张"三元论",强调国家、市场和家庭的作用。当然,也有的学者用社会组织代替市场。虽然学者们的观点分歧较大,但他们共同的特点是:确认国家在福利提供中的主导地位。国家可以直接提供福利,也可以采取一些鼓励措施,来激励其他主体提供社会福利。家庭是福利提供的绝对主体。任何情况下,家庭都是福利提供的第一选择。学者们的分歧主要存在于:市场、社会组织、志愿者、长期照护机构等,这些主体到底该如何排列顺位?

除了"三元论",部分学者提出"四元论"。"四元论"是指,福利应该由四个主体提供。伊瓦思指出,社会福利可以由国家、市场、社区和民间社会共同提供。约翰逊提出,社会福利可以由国家、市场、家庭和志愿组织提供。这两种主张中,都重视国家和家庭的作用。当然,伊瓦思和约翰逊都认为国家和市场是社会福利提供的主体,不同的是伊瓦思指出了社区和民间社会的作用,约翰逊更重视家庭和志愿组织的作用。

(二)多方提供主体的社会福利及其加总

虽然社会福利由不同的主体来提供,但是对于接受社会福利的成员来说,他们得到的福利的总和等于所有主体提供的社会福利的加总。因此,罗斯指出,社会福利的计算公式为:

$$TWS = H + M + S \tag{2-1}$$

其中,TWS 是社会总福利,H 是家庭提供的福利,M 是市场提供的福利,S 是国家提供的福利。

从福利提供角度来进行理论分析,一方面,老年长期照护服务的提供主体可以分为 4 个方面,其中,国家是社会福利提供的最重要的主体之一,发挥着主导和兜底的作用。市场提供的是市场化的福利,福利接受者需要付出金钱才能获得这些福利,遵循市场规律。志愿者提供志愿性福利。社会组织或者社区提供比较专业性的福利。这 4 个主体所提供的福利进行加总,即形成老年人所能获得的总的福利服务。另一方面,也可以分为 5 个主体,分别为:国家、市场、志愿者、社区(社会组织)、家庭。国家依然处于老年长期照护服务提供的主导地位,市场提供的福利服务不明显。

本研究认为,从我国的国情出发,老年长期照护服务提供主体分为 5 个方面,即国家、社区(社会组织)、家庭、市场和志愿者。国家方面,发挥主导作用的是民政部门。当前,民政部门负责老年长期照护服务的组织和保障,负责对低收入老年人和五保老人兜底提供服务。此外,民政部门还管理和提供老年长期照护分级和监督服务;社区和社会组织、长期照护机构和护理员方面,则需大力发挥组织和机构的力量,提供专业性的老年长期照护分级服务;志愿者方面,要培育和发展志愿组织,充分发挥志愿者的作用。家庭作为老年人日常生活中接触最多的场所,需要提供贯穿始终的老年长期照护分级服务。如果家庭不能直接提供服务,亦可承担支付费用的责任。

三、软系统方法论(SSM)

(一)SSM 的内容

SSM 是 Soft Systems Methodology 首字母的缩写,翻译成汉语,即软系统方法论,它的创立者是英国学者切克兰德(Peter Checkland)教授。

1981 年,切克兰德出版第一本与 SSM 有关的书。在这本书中,他提出"七阶段模型"。在这个七阶段模型中,前两个阶段需要确定问题情境,找出问题并表述问题的属性。为了使一些最初的选择能够形成相关活动系统,这些表述必须是足够的。在第三阶段,将相关活动系统进行根定义,并在第四阶段将其模型化。接下来几个阶段用模型去使深层的问题情境结构化(第五阶段"比较")并且寻求定义能够改进情境的变革,这些变革必须满足两个准则:道义上需要的和实施上可行的(第六阶段)。第七阶段,采取行动,改进问题情境。当遭遇新的问题情境,七阶段模型重新开始,并进入新的循环。七阶段模型如图 2-3 所示:

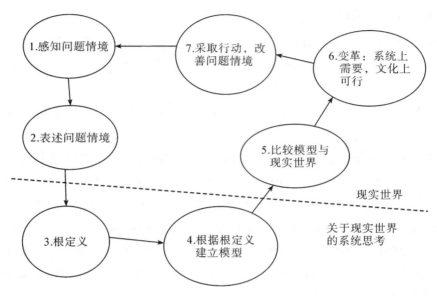

图 2-3　SSM 的七阶段模型

资料来源:Peter B. Checkland, Jim Scholes. Soft systems methodology in action[M]. John Wiley & Sons Australia, Limited, 1990.

(二)SSM 的特点

软系统方法论(SSM)主要应用于那些包含有大量复杂的、组织化的情境和问题,并包含有大量的社会、政治以及人为活动因素的人类活动。与硬系统方法论(HSM)相比,它有几个显著的特点。

首先,SSM 面对的是复杂的人类活动问题。在复杂的现实世界中,只有问题情境,没有确定的问题。问题本身的不明确性、无结构化、难以定义以及边界不清等,使得对于问题的解决,不能像面对"硬问题"那样,使用硬系统方法论就可以解决。对于这些"软问题",必须构建"丰富图"才能在纷繁复杂的问题情境中探寻和表述问题。

其次,由于人们世界观不同,对无结构问题的解决表现出不同的思想与意见,存在不同的解析路径,往往难以找寻出最优方案,必须通过多次讨论、咨询,在目标活动模型与现实世界的多次比较中才能导出变革的方案。

再次,SSM 作为一种方法论,它是人们认识人类活动的工具,它本身不能提供"答案",而只能为人们找寻答案提供认识的方法和路径,它更多地关注解决问题的方法。

最后,HSM 的核心是优化过程,而 SSM 的核心是学习过程,是一个不断认识的过程。

（三）SSM 在老年长期照护分级系统构建中运用的可行性分析

老年长期照护服务分级问题本身就是一个复杂的利益相关系统。在这里,既有各类老人——特殊老人和普通老人,也有老年长期照护服务分级的各类相关机构,民政部门、医疗保健部门、卫生部门、安全部门,等等,还牵涉到家庭、社会、政府等各类老人利益相关方。在外部环境方面,还受到来自于经济的、政治的、传统习俗以及社会资源等各种因素的影响。因此,建立什么样的老年长期照护服务分级制度是一种复杂的博弈过程。必须通过构建"丰富图",包括从文化上和政治上分清各利益攸关方的关系及其现状背景,才能在纷繁复杂的老年长期照护服务分级问题情境中表述清楚老年长期照护服务分级政策问题。

SSM 恰好满足老年长期照护服务分级制度分析所必须的条件。由本节所介绍的 SSM 可知,SSM 考虑整个系统中各相关主体之间的博弈。在构建的理想世界(模型)之前,SSM 要求先深入地了解现实世界,符合马克思主义主张的唯物主义世界观。在对现实世界做深入了解后,SSM 要求对现实世界和理想世界进行对比,找出现实世界和理想世界的不同,探讨实现理想世界的路径。因此,这一方法在老年长期照护服务分级制度构建时能结合我国实际情况,考虑老人的实际需求,考虑各相关机构的利益博弈,最终构建理想的制度。

综上所述,SSM 能为老年长期照护服务分级制度内容体系构建提供方法论上的指导。虽然 SSM 不能提供现成的答案,但它却是认识老年长期照护服务分级政策问题的工具。

第三章　我国老年长期照护分级实施现状调查分析

第一节　我国老年长期照护需求调查分析

一、研究设计

(一)问卷和访谈提纲设计

1. 问卷设计

为调查了解我国老年长期照护需求分级情况,本研究设计了一份面向老年人的问卷。问卷涵盖 11 个方面的问题,分别是:基本信息、居住环境、家庭支持状况、疾病状况、身体状况、自理能力、认知功能、沟通交流状况、精神状况、照护需求与意愿、照护现状与满意程度。共计 111 道问题。

2. 访谈提纲设计

为深入了解老年人的具体情况,探究其需求背后的原因,本研究设计了一份访谈提纲。访谈内容涵盖老年人的身体状况、长期照护需求情况、长期照护存在的问题及其原因分析,以及希望我国老年长期照护作何改进和改进的措施。

(二)问卷和访谈实施设计

1. 问卷调查实施设计

关于老年长期照护需求分级的调查,本研究分为两次完成。第一次是在 2016 年 7—12 月,课题组到达依据分层随机抽样方法选取的 23 个城市进行初次调查。第二次是在 2018 年 7—12 月,选取 23 个相同的城市,对 2016 年的样本进行追踪调查。初次调查主要了解老年人的基本情况和照护需求情况,并依据老年人的情况进行长期照护需求分级判定。2018 年的追踪调查的主要内容是考察两年时间过后,老年人的长期照护需求等级的变化情况。追踪调查时,将 2016 年的样本分为两组:第一组是接受分级照护的老年组,样本来自采用分级照护的照护机构。第二组是未进行分级照护的对照组,样本来自没有采用分级照护、各种需求等级的老年人混住在一个机构,或者在家里接受普通照护的老年人。

2016 年初次调查时,发放问卷 5100 份,回收有效问卷 4956 份。2018 年追踪调查以 2016 年的有效样本为基础。由于两年期间有的老年人离开原有住所或者机构,故只回收有效问卷 4821 份。其中,分级照护组 862 人,未分级照护组 3959 人。

为了对第一次调查和追踪调查的数据进行对比,以便分析分级照护和非分级照护的效果,本研究舍弃 2018 年调查时找不到的原来参与调查者的问卷。也就是说,只保留 2018 年的 4821 份问卷,这 4821 份问卷调查的参与者同时也是 2016 年问卷调查的参与者。对于 2016 年比 2018 年多出来的问卷(由于各种原因,导致 2018 年无法再追踪到的老年人的问卷),不再纳入统计中。故 2016 年的有效问卷为 4821 份,2018 年的有效问卷也为 4821 份。

对于年龄过大或者文化水平比较低,没法完整填写问卷的老年人,课题组采用口述、口头问答的形式,为老年人念问题,由老年人口头回答,以确保采集到各个年龄段和各种照护需求状态的老年人的数据及其有效性。

2. 访谈调查实施设计

在问卷调查的同时,课题组对接受调查的机构管理人员、政府部门相关管理人员、长期照护护理员以及老年人,以召开座谈会、开展个别访谈、电话交流以及微信交流等方式,进行访谈。课题组和老年人的交谈过程中,还深入了解老年人的心理状况和照护需求情况。

3. 实地考察

在调查过程中,课题组人员在取得长期照护机构管理人员、护理员和老年人同意的前提下,进行了实地考察和田野调查。

对于一些条件艰苦的长期照护机构,课题组参观了他们的厨房、卫生间、比较简陋的卧室。有些农村敬老院里接收了部分需要长期照护服务的老年人,同时还在敬老院内做饭、洗衣服,甚至养猪、养鱼、种菜,长期照护护理员和一些自理能力较强的老年人亲自参与劳动,获得猪肉、鱼肉和蔬菜,以便给入住的老年人改善生活。

对于一些设施装备比较高档的长期照护机构,课题组参观了他们给老年人配备的腕表、传感器、报警器、闭路系统等。课题组还体验了一些机构配备的"跳舞地板""健身器材",亲自参与"日常生活自理能力""认知功能"和心理测量表的测试和级别判断。

(三)大数据收集和统计分析

在一些建立大数据采集系统的长期照护机构,课题组参观了大数据收集和处理设备,对于每分每秒都在产生的各种身体数据,课题组亲自参与对接受长期照护服务的老年人的脉搏、血压、体温等数据的采集和提取,并体验其数据的分析,做成图表。

课题组选择了 6 个长期照护机构,通过设备产生的身体数据、自理能力数据和照护情况数据,采用截面数据的方式,收集了样本产生的大数据。在收集数据的基础上,课题组进行了统计分析,并将这些数据用于老年长期照护方案设计、老年长期照护分级和老年长期照护效果比较。

二、调查结果分析

(一)调查实施的基本情况

1. 样本的城市分布

2016 年的调查,课题组选取 23 个城市。城市选取的原则是分层随机抽样法。首先,依据国家统计局的分类方式,将我国按照经济情况分为东部地区、东北地区、中部地区和西部地区。其次,在东部地区、东北地区、中部地区和西部地区随机抽取省(自治区和直辖市)。再次,在被抽取的省(自治区和直辖市)中,随机抽取城市。2018 年的追踪调查选取的城市和 2016 年一致。抽取发放调查问卷的城市如表 3-1 所示:

表 3-1 抽取发放调查问卷的城市统计表

城市	所在省 (自治区/直辖市)	城市	所在省 (自治区/直辖市)	城市	所在省 (自治区/直辖市)
长春	吉林省	上海	上海市	重庆	重庆市
承德	河北省	苏州	江苏省	长沙	湖南省
广州	广东省	温岭	浙江省	荆门	湖北省
杭州	浙江省	成都	四川省	上饶	江西省
济南	山东省	兰州	甘肃省	武汉	湖北省
南通	江苏省	凯里	贵州省	湘乡	湖南省
宁波	浙江省	昆明	云南省	郑州	河南省
青岛	山东省	西安	陕西省		

2. 样本的地区分布

从东北地区、东部地区、中部地区和西部地区的样本分布来看,2016 年的初次调查中,东北地区选取长春市,发放 200 份问卷,回收 189 份有效问卷。东部地区回收 2271 份有效问卷,中部地区回收 1243 份有效问卷,西部地区回收 1118 份有效问卷。各地区调查问卷样本的发放和回收统计情况如表 3-2 所示:

表 3-2 各地区调查问卷样本的发放和回收统计表 单位:个,份

地区	城市个数	发放问卷数量	回收有效 问卷数量	平均回收率	回收的有效问卷占 总有效问卷的比例
东北	1	200	189	94.5%	3.9%
东部	10	2400	2271	94.1%	47.1%
中部	6	1300	1243	95.6%	25.8%
西部	6	1200	1118	93.2%	23.2%

3. 样本的地区类别

2016年,我国有15个城市逐步开始成为长期护理保险制度的试点。因此,本研究在试点地区的选取上,兼顾试点城市和非试点城市的区别,选取12个试点城市和11个非试点城市。试点和非地点城市的选取如表3-3所示:

表3-3 老年长期护理调查样本的地区分布统计表

地区类别	城市名称	有效样本	百分比
非试点地区	杭州市、温岭市、济南市、湘乡市、长沙市、武汉市、郑州市、凯里市、兰州市、西安市、昆明市	2277份	47.2%
试点地区	上海市、宁波市、青岛市、南通市、苏州市、广州市、长春市、上饶市、荆门市、承德市、重庆市、成都市	2544份	52.8%
合计	23个城市	4821份	100.0%

4. 依据长期照护模式分类的样本分布

在2016年的初次调查中,课题组选取了76家长期照护机构、23家社区照护机构和650家老年人家庭进行入户调查。2018年调查的样本和2016年一致,只是由于老年人离开原有机构、原有家庭住址等原因,导致回收样本数有所降低。因此,本研究依据长期照护模式调查对象数量分布情况如表3-4所示:

表3-4 依据长期照护模式调查对象数量分布统计表

依据长期照护模式分类	发放问卷数量	回收有效问卷数量	有效回收率	回收的有效问卷占总有效问卷的比例
机构照护模式	2530份	2407份	95.1%	49.9%
社区照护模式	1920份	1813份	94.4%	37.6%
居家照护模式	650份	601份	92.5%	12.5%
合计	5100份	4821份	94.5%	100.0%

(二)调查对象的基本情况

1. 性别分布

2016年的初次调查和2018年的追踪调查,有效回收问卷中,男性有2286人,女性2535人,分别占被调查总数的47.4%和52.6%。性别分布上女性比男性多,并非刻意安排,而是随机调查的。究其原因,可能是我国老年人中,女性预期寿命比男性长,导致接受长期照护的女性比男性多。如图3-1所示:

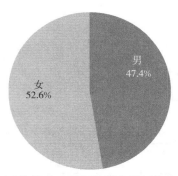

图 3-1　老年长期照护调查对象性别占比示意图

2. 年龄分布

2016 年初次调查和 2018 年追踪调查,两次调查的有效样本中,被调查者的年龄以 70～79 岁为主,占被调查者总数的比例高达 51.6％。排第二位和第三位的分别为 80～89 岁和 60～69 岁,占被调查者总数的比例分别为 29.6％和 10.7％。90～99 岁的人数为 362 人,100 岁以上的老年人为 28 人。如图 3-2 所示:

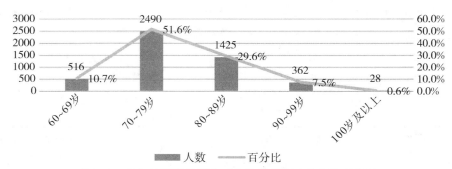

图 3-2　老年长期照护调查对象年龄分布及其占比示意图

3. 户口情况

此次调查对象覆盖城乡老年人群。调查对象户籍分布情况为:农村户口有 2079 人,占被调查对象总数的 43.1％。城镇户口有 2742 人,占被调查对象总数的 56.9％。如图 3-3 所示:

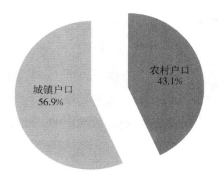

图 3-3　老年长期照护调查对象户口占比示意图

4．文化程度

此次调查中,被调查的老年人的文化程度普遍较低。其中,小学文化程度的人数最多,达到 2451 人,占被调查老年人总数的 50.8％。其次是初中文化程度,达到 837 人,占被调查老年人总数的 17.4％。如图 3-4 所示:

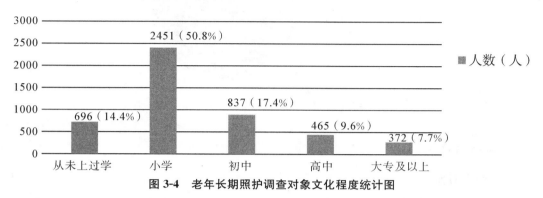

图 3-4　老年长期照护调查对象文化程度统计图

5．婚姻状况

被调查的老年人中,选择"丧偶"的人数最多,达到 2838 人,占被调查老年人总数的 58.9％。其他选项由高到低依次为:"已婚""离婚"和"未婚",占被调查总人数的比例分别为 31.2％、8.0％和 1.9％。如图 3-5 所示:

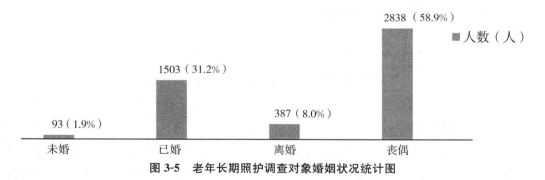

图 3-5　老年长期照护调查对象婚姻状况统计图

6．曾从事的职业

关于被调查对象在退休前所从事的职业,选择最多的是"农民",达到 2079 人,占被调查对象总数的 43.1％。主要原因是在农村调查的老年人,绝大部分是农民。其次,曾从事职业人数排第二位的是企业员工,达到 1239 人,占被调查对象总数的 25.7％。排第三位的是机关事业单位员工,达到 744 人,占被调查对象总数的 15.4％。如图 3-6 所示:

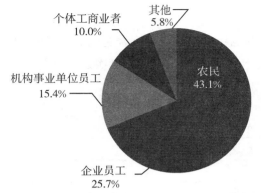

图3-6 老年长期照护调查对象曾从事职业占比示意图

7. 目前月收入

关于调查对象目前的月收入情况,选择人数最多的选项是"1000元及以下",为1521人,占被调查人员总数的31.5%。其次有1053人选择"1001～2000元",占被调查人员总数的21.8%。如图3-7所示:

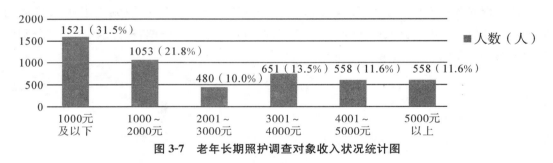

图3-7 老年长期照护调查对象收入状况统计图

8. 收入来源(多选)

关于被调查者的收入来源,调查结果显示,最主要的来源是"子女或孙辈供养收入",选择此项的人员达到2556人,占被调查对象总数的53.0%。其次是"养老金收入",占被调查人员总数的48.8%。被调查者表示,有子女的老年人主要还是依靠子女支付照护费用,但当前国家政策好,绝大部分老年人,即使是以前没有加入养老保险的老年人,也会有国家发放的养老金。当然,农村老年人获得的养老金数量比较少,有的老人表示一个月才100元。还有一些敬老院的老人表示,作为"五保户",他们有政府发放的"五保户供养津贴",这笔津贴的数量比普通老百姓的养老金高很多。敬老院一般用这笔津贴来给这些老人购买粮食、日用品,如牙膏、牙刷、卫生纸等,常常会有结余。还有部分老人有政府发放的低保金、房租收入和家里的务农收入,当然,这些老人指的务农收入主要是指养的鸡、猪等,能提供一部分收入。调查对象的收入情况如表3-5所示:

表3-5　　　　　　　　　　老年长期照护调查对象收入来源一览表

序号	收入来源	数量(人次)	百分比
1	子女或孙辈供养收入	2556	53.0%
2	养老金收入	2355	48.8%
3	其他收入	1518	31.5%
4	债券、利息类收入	1488	30.9%
5	政府低保金	1428	29.6%
6	房租收入	1116	23.1%
7	务农收入	1041	21.6%

(三)居住环境

对于老年人的居住环境,课题组设置了23道题目,主要想了解老年人家里附近的情况和家庭里的适老化设施安装情况。分为3个方面:一是家附近的医疗机构情况,二是家附近的生活配套设施和交通情况,三是家庭的适老化设施情况。其中,"家附近是否有医疗机构"选择情况不是很理想,只有2649人选择"是",另2079人选择"否"。对于"家附近生活设施配套是否齐全",2448人选择"是",2373人选择"否"。当然,选择"否"的人员中,农村老年人较多,主要是因为很多地方,一个乡镇只有一个医疗机构,一个方圆好几平方公里的村子,村里一般只有一个村医,而且设施非常不全,"最爱开的药"是"止痛药"。对于电梯情况,4077人选择"否"。这个比例与被调查对象包含农村老人有较大的关系,一般的农村房屋不安装电梯。当然,一些老旧小区也未安装电梯,给老年人的出行和就医带来很大的不方便,经常需要"背起来"下楼或者上楼。对于残疾人坡道,有3024人选择"否"。

居家设施中,对于淋浴房是否有"防滑垫"、浴缸及淋浴房内是否有扶手、卫生间马桶旁是否有扶手等,选择"否"的人数大大超过选择"是"的人数,说明我国当前适老化改造仍任重道远。具体情况详见表3-6:

表3-6　　　　　　　　　老年长期照护调查对象居住环境情况统计表

居住环境情况提问	是		否	
	人数(人)	百分比	人数(人)	百分比
家附近是否有医疗机构	2647	54.9%	2174	45.1%
交通是否便利	3036	63.0%	1785	37.0%
家附近生活设施配套是否齐全	2448	50.8%	2373	49.2%
公共区域是否有残疾人坡道	1797	37.3%	3024	62.7%
楼房是否有公共电梯	744	15.4%	4077	84.6%
楼梯是否有扶手	3129	64.9%	1692	35.1%

居住环境情况提问	是		否	
	人数（人）	百分比	人数（人）	百分比
公共区域是否光线充足	4821	100.0%	0	0.0%
走廊过道是否有杂物	1938	40.2%	2883	59.8%
室内是否有门槛台阶	1116	23.1%	3705	76.9%
地面是否光滑不反光	2265	47.0%	2556	53.0%
是否铺有地毯	498	10.3%	4323	89.7%
椅子高度是否合适	4341	90.0%	480	10.0%
茶几等家具是否有护角	1041	21.6%	3780	78.4%
床的高度是否合适	4542	94.2%	279	5.8%
卧室开关是否方便	4635	96.1%	186	3.9%
是否使用移动便器	108	2.2%	4713	97.8%
厨房灶台高低是否合适	4155	86.2%	666	13.8%
厨房水池边是否有防滑垫	1134	23.5%	3687	76.5%
厨房内是否方便取物品	4125	85.6%	696	14.4%
卫生间马桶旁是否有扶手	1038	21.5%	3783	78.5%
洗手盆下是否有防滑垫	1224	25.4%	3597	74.6%
浴缸及淋浴房内是否有扶手	1410	29.2%	3411	70.8%
浴缸及淋浴房内是否有防滑垫	1689	35.0%	3132	65.0%

（四）家庭支持状况

1. 子女数量

通过对调查对象子女数量进行统计，结果表明，拥有 3 个子女的老年人人数最多，达到 1689 人，占被调查对象总数的 35.0%。排第二位的是拥有 2 个孩子的情况，为 1209 人，占被调查对象总数的比例为 25.1%。排第三位的是有 5 个子女的老年人，数量为 606 人，占被调查总人数的比例为 12.6%。如表 3-7 所示：

其中，对调查对象的儿子数量统计显示，拥有 1 个儿子的老年人最多，达到 1953 人，占被调查老年人总数的 40.5%。拥有 2 个儿子的老年人人数排第二位，达到 1440 人，占被调查人员总数的 29.9%。当然，也有部分老人没有儿子，数量为 651 人，占被调查总人数的 13.5%。如图 3-8 所示：

表 3-7 　　　　　　　　　　　　老年长期照护调查对象子女数量统计表

子女数量	人数（人）	百分比
0 个	81 人	1.7％
1 个	372 人	7.7％
2 个	1209 人	25.1％
3 个	1689 人	35.0％
4 个	759 人	15.7％
5 个	606 人	12.6％
6 个	105 人	2.2％

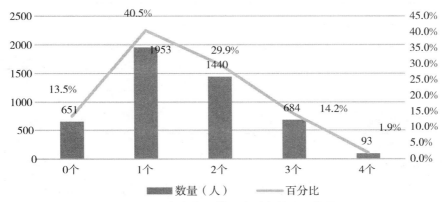

图 3-8　老年长期照护调查对象的儿子数量

对调查对象的女儿数量进行统计,结果表明,拥有 2 个女儿或者 1 个女儿的老年人人数最多,分别为 1629 人和 1596 人,占被调查对象总数的比例分别为 33.8％ 和 33.1％。如图 3-9 所示：

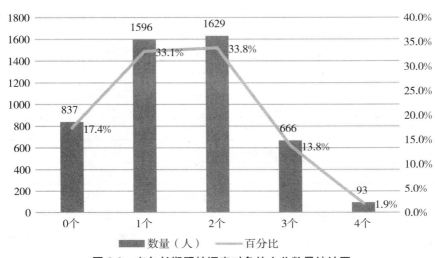

图 3-9　老年长期照护调查对象的女儿数量统计图

2. 居住方式

在日常生活中老年人可能单独居住、和家人居住、和保姆居住,或者住在养老机构。统计结果表明,单独与子女或孙辈住在一起、与配偶居住在一起的情况较多,分别占被调查老年人数量的比例为25.8%和25.4%。其次是住在长期照护机构,人数为1186人,占被调查老年人的总数的比例为24.6%。独居老人数量也不少,达到890人。和配偶与子女或孙辈住在一起的居住方式最少见。随着我国人口老龄化和经济社会的发展,"四代同堂"的局面越来越少,居住方式上"小型化"家庭越来越多。如表3-8所示:

表3-8 老年长期照护调查对象居住方式统计表

居住方式	人数	比例
独居	890 人	18.5%
和配偶同住	1224 人	25.4%
单独与子女或孙辈住在一起	1242 人	25.8%
和配偶与子女或孙辈住在一起	279 人	5.8%
住在长期照护机构	1186 人	24.6%

3. 照顾情况

关于调查对象目前的生活照顾情况(多选),选择"儿子"的老年人数量最多,达到2358人,占被调查老年人总数的比例为48.9%。其次,居住在长期照护机构、由配偶照护、女儿照护或者保姆照护的老年人数量也较多。由于是多选题,可能在配偶照护的同时,子女也帮忙照护。工作日居住在长期照护机构,周末接回家的老年人也比较多。如表3-9所示:

表3-9 老年长期照护调查对象照顾情况统计表

排序	照顾者	人数(人)	百分比
1	儿子	2358	48.9%
2	长期照护机构	1387	28.8%
3	配偶	1317	27.3%
4	女儿	893	18.5%
5	保姆	666	13.8%
6	没人照顾	651	13.5%
7	孙辈	372	7.7%

4. 子女与父母的居住距离

为了解调查对象与子女居住距离情况,课题组设置了一道问题,询问老年人离得最近的子女住哪里。调查结果表明,住在同一个城市的情况最普遍,选择人数达到2046人,占被调查老年人总数的比例达到42.4%。老年人离得最近的子女住同一个村子或者同一个小区的情况也比较普遍。但是,不容忽视的是,部分老年人的子女住在国外,尤其是有的城市老年人,只有一个独生子女,但是独生子女在其他省市或者其他国家,这种老年人的长期照护安排困难较多。如图3-10所示:

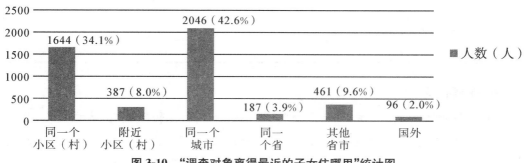

图3-10 "调查对象离得最近的子女住哪里"统计图

5. 家庭支持

关于"子女是否有足够的物质支持",统计结果表明,老年人选择"比较充足"的人数最多,达到2277人,占被调查老年人总数的47.2%。排第二位到第五位的分别是:"非常缺乏""一般""比较缺乏"和"非常充足"。如图3-11所示:

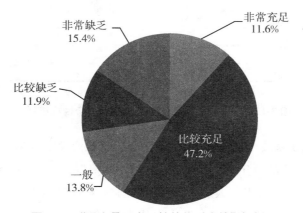

图3-11 "子女是否有足够的物质支持"统计图

为了解家庭对调查对象的情感上的支持,课题组特别设计了问题,询问其配偶或子女是否对老年人有足够的情感支持。选择"比较充足"的老年人最多,达到2757人,占被调查老年人总数的57.2%。如表3-10所示:

表 3-10　　　　　　　　　老年长期照护调查对象的情感支持情况统计表

配偶或子女是否有足够的情感支持	人数(人)	百分比
非常充足	179	3.7%
比较充足	2757	57.2%
一般	1413	29.3%
比较缺乏	279	5.8%
非常缺乏	193	4.0%

(五)疾病状况

关于调查对象的自评身体状况,选择"比较不健康"和"比较健康"的人数最多,分别为1719人和1707人,占被调查老年人总数的比例分别为35.7%和35.4%。选择"一般"的人数为930人,选择"非常不健康"和"非常健康"的人数最少。如图 3-12 所示:

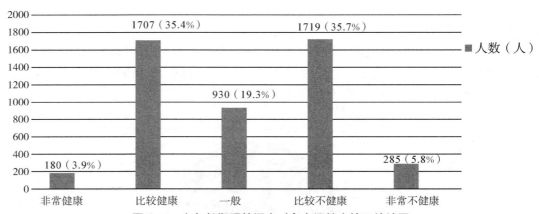

图 3-12　老年长期照护调查对象自评健康情况统计图

关于调查对象的疾病或受伤症状,课题组询问了其麻痹关节变形、皮肤病、褥疮、疼痛等情况。其中,有疼痛症状的老年人人数最多。选择"疼痛"的老年人达到2637人,占被调查老年人总数的54.7%。许多老年人表示,经常有腿痛、关节痛、手痛等现象,尤其是在晚上,痛得更加厉害,需要其他人给予按摩。医生也认为,老年人疼痛是一种比较常见的现象,只能多吃钙片,或者加以按摩来缓解,没法得到根治。随着年龄的增长,疼痛发生率越来越高。如表 3-11 所示:

表 3-11　　　　　　老年长期照护调查对象的疾病或受伤症状情况统计表

疾病或受伤症状	人数（人）	百分比
麻痹关节变形	1038	21.5%
皮肤病	279	5.8%
褥疮	89	1.8%
疼痛	2637	54.7%
其他	97	2.0%
无	1611	33.4%

关于慢性病（多选），调查结果表明，绝大多数的老年人都有一种或者多种慢性疾病。随着年龄的增长，老年人钙质流失，骨质疏松问题日趋严重。其中，最为常见的是"关节炎、坐骨神经痛或风湿症"，选择人数高达 2139 人次，占被调查总人数的比例为 44.4%。其次，有较多的老年人患有"高血压"或者"心脏病"，占被调查总人数的比例分别达到 33.8% 和31.5%。其他常见的慢性病有糖尿病、慢性腰背痛、肺部或呼吸问题和眼疾等。随着年龄增长，许多老人表示，视力逐步下降，"经常看不清"，有的老年人甚至患有"白内障"，在国家的帮助下，做了白内障手术，视力有所恢复，但视力下降仍是老年人不可避免的问题。如表 3-12 所示：

表 3-12　　　　　　老年长期照护调查对象的慢性病情况统计表

病名	人数（人）	百分比
高血压	1629	33.8%
糖尿病	1227	25.4%
心脏病	1518	31.5%
中风	186	3.9%
关节炎、坐骨神经痛或风湿症	2139	44.4%
慢性腰背痛	1116	23.1%
肝胆疾病	759	15.7%
眼疾	669	13.9%
癌症	122	2.5%
肺部或呼吸问题	867	18.0%
骨折或关节受伤	358	7.4%
耳疾	215	10.4%
皮肤病	201	4.2%
妇科病	93	1.9%
褥疮	68	1.4%

病名	人数（人）	百分比
麻痹	201	4.2%
帕金森	542	11.2%
肾病	465	9.6%
慢性胃炎	281	5.8%
其他	195	4.0%
无	52	1.1%

（六）身体功能状况

为了更准确地了解调查对象需要护理的项目，本研究设计了"身体功能状况"这一项，包括吞咽状况、身体营养状况等 10 道题目。

1. 吞咽状况

关于吞咽状况，调查结果表明，选择"非常好"的老年人有 2325 人，占被调查总人数的比例为 48.2%。这个结果也印证了 Katz 的论证。Katz 认为，老年人最先丧失的是洗澡、穿衣服和上厕所这三项功能，后丧失床椅转移、进食和大小便控制这三项功能。因此，被调查的老年人的吞咽功能较好的占较大比例。如图 3-13 所示：

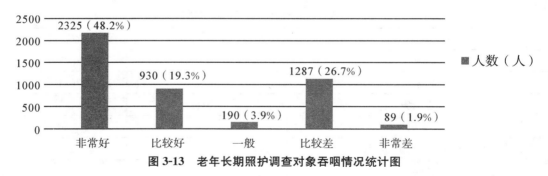

图 3-13　老年长期照护调查对象吞咽情况统计图

2. 口腔状况

关于口腔状况，调查结果表明，选择"良好"的人数为 391 人，占被调查总人数的比例为 8.1%。大部分的老年人的牙齿都有一些问题，1936 人有"部分义齿"，需要按时清洁牙齿。还有部分老年人经常感到"疼痛"或者有"炎症"，占被调查总人数的比例分别达到 20.5% 和 9.7%。老年人的口腔照护需求较大。如图 3-14 所示：

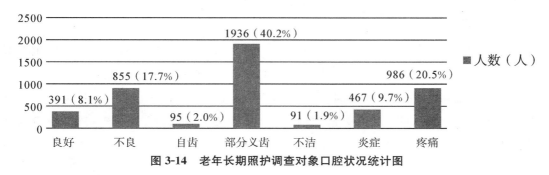

图 3-14　老年长期照护调查对象口腔状况统计图

3. 尿意、便意情况

调查中，许多老年人表示，经常需要晚上上厕所，表示"尿意""比较多"的老年人达到 2139 人，占被调查总人数的比例达到 44.4%。"便意""比较多"的老年人达到 2179 人，占被调查总人数的比例为 45.2%。许多长期照护护理员也表示，他们照护的老年人晚上起来四次到五次，护理工作非常辛苦。如表 3-13 所示：

表 3-13　　　　　　　　老年长期照护调查对象的尿意、便意情况统计表

程度	尿意		便意	
	人数（人）	百分比	人数（人）	百分比
非常多	186	3.9%	78	1.6%
比较多	2139	44.4%	2179	45.2%
一般	2124	44.1%	2149	44.6%
比较少	372	7.7%	415	8.6%

4. 便秘

关于便秘，较多的老年人表示，一般来说，还算比较好，每天按时喝水和上厕所，基本没有便秘状况。但是，也有 1116 人表示，有"轻度"的便秘现象。有 372 位老年人表示，有"中度"便秘现象。有 58 位老年人表示，有重度便秘现象，需要经常使用"开塞露"，有时候开塞露也不管用，需要照护护理员用手去帮忙。他们非常感激照护护理员"不怕脏""不怕累"的精神。调查结果如图 3-15 所示：

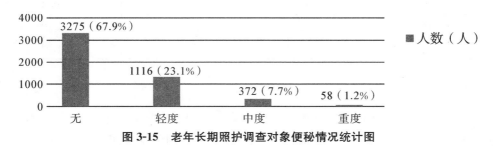

图 3-15　老年长期照护调查对象便秘情况统计图

5．入睡状况

关于"入睡情况"，有 2325 位老人表示"能入睡"，占被调查总人数的 48.2%。但也有部分老年人表示，经常"不能入睡"，实在睡不着的时候就起来听收音机、看电视，甚至在房间内走动，选择"不能入睡"的老年人达到 2031 位，占被调查总人数的 42.1%。不能入睡是引发同住老年人之间的矛盾的一个较大的原因。有 465 位老年人选择"靠药物入睡"，占被调查总人数的 9.6%。如图 3-16 所示：

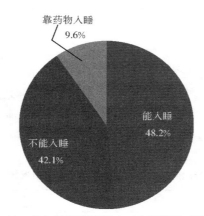

图 3-16　老年长期照护调查对象睡眠情况统计图

6．睡眠时间

关于睡眠时间，调查结果表明，选择"5 小时以下"的人数达到 2034 人，占被调查老年人总数的 42.2%。选择"6～8 小时"的人数为 2418 人，占被调查总人数的 50.2%。但是，也有少数老年人睡眠时间 10 个小时以上，甚至有些老年人"嗜睡"，不愿意起床活动。当然，老人躺在床上不见得都在睡眠状态下，确实有一部分老年人不爱活动，愿意躺在床上度过一天。如表 3-14 所示：

表 3-14　　　　　　　　　老年长期照护调查对象的睡眠时间情况统计表

睡眠时间	人数（人）	百分比
5 小时以下	2034	42.2%
6～8 小时	2418	50.2%
10 小时以上	279	5.8%
嗜睡	90	1.8%

7．视力情况

关于视力情况，调查结果表明，视力下降是老年人的一个普遍趋势。3302 人表示，存在"视力下降"的情况；有 822 名老年人表示"有老花眼"问题；465 名老年人表示有"白内障"问题;94 名老年人表示患有"青光眼",占被调查总人数的比例分别为 68.5％、17.1％、9.6％和 1.9％。只有 138 名老年人表示视力暂时正常,占被调查总人数的 2.9％。如图 3-17 所示:

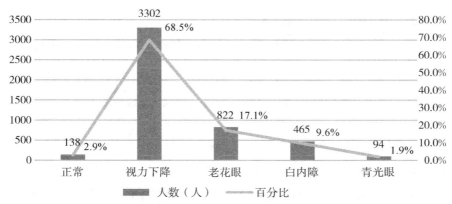

图 3-17　老年长期照护调查对象视力情况统计图

8. 听力情况

关于听力情况,调查结果表明,老年人听力受损情况比较严重。有 4532 人选择"听力下降",占被调查总人数的 94.0％。仅有 211 人表示"听力正常",占被调查总人数的 4.4％。78 人表示"完全听不见",占被调查总人数的比例为 1.6％。如图 3-18 所示:

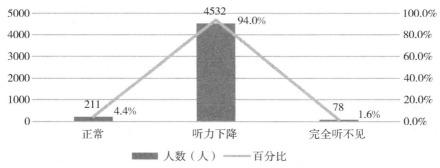

图 3-18　老年长期照护调查对象听力情况统计图

9. 褥疮情况

关于褥疮情况,有 3350 名调查对象表示"无",占被调查总人数的比例为 69.5％。选择"轻度""中度"和"重度"的老年人分别为 1272 人、184 人和 15 人,占被调查总人数的比例分别达到 26.4％、3.8％和 0.3％。如图 3-19 所示:

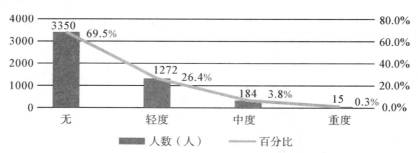

图 3-19　老年长期照护调查对象褥疮情况统计图

10. 呼吸困难情况

关于呼吸困难情况,2697 名老年人选择"无",占被调查总人数的比例达到 55.9%。但也有老年人表示,有呼吸困难现象,选择"轻度""中度"和"重度"的老年人分别为 1566 人、375 人和 183 人,占被调查总人数的比例分别达到 32.5%、7.7% 和 3.9%。如图 3-20 所示:

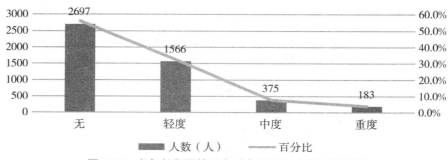

图 3-20　老年长期照护调查对象呼吸困难情况统计图

(七)自理能力

关于自理能力,本研究设置了两个方面的指标,分别是 BADL 和 IADL。其中,BADL 根据 Bathel 指数的内容,设置了 10 道题目。IADL 方面,由于有些内容在本研究的其他问题中有考察,于是对原来的量表根据专家的意见,进行了修改,留下 5 道题目。

1. 平地步行

关于"平地步行",调查结果表明,"完全自理"的人数为 615 人,占被调查总人数的 12.8%。其中,"大部分需要帮助"的人数最多,"小部分需要帮助"的人数排第二位,分别为 1546 人和 1401 人,分别占被调查老年人总人数的 32.1% 和 29.1%。如表 3-15 所示:

2. 上下楼梯(台阶)

关于"上下楼梯(台阶)",调查结果表明,"极大部分需要帮助"和"完全依赖"的人数较多,占被调查人口总数的比例分别为 46.4% 和 41.1%。另有 12.5% 的老人需要部分帮助。如表 3-16 所示:

表 3-15 老年长期照护调查对象"平地步行"自理能力情况统计表

平地步行自理能力	人数(人)	百分比
完全自理	615	12.8%
小部分需要帮助	1401	29.1%
大部分需要帮助	1546	32.1%
极大部分需要帮助	953	19.8%
完全依赖	306	6.3%

表 3-16 老年长期照护调查对象"上下楼梯(台阶)"自理能力情况统计表

上下楼梯(台阶)自理能力	人数(人)	百分比
完全自理	0	0.0%
小部分需要帮助	0	0.0%
大部分需要帮助	602	12.5%
极大部分需要帮助	2238	46.4%
完全依赖	1981	41.1%

3. 将轮椅转到床边

关于"将轮椅转到床边",调查结果表明,需要帮助的老年人非常多,其中,"大部分需要帮助"的人最多,达到 1032 人。"极大部分需要帮助"和"完全依赖"的人数占被调查总人数的比例分别为 8.8% 和 37.6%[①]。如表 3-17 所示:

表 3-17 老年长期照护调查对象"将轮椅转到床边"自理能力情况统计表

将轮椅转到床边自理能力	人数(人)	百分比
完全自理	0	0.0%
小部分需要帮助	0	0.0%
大部分需要帮助	1032	53.6%
极大部分需要帮助	169	8.8%
完全依赖	724	37.6%

4. 从椅子上坐站起来

关于"从椅子上站起来",统计结果表明,选择"完全自理"的人数有 86 人,"小部分需要帮助"的有 1774 人,"大部分需要帮助"的有 1637 人。统计结果见表 3-18:

---

① 本题剔除了不需要坐轮椅的老年人,故总人数只有 1925 人。

表 3-18　　　　老年长期照护调查对象"从椅子上站起来"自理能力情况统计表

从椅子上站起来自理能力	人数（人）	百分比
完全自理	86	1.8%
小部分需要帮助	1774	36.8%
大部分需要帮助	1637	34.0%
极大部分需要帮助	636	13.2%
完全依赖	688	14.3%

5. 起床

关于"起床"，统计结果表明，选择较多的选项是"大部分需要帮助"和"极大部分需要帮助"，人数分别达到 1708 人和 1463 人，占被调查人数总量的比例分别达到 35.4% 和 30.3%。此外，选择"完全依赖"的人也不少。如表 3-19 所示：

表 3-19　　　　老年长期照护调查对象"起床"自理能力情况统计表

起床自理能力	人数（人）	百分比
完全自理	0	0.0%
小部分需要帮助	704	14.6%
大部分需要帮助	1708	35.4%
极大部分需要帮助	1463	30.3%
完全依赖	946	19.6%

6. 进食

关于"进食"的能力，被调查的老年人中，选择最多的选项是"小部分需要帮助"，其他是"大部分需要帮助"，占被调查总人数的比例分别为 32.2% 和 30.4%。如表 3-20 所示：

表 3-20　　　　老年长期照护调查对象"进食"自理能力情况统计表

进食自理能力	人数（人）	百分比
完全自理	688	14.3%
小部分需要帮助	1551	32.2%
大部分需要帮助	1464	30.4%
极大部分需要帮助	602	12.5%
完全依赖	516	10.7%

7. 上厕所

关于"上厕所"的能力，选择最多的选项是"大部分需要帮助"和"小部分需要帮助"，选择人数分别为 1635 人和 1552 人。其次是"极大部分需要帮助"。选择人数最少的是"完全自理"和"完全依赖"。如表 3-21 所示：

表 3-21　　　　老年长期照护调查对象"上厕所"自理能力情况统计表

上厕所自理能力	人数（人）	百分比
完全自理	430	8.9%
小部分需要帮助	1552	32.2%
大部分需要帮助	1635	33.9%
极大部分需要帮助	801	16.6%
完全依赖	403	8.4%

8. 小便控制情况

本题中关于"小便控制情况"，是指有无"尿失禁"的现象，是否有插导尿管，需要器具帮助来小便。有的老年人一天几次尿失禁，也有老年人一周有几次尿失禁，还有些老年人没有尿失禁的现象。统计结果如表 3-22 所示：

表 3-22　　　　老年长期照护调查对象"小便控制情况"统计表

小便控制情况	人数（人）	百分比
完全自理	602	12.5%
小部分需要帮助	2240	46.5%
大部分需要帮助	1119	23.2%
极大部分需要帮助	516	10.7%
完全依赖	344	7.1%

9. 大便控制情况

关于"大便控制情况"，本研究主要是指"大便失禁"，是否需要人工帮助大便。调查结果表明，选择"完全自理"的人数最多，达到 3358 人，占被调查总人数的 69.7%。其次，是选择"小部分需要帮助"，达到 861 人，占被调查总人数的 17.9%。统计结果如表 3-23 所示：

表 3-23　　　　老年长期照护调查对象"大便控制情况"统计表

大便控制情况	人数（人）	百分比
完全自理	3358	69.7%
小部分需要帮助	861	17.9%
大部分需要帮助	245	5.1%
极大部分需要帮助	258	5.4%
完全依赖	99	2.1%

10. 洗澡

关于"洗澡",统计结果表明,需要的帮助较多,独立完成的比较少。选择较多的是"小部分需要帮助""大部分需要帮助"和"完全依赖",选择人数分别为1462人、1380人和946人,占被调查老年人总数的比例分别为30.3%、28.6%和19.6%。如表3-24所示:

表 3-24   **老年长期照护调查对象"洗澡"自理能力情况统计表**

洗澡自理能力	人数(人)	百分比
完全自理	430	8.9%
小部分需要帮助	1462	30.3%
大部分需要帮助	1380	28.6%
极大部分需要帮助	603	12.5%
完全依赖	946	19.6%

11. 整理仪容

按照Bathel指数,整理仪容包括梳头等。选择人数最多的是"完全自理",其次是"大部分需要帮助"和"小部分需要帮助",选择人数分别为1720人、1378人和1035人,占被调查总人数的比例分别为35.7%、28.6%和21.5%。如表3-25所示:

表 3-25   **老年长期照护调查对象"整理仪容"自理能力情况统计表**

整理仪容自理能力	人数(人)	百分比
完全自理	1720	35.7%
小部分需要帮助	1035	21.5%
大部分需要帮助	1378	28.6%
极大部分需要帮助	430	8.9%
完全依赖	258	5.4%

12. 洗漱

"洗漱"包括洗脸和漱口(刷牙),接受调查的老年人中,选择人数最多的选项是"完全自理",其次是"大部分需要帮助"和"小部分需要帮助",选择人数分别为1462人、1206人和1121人。如表3-26所示:

13. 穿衣

根据Katz的调查研究,"穿衣"是老年人较早丧失的一项自理能力。本次调查结果表明,选择人数最多的是"大部分需要帮助",其次是"小部分需要帮助",选择完全自理的老年人有856人。如表3-27所示:

表 3-26　　　　　　　　老年长期照护调查对象"洗漱"自理能力情况统计表

洗漱自理能力	人数（人）	百分比
完全自理	1462	30.3%
小部分需要帮助	1121	23.3%
大部分需要帮助	1206	25.0%
极大部分需要帮助	860	17.8%
完全依赖	172	3.6%

表 3-27　　　　　　　　老年长期照护调查对象"穿衣"自理能力情况统计表

穿衣自理能力	人数（人）	百分比
完全自理	856	17.8%
小部分需要帮助	1207	25.0%
大部分需要帮助	1464	30.4%
极大部分需要帮助	781	16.2%
完全依赖	513	10.6%

14. 穿脱鞋袜

关于"穿脱鞋袜"，选择人数从高到低依次是：大部分需要帮助、小部分需要帮助、完全自理、完全依赖和极大部分需要帮助，占被调查老年人的总数的比例分别为 28.6%、25.0%、17.8%、14.5% 和 14.0%。如表 3-28 所示：

表 3-28　　　　　　　　老年长期照护调查对象"穿脱鞋袜"自理能力情况统计表

穿脱鞋袜自理能力	人数（人）	百分比
完全自理	860	17.8%
小部分需要帮助	1207	25.0%
大部分需要帮助	1378	28.6%
极大部分需要帮助	676	14.0%
完全依赖	700	14.5%

15. 做饭

关于"做饭"，被调查的老年人表示，这项功能退化比较严重，希望有人提供做饭方面的帮助。其中，选择"完全依赖"的人数高达 1894 人，占被调查老年人口总数的 39.3%。选择"极大部分需要帮助""大部分需要帮助"以及"小部分需要帮助"的人数分别为 777 人、683 人和 946 人。如表 3-29 所示：

表3-29   老年长期照护调查对象"做饭"自理能力情况统计表

做饭自理能力	人数（人）	百分比
完全自理	521	10.8%
小部分需要帮助	946	19.6%
大部分需要帮助	683	14.2%
极大部分需要帮助	777	16.1%
完全依赖	1894	39.3%

16. 打扫卫生

关于"打扫卫生"，选择"完全依赖"的人数最多，其次是"极大部分需要帮助"和"大部分需要帮助"，占被调查老年人总数的比例分别为35.7%、19.4%和17.9%。如表3-30所示：

表3-30   老年长期照护调查对象"打扫卫生"自理能力情况统计表

打扫卫生自理能力	人数（人）	百分比
完全自理	703	14.6%
小部分需要帮助	602	12.5%
大部分需要帮助	862	17.9%
极大部分需要帮助	933	19.4%
完全依赖	1721	35.7%

17. 外出购物

关于"外出购物"，老年人表示，需要较多的陪伴和帮助。其中，选择"完全依赖"的人数最多，高达1883人，占被调查老年人总数的39.1%。只有少量的老年人选择"完全自理"，人数为103人，占被调查老年人总数的比例为2.1%。如表3-31所示：

表3-31   老年长期照护调查对象"外出购物"自理能力情况统计表

外出购物自理能力	人数（人）	百分比
完全自理	103	2.1%
小部分需要帮助	594	12.3%
大部分需要帮助	1207	25.0%
极大部分需要帮助	1034	21.5%
完全依赖	1883	39.1%

18. 管理财务

关于"管理财务"，被调查的老年人，选择人数最多的是"大部分需要帮助"和"极大部分需要帮助"，分别达到 1294 人和 1205 人，占被调查总人数的比例分别为 26.8% 和 25.0%。选择人数排第三位到第五位的是"小部分需要帮助""完全依赖"和"完全自理"，所占比例分别为 17.8%、16.1% 和 14.3%。如表 3-32 所示：

表 3-32　　　　　　老年长期照护调查对象"管理财务"自理能力情况统计表

管理财务自理能力	人数（人）	百分比
完全自理	688	14.3%
小部分需要帮助	860	17.8%
大部分需要帮助	1294	26.8%
极大部分需要帮助	1205	25.0%
完全依赖	774	16.1%

19. 管理药物

对药物的管理是被照护的老年人所需要具备的一项功能。然而，许多老年人表示，自己需要别人提供帮助。随着记忆力的衰退，经常忘记吃药，或者忘记吃哪种药，或者忘记要吃的药物的数量。调查结果表明，选择"完全自理"的老年人有 562 名，占被调查总人数的比例为 11.7%。选择"大部分需要帮助"的人数最多，达到 1782 人，占被调查总人数的比例达到 37.0%。排在第二位的是选"小部分需要帮助"的人，数量达到 1301 人，占被调查总人数的比例为 27.0%。如图 3-21 所示：

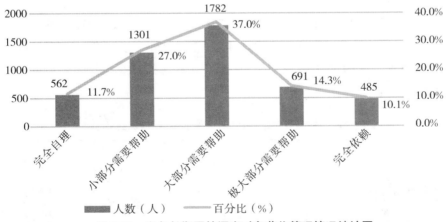

图 3-21　老年长期照护调查对象药物管理情况统计图

20. 乘坐公交

关于"乘坐公交"，选择人数较多的选项是"极大部分需要帮助"和"完全依赖"，分别为 1422 人和 1351 人，占被调查总人数的 29.5% 和 28.0%。如表 3-33 所示：

表 3-33　　　　　老年长期照护调查对象"乘坐公交"自理能力情况统计表

乘坐公交自理能力	人数（人）	百分比
完全独立	521	10.8%
小部分需要帮助	753	15.6%
大部分需要帮助	774	16.1%
极大部分需要帮助	1422	29.5%
完全依赖	1351	28.0%

（八）认知功能

1. 健忘现象

关于"健忘现象"，绝大部分的老年人表示，经常忘记很多事情，忘记以前认识的人的名字，忘记东西存放的位置，忘记吃药，忘记一些知识。调查结果表明，选择"有健忘现象"的人数最多，达到 4512 人，占被调查总人数的比例达到 93.6%。调查结果如表 3-34 所示：

表 3-34　　　　　老年长期照护调查对象"健忘现象"情况统计表

健忘现象	人数（人）	百分比
有	4512	93.6%
无	309	6.4%

2. 日常对事物的判断

关于"日常对事物的判断"，调查结果表明，选择"可以"的人数最多，达到 1806 人，占被调查总人数的 37.5%。排第二和第三位的是"除特殊情况外可以"和"一般"，分别为 950 人和 947 人，占被调查总人数的比例分别为 19.7% 和 19.6%。选择人数最少的是"比较困难"。如表 3-35 所示：

表 3-35　　　　　老年长期照护调查对象"日常对事物的判断"情况统计表

日常对事物的判断	人数（人）	百分比
可以	1806	37.5%
除特殊情况外可以	950	19.7%
一般	947	19.6%
比较困难	258	5.4%
非常困难	860	17.8%

3. 对时间的判断

关于"对时间的判断"，选择人数最多的是"可以"，为 1978 人，占被调查总人数的比例达到 41.0%。调查结果说明，老年人其他功能丧失的时候，对时间的判断能力仍存在。第二位到第五位分别是:"除特殊情况外可以""一般""非常困难"和"比较困难",占被调查总人数的比例分别为19.7%、19.6%、10.7%和8.9%。如表3-36所示:

表3-36　　　　　老年长期照护调查对象"对时间的判断"情况统计表

对时间的判断	人数(人)	百分比
可以	1978	41.0%
除特殊情况外可以	950	19.7%
一般	947	19.6%
比较困难	430	8.9%
非常困难	516	10.7%

4. 对空间的判断

关于"对空间的判断",选择人数最多的是"可以"和"除特殊情况外可以",分别达到2067人和1033人,占被调查总人数的比例分别达到42.9%和21.4%。选择人数较少的三个选项分别为"一般""比较困难"和"非常困难"。如表3-37所示:

表3-37　　　　　老年长期照护调查对象"对空间的判断"情况统计表

对空间的判断	人数(人)	百分比
可以	2067	42.9%
除特殊情况外可以	1033	21.4%
一般	775	16.1%
比较困难	602	12.5%
非常困难	344	7.1%

5. 对过去事情的记忆

关于"对过去事情的记忆",选择人数最多的依然是"可以"选项,达到1634人,占被调查总人数的比例为33.9%。然而,与前面几个题目不同的是,一些老年人表示,记忆力明显衰退,有1119人表示"比较困难"。如表3-38所示:

表3-38　　　　　老年长期照护调查对象"对过去事情的记忆"情况统计表

对过去事情的记忆	人数(人)	百分比
可以	1634	33.9%
除特殊情况外可以	774	16.1%
一般	864	17.9%
比较困难	1119	23.2%
非常困难	430	8.9%

(九)社会交往和沟通交流状况

关于社会交往和沟通交流,本研究设置了五道题目。调查结果表明,老年人的沟通交流状况存在较大的差异。

1.说话表达能力

关于沟通能力,本研究设置了两道题目,一道题目考察老年人的"说话表达能力",也就是说,别人听得懂他的话。调查结果表明,选择人数较多的是"除特殊情况外可以"和"可以",人数分别达到1466人和1290人,对应的比例为30.4%和26.8%。但是,也有部分老年人觉得"非常困难",达到860人,占被调查总人数的比例为17.8%。如表3-39所示:

表3-39　　　　老年长期照护调查对象"说话表达能力"情况统计表

说话表达能力	人数(人)	百分比
可以	1290	26.8%
除特殊情况外可以	1466	30.4%
一般	603	12.5%
比较困难	602	12.5%
非常困难	860	17.8%

2.听话理解能力

"听话理解能力"是沟通能力的另外一种表现,也就是说,老年人是否听得懂其他人的话,是否理解护理员的指示。调查结果显示,老年人的听话理解能力相对较好,选择"除特殊情况外可以"以及"可以"的人数较多,分别为1380人和1204人,占被调查总人数的比例分别达到28.6%和25.0%。如表3-40所示:

表3-40　　　　老年长期照护调查对象"听话理解能力"情况统计表

听话理解能力	人数(人)	百分比
可以	1204	25.0%
除特殊情况外可以	1380	28.6%
一般	517	10.7%
比较困难	859	17.7%
非常困难	861	17.9%

3.参加社会活动的内容和频次

关于"参加社会活动的内容和频次",调查结果表明,被照护的老年人参加社会活动"较少",选择此项的人数达到2412人,占被调查总人数的比例为50.0%。排第二位的是"非常少",人数达到861人,占被调查总人数的比例为17.9%。如表3-41所示:

表 3-41　　　　老年长期照护调查对象"参加社会活动的内容和频次"情况统计表

参加社会活动的内容和频次	人数（人）	百分比
非常多	86	1.8%
比较多	774	16.1%
一般	688	14.3%
比较少	2412	50.0%
非常少	861	17.9%

4. 参加娱乐活动的内容和频次

本研究的"娱乐活动"包括社区、家庭和长期照护机构举办的各种规模、各种类型的娱乐活动。关于"参加娱乐活动的内容和频次"，调查结果表明，被照护的老年人参加娱乐活动"非常少"，选择此项的人数达到 2067 人，占被调查总人数的比例为 42.9%。排第二位的是"比较少"，人数达到 1893 人，占被调查总人数的比例为 39.3%。如表 3-42 所示：

表 3-42　　　　老年长期照护调查对象"参加娱乐活动的内容和频次"情况统计表

参加娱乐活动的内容和频次	人数（人）	百分比
非常多	86	1.8%
比较多	258	5.4%
一般	517	10.7%
比较少	1893	39.3%
非常少	2067	42.9%

5. 与其他人的联系

为了解老年人"与其他人的联系"情况，本研究特意设置了这道题。调查结果显示，被照护的老年人选择"比较少"的人数最多，达到 1636 人，占被调查总人数的比例高达 33.9%。其次是"一般"和"比较多"，选择人数分别达到 1377 人和 1121 人，占被调查总人数的比例分别达到 28.6% 和 23.2%。如表 3-43 所示：

表 3-43　　　　老年长期照护调查对象"与其他人的联系"情况统计表

与他人的联系	人数（人）	百分比
非常多	85	1.8%
比较多	1121	23.2%
一般	1377	28.6%
比较少	1636	33.9%
非常少	602	12.5%

(十)精神状况

关于调查对象的精神状况,本研究设置了12道题目,以便全方位地了解老年人的精神状况。

1. 对他人的依赖感

关于"对他人的依赖感",调查结果表明,选择人数较多的选项是"一般"和"比较强",人数分别达到1465人和1291人,占被调查老年人总数的比例分别为30.4%和26.8%。排第三位到第五位的分别是"比较弱""无"和"非常强"。如表3-44所示:

表 3-44 老年长期照护调查对象对他人的依赖感情况统计表

对别人的依赖感	人数(人)	百分比
无	688	14.3%
比较弱	861	17.9%
一般	1465	30.4%
比较强	1291	26.8%
非常强	516	10.7%

2. 失落感

关于"失落感",调查结果表明,选择人数较多的选项是"一般"和"比较弱",人数分别达到1808人和1636人,占被调查老年人总数的比例分别为37.5%和33.9%。对老年人的深入访谈可以验证这一结果,许多老年人表示,随着年龄的增长,没有了年轻时的干劲和体力,感到失落和深深的"无用"感,希望还能有发挥作用的地方,但是很难有这种机会。如表3-45所示:

表 3-45 老年长期照护调查对象"失落感"情况统计表

失落感	人数(人)	百分比
无	1033	21.4%
比较弱	1636	33.9%
一般	1808	37.5%
比较强	344	7.1%

3. 孤独感

关于"孤独感",选择人数较多的选项是"一般"和"比较强",选择人数分别为1463人和1291人。其次是"非常强"和"比较弱",人数分别为947人和861人。如表3-46所示:

表 3-46   老年长期照护调查对象"孤独感"情况统计表

孤独感	人数（人）	百分比
无	259	5.4％
比较弱	861	17.9％
一般	1463	30.3％
比较强	1291	26.8％
非常强	947	19.6％

4. 被害妄想

关于"被害妄想"，绝大部分的老年人选择"无"，选择人数为 4044 人，占被调查总人数的比例为 83.9％。其次，有 605 人表示"比较弱"，但也有较少的人选择"一般"和"比较强"，没有人选择"非常强"。如表 3-47 所示：

表 3-47   老年长期照护调查对象"被害妄想"情况统计表

被害妄想	人数（人）	百分比
无	4044	83.9％
比较弱	605	12.5％
一般	85	1.8％
比较强	87	1.8％
非常强	0	0.0％

5. 自说自话

关于"自说自话"，调查结果表明，选择人数最多的是"无"，达到 3615 人，占被调查老年人总数的比例高达 75.0％。其次是"比较弱"，达到 1034 人，占被调查人口总数的比例为 21.4％。但也有极少数的人选择"一般"和"比较强"，分别为 95 人和 77 人，没有人选择"非常强"。如表 3-48 所示：

表 3-48   老年长期照护调查对象"自说自话"情况统计表

自说自话	人数（人）	百分比
无	3615	75.0％
比较弱	1034	21.4％
一般	95	1.8％
比较强	77	1.8％
非常强	0	0.0％

6. 情绪不稳定

关于"情绪不稳定",选择人数最多的是"比较弱",达到 2757 人,占被调查总人数的比例高达 57.2%。其次是"无",选择人数达到 1634 人,选择"一般"的人数为 430 人。与老年人的交谈中得知,老年人经常性地会出现情绪低落和情绪不稳定的情况。不过,一般程度不是很严重,如果得到精心的照护,或者有家人来探望,情绪会有所好转。如表 3-49 所示:

表 3-49　　　　　老年长期照护调查对象"情绪不稳定"情况统计表

情绪不稳定	人数(人)	百分比
无	1634	33.9%
比较弱	2757	57.2%
一般	430	8.9%
比较强	0	0.0%
非常强	0	0.0%

7. 重复同样的话题

调查结果表明,对"重复同样的话题",选择人数最多的是"无",达到 2840 人。但仍有 1981 人选择"比较弱"。进一步访谈得知,许多老年人都爱重复同样的话题,尤其是在家里。但是,在机构和社区里,老年人自己会加以适当地控制自己,故选择"比较弱"的人数比较多。如表 3-50 所示:

表 3-50　　　　　老年长期照护调查对象"重复同样的话题"情况统计表

重复同样的话题	人数(人)	百分比
无	2840	58.9%
比较弱	1981	41.1%
一般	0	0.0%
比较强	0	0.0%
非常强	0	0.0%

8. 大声喧哗

关于"大声喧哗",选择人数最多的是"无",高达 4735 人,占被调查总人数的比例为 98.2%。但也有 86 人选择"一般"。深入访谈得知,一般来说,老年人都不喜欢大声喧哗。但也不排除个别现象。如表 3-51 所示:

表 3-51   老年长期照护调查对象"大声喧哗"情况统计表

大声喧哗	人数（人）	百分比
无	4735	98.2％
比较弱	0	0.0％
一般	86	1.8％
比较强	0	0.0％
非常强	0	0.0％

9. 抵触被护理

关于"抵触被护理"，调查结果表明，选择"无"的人数最多，高达 4044 人，占被调查总人数的比例达到 83.9％。但是，也有 777 人选择"比较弱"，占被调查总人数的比例为 16.1％。深入访谈得知，有些老年人觉得"害羞"，例如，不愿意别人来帮自己洗澡等。或者觉得自己的病"可以传染"，故也不希望别人来护理自己。如表 3-52 所示：

表 3-52   老年长期照护调查对象"抵触被护理"情况统计表

抵触被护理	人数（人）	百分比
无	4044	83.9％
比较弱	777	16.1％
一般	0	0.0％
比较强	0	0.0％
非常强	0	0.0％

10. 害怕心理

关于"害怕心理"，调查结果显示，3788 人选择"无"，861 人选择"比较弱"，172 人选择"一般"，占被调查老年人口总数的百分比分别为 78.6％、17.9％和 3.6％。没有人选择"比较强"和"非常强"。如表 3-53 所示：

表 3-53   老年长期照护调查对象"害怕心理"情况统计表

害怕心理	人数（人）	百分比
无	3788	78.6％
比较弱	861	17.9％
一般	172	3.6％
比较强	0	0.0％
非常强	0	0.0％

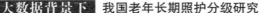

11. 攻击别人

关于"攻击别人",选择人数最多的选项是"无",占被调查老人总数的91.0%。但是,也有432人选择"比较弱",占被调查老人总数的9.0%。有些老年人表示,本性并不是想攻击别人,但脾气比较暴躁,有时候有些生活习惯上的小矛盾,就会出现冲突。如表3-54所示:

表 3-54   老年长期照护调查对象"攻击别人"情况统计表

攻击别人	人数(人)	百分比
无	4389	91.0%
比较弱	432	9.0%
一般	0	0.0%
比较强	0	0.0%
非常强	0	0.0%

12. 抑郁症状

关于"抑郁症状",选择人数最多的是"无",达到2408人,占被调查总人数的比例为49.9%。不可忽视的是,由于老年人身体机能的下降,很多事情没法独立完成,需要依赖他人的帮助,所以产生抑郁症状的现象比较常见。排第二位到第五位的选项分别是"非常强""比较弱""一般"和"比较强",这个问题需要引起重视。如表3-55所示:

表 3-55   老年长期照护调查对象"抑郁症状"情况统计表

抑郁症状	人数(人)	百分比
无	2408	49.9%
比较弱	776	16.1%
一般	518	10.7%
比较强	173	3.6%
非常强	946	19.6%

(十一)照护需求与意愿

1. 愿意接受哪种长期照护

关于"愿意接受哪种长期照护",课题组设置了两种长期照护项目,分别是"基本生活照料"和"临床护理",选择人数最多的项目是"以上两者都愿意",达到3225人,占被调查总人数的比例达到66.9%。由此可见,老年人对长期照护服务具有较大的渴望。当然,也有部分人选择"以上两者都不愿意",追踪访谈显示,不愿意的理由有很多,主要是"病情严重、生活自理能力差、心情郁闷、希望得到解脱"的心理,还有些老人表示,心疼钱,花费太多。统计结果如图3-22所示:

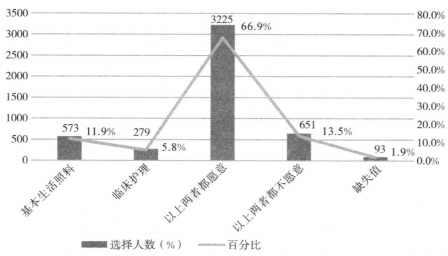

图 3-22 老年长期照护调查对象"愿意接受哪种长期照护的选择"情况统计图

2. 愿意接受哪种照护方式

关于"愿意接受哪种照护方式"(多选),老年人的选择比较多元化。当然,选择人数最多的是"子女或孙辈照护",选择该选项的老年人数量达到 3411 人,占被调查总人数的比例为 70.7%,表明老年人传统思想还是占主导地位。然而,许多老年人也开始接受"养老机构照护",即使是作为备选项目,接受程度呈逐步提高趋势,达到 57.3%。排在第三位的是"雇佣保姆照顾",选择人数达到 2355 人,占被调查总人数的比例为 48.8%。排第四位和第五位的是"机构上门照护"和"配偶照料"。追踪访谈中了解到,老年人越来越接受机构上门照护的方式,认为这种方式既满足了老年人留恋家的感觉,也满足了照护需求。雇佣保姆的方式中,主要的困难和问题是,难以找到合乎技能需要以及"合得来的保姆"。此外,保姆没法长期照护也是一个困难。许多老年人表示,一年之内换了好几个保姆了,与其这样,不如入住机构或者接受机构上门照护。统计结果如表 3-56 所示:

表 3-56 老年长期照护调查对象"愿意接受哪种照护方式"情况统计表

序号	照护方式	人数(人)	百分比
1	子女或孙辈照料	3411	70.7%
2	养老机构照护	2762	57.3%
3	雇佣保姆照顾	2355	48.8%
4	机构上门照护	1782	37.0%
5	配偶照料	1023	21.2%
6	社区照护	837	17.4%
7	亲戚、朋友或邻居照顾	297	6.2%
8	其他	96	2.0%

3. 每周愿意接受几次照护

关于"每周愿意接受几次照护服务",老年人可能出于照护需要,或经济考虑,选择"3次"和"2次"的人数最多,分别达到1640人和1038人,占被调查总人数的比例分别为33.1%和21.5%。如表3-57所示:

表3-57　　　　　老年长期照护调查对象"每周愿意接受几次照护"情况统计表

次数	人数(人)	百分比	次数	人数(人)	百分比
1	576	11.9%	4	886	18.4%
2	1038	21.5%	5	216	4.5%
3	1640	34.0%	6	465	9.6%

4. 每次照护服务多少分钟

关于"每次照护时间最好多少分钟",调查结果表明,选择"60分钟"的人数最多,达到1953人,占被调查总人数的比例为40.5%。如表3-58所示:

表3-58　　　　老年长期照护调查对象希望"每次照护服务多少分钟"情况统计表

时间长度(分钟)	人数(人)	百分比	时间长度(分钟)	人数(人)	百分比
15	744	15.4%	80	106	2.2%
30	483	10.0%	90	387	8.0%
40	294	6.1%	100	186	3.9%
50	279	5.8%	110	113	2.3%
60	1953	40.5%	120	96	2.0%
70	110	2.3%	180	70	1.5%

5. 关于"如果被送到长期照护机构"的感受的调查

为了解老年人关于"如果被送到长期照护机构"的感受,课题组设置了几道题目。首先,是否认为"被送进长期照护机构是丢脸的"的看法,"比较不同意"的人数较多,高达3783人,占被调查总人数的78.5%。如表3-59所示:

表3-59　　　　　　　对"被送进长期照护机构是丢脸的"的看法统计表

看法选项	人数(人)	百分比
比较同意	945	19.6%
比较不同意	3783	78.5%
不知道	93	1.9%

关于"被送进长期照护机构是子女没有尽责任"的看法,选择较多的是"比较不同意",高达3941人,占被调查总人数的81.7%。如表3-60所示:

表 3-60　　　　　对"被送进长期照护机构是子女没有尽责任"的看法统计表

看法选项	人数（人）	百分比
比较同意	687	14.3％
比较不同意	3941	81.7％
不知道	193	4.0％

关于"老年人在长期照护机构无幸福可言"这个问题，老年人存在较大的分歧。深入访谈得知，一方面，有些老年人肯定长期照护机构提供了许多服务；另一方面，由于年老体衰，生活自理能力下降，身体功能下降，许多老年人情绪比较低落，感觉不到幸福。如表 3-61 所示：

表 3-61　　　　　对"老年人在长期照护机构无幸福可言"的看法统计表

看法选项	人数（人）	百分比
比较同意	1022	21.2％
比较不同意	2608	54.1％
不知道	1191	24.7％

关于"只有孤老才进长期照护机构"这个问题，选择"比较同意"的有 625 人，比较不同意的有 4058 人，如表 3-62 所示：

表 3-62　　　　　对"只有孤老才进长期照护机构"的看法统计表

看法选项	人数（人）	百分比
比较同意	625	13.0％
比较不同意	4058	84.2％
不知道	138	2.9％

关于"长期照护费用负担能力"，选择"基本负担得起"的老年人数量为 2437 人，占被调查总人数的 50.5％。选择"有点负担不起"的老年人有 1596 人，占被调查总人数的 33.1％。选择完全负担不起的人有 707 人，占被调查总人数的 14.7％。选择"不知道"的人有 81 人。如表 3-63 所示：

表 3-63　　　　　"长期照护费用负担能力"情况统计表

负担能力	人数（人）	百分比
有点负担不起	1596	33.1％
基本负担得起	2437	50.5％
完全负担不起	707	14.7％
不知道	81	1.7％

(十二)照护现状及满意程度

1. 关于"您目前正在接受哪些长期照护服务"

关于"您目前正在接受哪些长期照护服务"(多选),选择人数最多的选项是"饮食照护",达到 2202 人,占被调查人口总数的 45.7%。排第二到第五位的分别是体检服务、清洁身体照料、穿脱衣服照料和药物喂服。此外,选择睡眠照护、注射服务、排泄照护、康复训练和血糖监测的老年人数量也比较多。如表 3-64 所示:

表 3-64　　　　　对"您目前正在接受哪些长期照护服务"的选择统计表

序号	照护内容	人数(人)	百分比	序号	照护内容	人数(人)	百分比
1	饮食照护	2202	45.7%	6	睡眠照护	668	13.9%
2	体检服务	1146	23.8%	7	注射服务	480	10.0%
3	清洁身体照料	1086	22.5%	8	排泄照护	387	8.0%
4	穿脱衣服照料	774	16.1%	9	康复训练	294	6.1%
5	药物喂服	684	14.2%	10	血糖监测	188	3.9%

2. 关于"您接受的照护与需求是否匹配"

关于"您接受的照护与需求是否匹配",选择"非常匹配"的老年人有 268 人,占被调查总人数的比例为 5.6%。选择"比较匹配"的人数为 1681 人,选择"一般"的有 1312 人,选择"比较不匹配"和"非常不匹配"的人分别为 854 人和 706 人。统计结果见表 3-65:

表 3-65　　　　　对"您接受的照护与需求是否匹配"的看法统计表

匹配程度	人数(人)	百分比
非常匹配	268	5.6%
比较匹配	1681	34.9%
一般	1312	27.2%
比较不匹配	854	17.7%
非常不匹配	706	14.6%

3. 关于"对接受的照护服务是否满意"

关于"对接受的照护服务是否满意",老年人的回答差异比较大。其中,表示"一般"的人数最多,达到 1750 人,占被调查总人数的 36.3%。选择"比较不满意"和"非常不满意"的人数排在第二位和第三位,选择"非常满意"和"比较满意"的人数排第四位和第五位。调查结果表明,我国老年长期照护满意度还有很大的提升空间。如表 3-66 所示:

表 3-66　　　　　　　　　　对"对接受的照护服务是否满意"的看法统计表

满意程度	人数(人)	百分比
非常满意	593	12.3%
比较满意	588	12.2%
一般	1750	36.3%
比较不满意	1186	24.6%
非常不满意	704	14.6%

第二节　我国老年长期照护供给调查分析

一、研究设计

(一)问卷和访谈提纲设计

1. 问卷设计

关于我国老年长期照护服务供给情况,本研究设计了一份针对长期照护护理员的问卷。该问卷分为三大部分:基本情况、服务提供情况和工作满意度情况。其中,基本情况部分设置 9 道题目,服务提供情况部分设置 7 道问题,工作满意度部分设置 2 道题目。

2. 访谈提纲设计

关于老年长期照护服务提供的访谈提纲,本研究一共设置 15 道题目,访谈对象包括长期照护管理人员和长期照护护理员。其中,面向长期照护管理员主要了解他们对老年长期照护需求分级、长期照护机构分级等的看法,对指标设置的建议,对老年长期照护需求评估等级的公平性的看法,以及对老年长期照护分级匹配方面的建议。面向长期照护护理员的访谈提纲主要了解他们的工作情况,照护老年人的数量、工作劳累程度、工作满意度情况等。

(二)实施设计

关于老年长期照护服务提供的调查,本研究选择管理人员和长期照护护理员样本的方法与选择老年人的样本的方法一致,都采用分层随机抽样的方法,选取的调查地点和老年人的调查地点一致,合计 23 个城市。

问卷主要面向长期照护护理员,共发放 550 份问卷,回收 503 份有效问卷,有效回收率为 91.45%。

访谈提纲面向长期照护管理人员和护理员,共计访谈长期照护管理人员、长期照护服务员、老年人及其家属等 32 人。

二、调查结果分析

(一)调查的基本情况

1. 老年长期照护护理员的性别分布

关于老年长期照护护理员的性别分布,调查结果表明,女性 465 人,男性 38 人,占被调查总人数的比例分别为 92.4％和 7.6％。对长期照护管理人员的深入访谈得知,长期照护机构招聘时,女性应聘者与男性应聘者性别确实存在不对称的现象,女性更愿意做长期照护护理员,男性更愿意从事保安等职业,而不愿意当护理员。当然,长期照护机构对男性照护护理员也有一定的需求,尤其是需要进行床椅转移、给男性老年人洗澡等照护工作时,需要男性照护护理员参与。如图 3-23 所示:

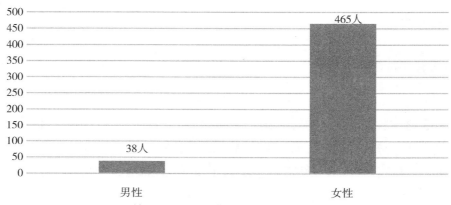

图 3-23 被调查的老年长期照护护理员性别情况统计图

2. 长期照护护理员年龄分布

关于老年长期照护护理员的年龄分布,调查结果显示,20～29 岁的护理员有 49 人,30～39 岁的护理员有 59 人,占被调查总人数的比例分别为 9.7％和 11.7％。49～49 岁以及 50～59 岁的护理员人数最多,占被调查总人数的比例分别为 56.7％和 21.9％。护理员平均年龄为 43.58 岁。如表 3-67 所示:

表 3-67 　　　　　　　　　　长期照护护理员年龄分布情况统计表

年龄段	人数(人)	百分比
20～29 岁	49	9.7％
30～39 岁	59	11.7％
40～49 岁	285	56.7％
50～59 岁	110	21.9％

从图 3-24 可以看出,绝大部分的长期照护护理员为 50 岁左右,年龄段以 40~50 岁为主。当然,也有部分年轻的护理员,据调查显示,其主要来自一些民政职业技术学院老年学相关专业。虽然人数不多,但也是一个可喜的现象。

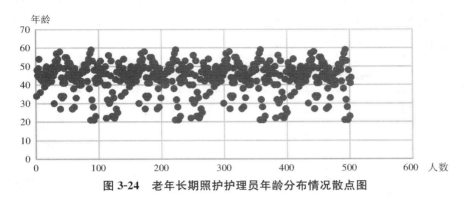

图 3-24 老年长期照护护理员年龄分布情况散点图

3. 长期照护护理员户口情况

对"长期照护护理员户口情况"进行统计,可以看出:长期照护护理员以农村户口为主,城市户口为辅。其中,调查结果表明,农村户口的长期照护护理员占被调查总人数的92.8%。如表 3-68 所示:

表 3-68   **"长期照护护理员户口情况"统计表**

户口情况	人数(人)	百分比
农村户口	467	92.8%
城市户口	36	7.2%

4. 长期照护护理员文化程度

调查结果表明,"长期照护护理员文化程度"呈现出分散化的现象,但总的来说,以初中或者高中为主,其中,初中文化程度的护理员数量占被调查总人数的比例高达 72.4%,高中文化程度的护理员人数占被调查总人数的比例为 16.5%。小学文化程度和大专及以上文化程度的护理员所占比例较低。如表 3-69 所示:

表 3-69   **"长期照护护理员文化程度"情况统计表**

文化程度	人数(人)	百分比
小学	21	4.2%
初中	364	72.4%
高中或中专	83	16.5%
大专及以上	35	7.0%

5. 从事本行业的工作年限

关于"从事本行业的工作年限",选择"0～5年"的人数最多,达到358人,占被调查总人数的71.2%。从事"21年及以上"的人员只有4人。深入询问得知,这4人主要来自台湾地区,因为台湾地区发展长期照护事业较早,故他们从事这一行业的时间较早,并且被邀请过来指导大陆的长期照护护理员。统计情况如表3-70所示:

表3-70 长期照护护理员"从事本行业的工作年限"情况统计表

工作年限	人数(人)	百分比
0～5年	358	71.2%
6～10年	102	20.3%
11～15年	24	4.8%
16～20年	15	3.0%
21年及以上	4	0.8%

6. 有无职业资格证书

关于"职业资格证书",225人表示拥有职业资格证书,278人表示没有职业资格证书。如图3-25所示:

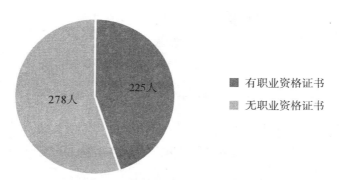

图3-25 拥有职业资格证书的情况统计图

7. 长期照护护理员职业资格证书类别

在调查到的长期照护护理人员中,约40.6%的护理人员是养老护理员,约4.2%的护理人员是执业护士,另有278人未取得职业资格证书。由此可见,专业的护理员及执业护士仍然处于紧缺的状态,详见表3-71:

表 3-71　　　　　　　　"长期照护护理员职业资格证书类别"情况统计表

证书类别	人数(人)	百分比
养老护理员	204	40.6%
执业护士	21	4.2%
其他(未取得职业资格证书)	278	55.3%

8. 老年长期照护护理员资格证书的等级①

关于"老年长期照护护理员资格证书的等级",调查结果表明,绝大部分护理员拥有"五级"资格证书,占拥有资格证书的总人数 57.8%。拥有一级证书的人最少,仅占拥有证书的护理员总数的 2.9%。如表 3-72 所示:

表 3-72　　　　　　　　"老年长期照护护理员资格证书的等级"情况统计表

资格证书等级	人数(人)	百分比
五级	118	57.8%
四级	32	15.7%
三级	36	17.6%
二级	12	5.9%
一级	6	2.9%

(二)服务提供情况调查结果

1. 从事的长期照护服务机构的性质

从调查结果来看,大部分长期照护护理员在公办长期照护机构就业,达到 287 人,占被调查总人数的 57.1%。在民办长期照护机构工作的有 216 人,占被调查总人数的 42.9%。如图 3-26 所示:

2. 从事的照护服务类型(多选)

调查结果表明,长期照护护理员从事的照护类型呈多样化。其中,从事机构照护的护理员有 183 人,从事社区照护的有 288 人。在调查中,许多护理员指出,他们在从事机构照护或者社区照护的时候,如果有空余时间,也承接一些上门照护服务。尤其是从事社区照护服务的护理员,由于每天来社区的老年人数量有波动,为了"人尽其用",公司统一将当天没有社区照护任务的护理员派出去"接单",提供上门服务。当然,这种上门服务一般是公司统一

---

① 由于我国实践中并没有区分长期照护护理员和养老护理员的资格,本研究对"老年长期照护护理员持有的证书"的界定为:国家人力资源和社会保障部颁发的"养老护理员"资格证书。在我国实践中,国家未颁发"长期照护护理员资格证书"。特此说明。

接单,统一分配。分配的原则是先满足社区照护机构中的老年人的照护需求,在满足社区长期照护机构中的老人以后,对当地社区的居家老年人,提供一对一的照护服务。例如,排泄照护、洗澡照护、插管照护等服务。护理员随时可以通过公司派发的 App 接收照护任务,公司一般按照就近的原则派单,保证"15 分钟"服务圈。如表 3-73 所示:

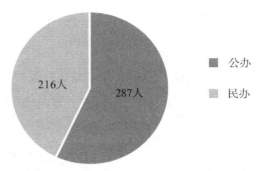

图 3-26　从事的长期照护服务机构的性质情况统计图

表 3-73　　　　　　　　长期照护护理员从事的照护服务类型情况统计表

服务类型	人数(人)	百分比
机构照护	183	36.4%
社区照护	288	57.3%
上门服务	397	78.9%
其他	32	6.4%

3. 机构接收的老年人的类型(多选)

关于"机构接收的老年人的类型",绝大部分的护理员表示:所在机构对各种老年人都接收,除非有个别机构不愿意接收非自理老年人。仅仅有 28 人表示,自己所在机构只接收照护级别最高的老年人,因为这是政府建立的示范点,必须按照政府的要求执行。一般性的机构,各种老年人都接纳。如表 3-74 所示:

表 3-74　　　　　　　　"机构接收的老年人的类型"情况统计表

接收类型	人数(人)	百分比
只收完全自理的老年人	0	0.0%
只收小部分不能自理的老年人	0	0.0%
只收大部分不能自理的老年人	0	0.0%
只收完全不能自理的老年人	28	5.6%
所有老年人都接收	475	94.4%

4. 从事的照护服务机构设施适用于哪种老年人（多选）

关于"从事的照护服务机构设施适用于哪种老年人"，高达 463 人选择"完全自理的老年人"，占被调查总人数的 92.5%。当然，也有一部分护理员选择"小部分不能自理的老年人"。如表 3-75 所示：

表 3-75 "从事的照护服务机构设施适用于哪种老年人"情况统计表

机构设施适用程度	人数（人）	百分比
完全自理的老年人	463	92.0%
小部分不能自理的老年人	451	89.7%
大部分不能自理的老年人	79	15.7%
完全不能自理的老年人	28	5.6%
所有老年人	0	0.0%

5. 从事的照护服务机构是否按照老年人照护需求进行分区

关于"从事的照护服务机构是否按照老年人照护需求进行分区"，绝大部分的护理员认为，所在的机构没有条件对老年人依照自理能力进行分区，或者没有意识到要根据照护等级进行分区。统计结果表明，选择"有"的护理员人数为 49 人，选择"没有"的护理员有 454 人。如图 3-27 所示：

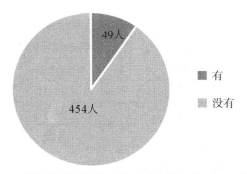

49人

454人

■ 有

■ 没有

图 3-27　长期照护机构是否按照需求等级分区情况统计图

6. 从事的长期照护机构提供哪些服务（多选）

关于"从事的长期照护机构提供哪些服务"，选择最多的是"基本生活照料"，选择人数达到 481 人，选择"以上两样都有"的人有 45 人，选择"临床护理"的人数较少，只有 11 人。选择"不止这两项"的人数有 22 人。如表 3-76 所示：

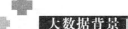

表 3-76 "从事的长期照护机构提供哪些服务"情况统计表

	人数（人）	百分比
基本生活照料	481	95.6%
临床护理	11	2.2%
以上两样都有	45	8.9%
不止这两项	22	4.4%

7. 具体从事哪些照护服务（多选）

关于"具体从事哪些照护服务"，统计结果表明，许多护理员同时兼任好多照护服务。但也有部分护理员表示，自己技能水平低，"很多工作做不来"，支持进行长期照护服务分级。如表 3-77 所示：

表 3-77 "具体从事哪些照护服务"情况统计表

照护项目	人数（人）	百分比	照护项目	人数（人）	百分比
清洁身体照料	231	45.9%	血糖监测	146	29.0%
穿脱衣服照料	157	31.2%	压疮伤口换药	37	7.4%
饮食照护	256	50.9%	静脉导管维护	41	8.2%
排泄照护	38	7.6%	留置尿管护理	58	11.5%
睡眠照护	375	74.6%	人工肛门便袋护理	31	6.2%
常规体检	54	10.7%	安全护理	130	25.8%
鼻饲	21	4.2%	生活自理能力训练	364	72.4%
药物喂服	398	79.1%	康乐服务	382	75.9%
物理降压	69	13.7%	陪聊服务	485	96.4%
导尿服务	49	9.7%	心理辅导	93	18.5%
灌肠服务	36	7.2%	其他	34	6.8%
注射服务	22	4.4%			

（三）工作满意度调查结果

1. 从事的照护服务与职业技能是否匹配

为了解长期照护护理员对于从事的工作与自己的职业技能的匹配程度的情况，本研究设置了问题"您认为您从事的照护服务与您的职业技能是否匹配"。调查结果表明，只有 11 人认为"完全匹配"，高达 277 人认为"小部分匹配"，89 人认为"完全不匹配"。如图 3-28 所示：

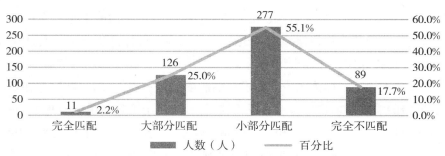

图 3-28　"从事的照护服务与其的职业技能是否匹配"情况统计图

2. 对照护工作岗位是否满意

为了解长期照护护理员对自己的工作的满意度,本研究设置了问题"您对您的照护工作岗位满意吗"。调查结果表明,较多的护理员认为"比较满意",尤其是在农村敬老院的护理员,认为自己本来就没有事情做,"能有这个工作非常好",能为老年人提供服务,对自我价值实现有很大意义。但也有部分照护护理员"对照护工作感觉不太满意",选择"比较不满意"的人数达到 152 人;选择"比较满意"的人数达到 168 人;选择"一般"的人数为 149 人,这 3 种选择占被调查人口总数的比例分别为:30.2%、33.4%和 29.6%。如图 3-29 所示:

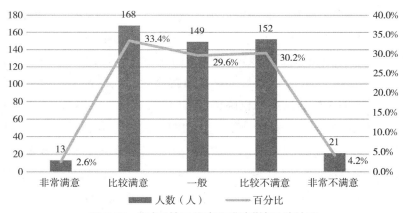

图 3-29　"对照护工作岗位满意"情况统计图

第三节　我国老年长期照护分级供需匹配存在问题及其原因分析

一、我国老年长期照护分级供需匹配存在问题分析

(一)照护需求得不到相应匹配

1. 老年长期照护需求评估未建立全国统一的评估机制

从第三章第一节的背景介绍、第二节的老年长期照护需求调查分析结果和第三节的老

年长期照护供给调查分析结果来看,我国老年长期照护需求评估尚未建立全国统一的评估机制。当前,我国参加长期护理保险制度试点的 15 个城市,各自建立了一套适用于本市的长期照护需求评估指标体系和需求评估制度。

然而,这些需求评估指标体系或者需求评估制度参差不齐,不同程度地存在着一些不足之处。有的城市的需求评估指标体系考虑不够周全,只使用了日常生活自理能力一项指标,或者日常生活自理能力和认知功能相结合的指标体系,或者加上疾病和年龄作为参考指标。有的城市的需求评估指标体系没有考虑使用客观性的模型,主要的评估方法还是靠评估员主观判定。例如,有的城市在评估的基础上,认为"如果患有慢性疾病,就在已有的评估基础上上升一级"。这种表述具有较大的主观性,到底哪种慢性疾病影响自理能力?综合来看,多少种慢性疾病会使得老年照护需求必须上升一个层次?只 1 种慢性疾病和同时患有 15 种慢性疾病对长期照护需求等级的评估是否影响一致?这些都是亟须解决的问题。

由于 15 个试点城市各成体系,最终的结果是:在某个城市适用的长期照护需求评估指标体系和评估机制并不适用于另一个城市。或者在某个城市被评为某一级别的长期照护等级,在另一个城市变成另一个不同的级别,导致老年人和家属的困惑和不理解。

2. 老年长期照护需求评估存在个别的弄虚作假现象

在访谈过程中,许多家属和政府部门管理人员、社会组织工作人员都表达了对老年长期照护需求评估存在个别的弄虚作假现象的担忧。一方面,家属有提高老年长期照护需求评估等级的意愿,希望老年人接受更高级别的照护,因此,家属会想方设法地讨好评估人员,或者好话相求,或者给予物质利益,以诱导评估人员提高老年人的被评估等级。另一方面,由于全国尚未制定对评估人员的约束和权限机制,评估人员出于各种考虑,或者是被家属"规制俘获",或者是被家属的求情所打动,觉得送个"顺水人情",或者是本人性格比较宽松,并没严格按照评估结果进行等级判定,与实际情况存在一定的偏差。这种现象虽然不普遍,但是一旦有个别现象的存在,就将大大降低老年长期照护需求评估的公信力,使得老年人或者其家属对老年长期照护需求评估的信任度大大降低,产生不满情绪。

3. 照护需求评估存在个别的主观性

老年长期照护需求等级评估存在个别的主观性这一点,不仅是老年人及其家属有这样的看法,评估员本身也有这样的看法。由于缺乏完全客观的评估方式,缺乏严格的标准,评估员在评估过程中将不可避免地存在主观判断的情况,而且不同评估员对同一个老年人所作出的老年长期照护需求等级评估结果可能会不一致。

(二)照护内容匹配度不够

1. 评估员与长期护理员脱节,服务内容不够匹配

在调查访谈过程中,一些老年人和家属向课题组反映,老年长期照护需求评估后,得到具体的等级,但是,照护内容和照护时间不匹配的现象较多。首先,长期护理员只是得到一

个具体的照护等级,就来给老年人提供长期照护服务。由于提供服务的人员并不进行评估,所以他们对具体要提供的服务内容并不是特别熟悉,没法提供量身定做的服务。

2. 定时定量,即时性和响应性不足

在访谈过程中,无论是老年人的家属,还是政府部门官员以及提供老年长期照护服务和管理的社会组织,都对现有的老年长期照护内容与时间缺乏"即时性"深有感触,认为需要进行深层次的变革。

(三)照护机构未按照照护需求进行分级

1. 照护机构现有分级标准按照所有权性质界定

现有长期照护机构的分级,基本上主要按照所有者性质分为公立机构和私立机构。一般来说,公立照护机构由政府部门设立,主要保证接收贫困老年人。政府给予较高的补贴。在有余力的基础上,再接收普通老年人。私立照护机构则以收费为基本原则,自负盈亏,以市场规则接收老年人。这样就造成一个现象,即在同一个长期照护机构里,可能住着照护需求等级各不相同的老年人。这些机构招聘的长期照护护理员的水平各不相同,老年人需求的长期照护等级各不相同,老年人所需要的长期照护服务内容各不相同。不同照护等级需求的老年人混住在一起,不同照护水平的护理员按照"抢单"的原则给老年人提供服务,造成服务人员水平、服务内容、服务区域和服务需求等级之间的偏差。

一方面,造成资源的配置浪费。例如,高技能的长期照护护理员因为"抢单"而分配给一个照护需求等级低的老年人,为他提供技能要求较低的照护服务;另一方面,低技能的长期照护护理员也可能通过"抢单"的方式被分配给一个照护需求等级高的老年人,低技能的护理员没法提供那些要求较高的护理服务。同时,混住的情况,导致有一定自理能力的人和完全没有自理能力的老年人住在一起,照护机构没法单独为完全不能自理的老年人提供需要较高费用的照护设施,因为有一定自理能力的老年人会反对使用这些设施。

2. 照护机构现有分级标准按照面积、投资规模等量化标准分类

在调研过程中,相关政府管理人员多次强调,他们对照护机构的分类管理除了按照照护机构的性质之外,另一个主要的分类标准就是按照面积、投资规模等量化标准来分类。

(四)老年长期照护人员技能匹配度不足

1. 老年长期照护护理员数量不足

调查过程中,课题组了解到,老年长期照护护理员数量不足是当前困扰老年人家属和长期照护机构、政府部门的一个重要问题。由于长期照护护理员工资不高,照护工作又脏又累,需要富有爱心和耐心,也需要有足够的力气,例如,要帮助老年人床椅转移,帮助老年人如厕,没有足够的力气没法完成。同时,如果老年人大小便失禁,更是需要护理员帮助排便,没有足够的爱心将无法忍受。因此,要安心做好老年长期照护护理员工作不容易。

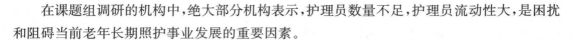
在课题组调研的机构中,绝大部分机构表示,护理员数量不足,护理员流动性大,是困扰和阻碍当前老年长期照护事业发展的重要因素。

2. 老年长期照护护理员专业素质不高

采访中得知,另一个问题困扰老年长期照护分级的问题是老年长期照护护理员专业素质不高。许多护理员在从事这个工作之前,其实就是农村家庭妇女,稍微培训一下就上岗了。所以,她们能胜任的其实主要是没有多少技术含量的生活照料工作。由于她们文化水平不够,一些稍微涉及医学服务的工作没法做好的现象比较普遍。

在这个机构,课题组专门采访了一个护理员口中非常敬重的"大学生"。该护理机构也比较重视她,让她管理一批护理员,指导这些护理员做一些护理老人的规范性服务。

3. 缺乏老年长期照护人员与照护需求匹配制度

采访结果表明,老年长期照护人员与照护需求匹配制度在全国范围内基本上没有建立起来。比较先进的机构,例如上海的 A 机构,已经开始使用 App 派单制度,打造"15 分钟护理圈",也就是要求护理中心在收到老年人及其家属的需求信息后,护理员必须在 15 分钟内赶到老年人家里,提供护理服务。随着技术的进步,有些城市提出"10 分钟护理圈"。但是,派单制度虽然使用了较为先进的 App,但是派单的依据是护理员和老年人的需求的距离,而不是护理员的技能和老年人的需求的匹配程度。所以,护理员技能与老年人照护需求等级仍存在一定的偏差。

二、我国老年长期照护分级供需匹配存在问题的原因分析

(一)宏观层面的原因

1. 立法和规章制度建设仍需加快步伐

我国老年长期照护分级的需求非常大,老年人盼望被分级,以便获得对应的照护服务和对应等级的补贴,但当前供给方面存在较大的滞后性。对于老年长期照护机构,由于新中国成立以来基本上按照所有者性质或者规模进行分级,导致按照照护级别的分级非常少见,只有极个别的地方。例如上海市,特意按照长期照护级别进行建设,推出了示范性的照护机构——浦东特护院,由政府主导,将浦东新区照护级别最高的老年人都集中到这里接受对应等级的特别照护,取得了良好的效果。但上海市的其他区域,以及我国其他省市,按照照护级别来建设长期照护机构,来进行机构分级,还任重道远。

究其原因,主要是立法和规章制度的建设仍须加快步伐。我国长期照护立法方面还很不完善,虽然有覆盖范围较广的《老年人权益法》《社会保险法》等,但这些法律和老年长期照护还是有一定的内容偏差。因此,老年长期照护机构按照照护级别来进行分级还"无法可依"。

老年长期照护需求分级虽然在许多试点城市开始探索,但建立的长期照护需求分级指

标体系和分级方法仍存在一些问题,并没有得到统一。追根究底,也是因为全国没有统一的老年长期照护法律。这些长期照护需求分级方法仍停留在试点城市的层面上,尚未进入省级统一或者全国统一的进程,主要原因也是"无法可依"。

在规章制度方面,调查表明,许多非试点城市也相当缺乏。制定的规章制度主要针对一般性的养老服务,很少出台特别针对老年长期照护的规章制度。细节性的规定非常缺乏。尤其在农村地区,课题组调研的许多村庄的养老情况表明,一般需要长期照护的老年人基本上还是接受生活照料,卧病在床的老年人接受的照料服务主要是"吃饭"。在村里或者乡镇的敬老院,主要照护具有自理能力的"五保户"。即使接收了个别没有自理能力的老年人,这些老年人主要接受的服务也是生活照料。直白地说,主要是解决他们的"吃饭问题"。

2. 实施进程仍需加快推动

在国家层面缺乏立法支持的情况下,各地的长期照护分级实施进程推动较慢。课题组经过调查发现,长期照护工作比较先进的地区开始实施老年长期照护需求统一评估,一般是外派两位评估员,一位是具有医疗知识背景,一位是具有长期照护工作背景,到申请长期照护的老年人家里对老年人的长期照护需求进行评估分级。例如,上海市将长期照护需求分为正常、照护一级、照护二级、照护三级、照护四级、照护五级、照护六级和建议送医疗机构七种情况。成都市则将老年人照护需求分为能力完好、轻度失能、中度失能和重度失能四个级别。

对于长期照护内容,上海市列出了所有需要照护的内容列表,但是并没确定照护内容的分级。

对于长期照护机构分级,基本上全国都没有大的进展。对于长期照护护理员,人力资源和社会保障部规定了五级职称,但是取得职称的人数和照护需求并未达到有效匹配。绝大部分的长期照护护理员由于基础差,取得的职称较低,主要集中在五级护理员或者四级护理员阶层。

3. 老年长期照护资源地区分布不均衡

在调查过程中,许多长期照护工作人员提出,全国的老年长期照护资源地区分布不均衡。由于经济发展水平的差异,以及各地重视程度不一样,则有些地区的老年长期照护服务做得非常好,老年人能享受到比较全面的照护服务,例如,上海市、青岛市和南通市等,老年长期照护服务相对其他地区来说,更为充分,故长期照护服务内容比较丰富,具备老年长期照护分级的客观条件。但是有些地区,尤其是非试点地区,老年长期照护资源较为薄弱,分级照护所需要的人力物力短缺,需要国家给予较大的支持,大力发展老年长期照护分级事业。

4. 老年长期照护机构未建立按照照护层次来分级的制度

调查结果表明,老年长期照护机构未建立分级制度是当前老年长期照护分级制度推行的最大阻力。长期照护机构没按照护层次来进行分级,导致机构定位非常不清晰。要在老年长期照护机构中普遍实行分级照护机制,还任重道远。

(二)中观层面的原因

1. 大数据未完全应用,资源匹配精准度不足

老年长期照护分级发展中,从中观层面来说,也就是行业层面来说,大数据在长期照护行业中尚未充分发展和应用是关键因素之一。老年长期照护有效分级的前提是,资源能精准匹配,不存在信息不对称的现象。每个老年人或者其家属都具有充分信息,知道每一个对应的老年长期照护机构的级别和他们提供的老年长期照护服务的内容和照护服务的级别。每一个提供老年长期照护服务的机构都知道当地老年人的身体情况和照护需求情况。这个前提条件在当前还无法完全实现。

在商业领域,精准识别和精准匹配已经做得比较完善。每个人的购物信息、收入信息、就业信息等,都通过大数据分析可以得到,故企业可以精准地推送给合适的人群。如果老年长期照护领域也能全面使用大数据,供求双方都能精准地了解各自的信息,不存在信息盲区,则老年长期照护分级制度就能推行下去。

2. 信息不对称,数量上匹配不够

由于信息不对称,会导致另一个结果,就是老年长期照护机构、老年长期照护服务内容和老年长期照护护理员、老年长期照护需求的数量上没法做到精准匹配。许多政府部门的考核指标是建设床位数达标。然而,老年人的长期照护需求是一个变化的过程,各级照护需求的级别也是不断变化的,如果仅仅是年初下达床位指标,年底达到预定的床位指标,这种"达标"并不能有效解决老年长期照护分级和匹配的问题。

3. 人员不够,规模和技能不够

从老年长期照护行业的视角,要建立有效的老年长期照护分级制度,必须有足够的人员来进行"被分级"。也就是,有足够的"五级护理员",也有足够的"一级护理员",有充足的执业护士或者医疗工作者。只有充足的人力资源,才能开展有效的分级。否则,如果分级后,该级别的护理员人数达不到需要的数量,则这种分级并不能产生有效的作用,没法推动老年长期照护分级制度的长远发展。

4. 激励制度不够,未建立收入匹配制度

从老年长期照护行业来看,激励制度不够,也就是并未建立收入匹配制度。作为其他行业,不同级别的服务收取不同的费用,不同级别的服务提供人员,同等时间的服务所得到的收入不同。例如,教授、副教授、讲师和助教提供同样一个小时的服务,教授的收入远远高于讲师,这样才能激励"讲师们"不断提高自身技能水平,通过努力,有强烈的意愿去获得高级别的"副教授"和"教授"级别的职称和能力。如果老年长期照护行业建立层次分明的收入匹配制度,则能充分地激励老年长期照护护理员去提高自身技能,去提供较高级别的照护服务。

(三)微观方面的原因

1. 长期照护护理员的专业素质较低

调查结果显示,长期照护护理员专业素质较低是制约老年长期照护分级制度全面实施的关键因素之一。一些照护机构里的照护护理员都是来自附近村镇的四五十岁人员,他们受教育程度低,也没有分级照护的理念和照护技能。在一些护理员看来,照护工作的主要功能就是做饭,做保姆式的工作,保证老年人吃饱喝足是他们最大的任务。

2. 老年人及其家属分级支付理念不够

调查结果表明,老年人及其家属的长期照护分级支付理念还不够。在一些老年人眼里,最主要的照护工作还是提供吃饭、穿衣等照料性服务。对于一些自理能力较差的老年人,其家属即使希望接受较高级别的长期照护,但对于分级支付理念还不是特别能接受。他们仍然没有建立起"不同级别的服务匹配不同的价格"的理念。

从这个长期照护机构管理者的访谈中,我们确实可以探寻到一些长期照护分级为何没能有效推行的微观层次的根源。就是说,老年人的失能程度和支付能力不成正比,两者之间没有必然联系。而根据市场经济规律,越是高级别的服务、高难度的服务、高技能的护理员提供的服务,其收费本应该越高。但老年人和家属还没有这种按照照护级别支付费用的理念,或者不具备这种能力,这种现象比较普遍,较为严重地阻碍了老年长期照护分级的全面展开。

第四章 大数据背景下我国老年长期照护分级指标体系和模型构建

第一节 老年长期照护分级现有指标体系概述

从各国的文献以及实践得知,老年长期照护分级主要涉及四个方面的分级:老年长期照护需求分级、老年长期照护护理员分级、老年长期照护机构的分级和老年长期照护内容分级。

从我国和国际的实践来看,老年长期照护分级评估指标体系中,较为成熟的指标体系有老年长期照护需求分级评估指标体系和老年照护护理员分级评估指标体系。相对模糊和薄弱的是老年长期照护机构的分级和老年长期照护内容分级。

关于老年长期照护需求分级,国际上成熟的指标体系有:日常生活自理能力基础性量表(BADL)分级评估指标体系、工具性日常生活自理能力(IADL)分级评估指标体系、认知功能分级评估指标体系。国内长期护理保险制度试点过程中,各试点城市纷纷推出经过本土化修正的、以 BADL 和 IADL 为基础的老年长期照护需求分级指标体系。

关于老年长期照护护理员分级,我国人力资源和社会保障部推出了《养老护理员国家职业技能标准》,并凭借其权威性,得到较大的认可。

关于老年长期照护机构的分级和老年长期照护内容分级,从课题组的调研和文献研究来看,尚未根据照护等级进行分级。对老年长期照护机构的分级和分类,主要依据是所有者性质和长期照护机构的规模分为五星级、四星级、三星级、二星级和一星级。或者根据模式分为长期护理机构和社区嵌入式机构。老年长期照护内容分级也尚未被纳入我国老年长期照护分级事业的日程。

一、老年长期照护需求分级指标体系

(一)国际指标体系

1. 日常生活自理能力的评估方法

日常生活自理能力(Activities of Daily Living,ADLs),也称 ADL 量表,分为基础性量表(BADL)和工具性量表(IADL)。BADL 量表有:Barthel 指数、Katz 分级法、PULSES、修

订的 Kenny 自理评定表和 OMAHA 量表等;IADL 量表则包括功能活动问卷(FAQ)和快速残疾评定量表(RDRS)、Frenchay 指数和 FIM 技能独立度测定等。下面简要介绍使用最为普遍的 Katz 量表、Barthel 指数量表、OMAHA 量表和 IADL 量表。

（1）Katz 分级法

日常生活自理能力最早由 Katz 提出。1957 年,Katz 等学者召集大量的医生、护士、社会学家和其他专业人士,进行深入的调查,探讨老年人独立生活能力衡量所适用的指标体系和衡量标准,对大量老年人和慢性病人的日常生活的自理能力进行深入的观察,形成评价指标体系。这些指标体系被称为 Katz 评价指标。Katz 所使用的指标体系和分级方法被称为 Katz 分级法。Katz 分级法的主要依据是老年人的独立生活能力和健康状态。

Katz 分级法所包含的具体指标体系包括 6 个项目,每个方面按照老年人独立完成的程度分为三个等级。其中,六个项目分别是:进食、床椅转移、大小便控制、穿衣服、上厕所和洗澡。3 个等级则分别被命名为:完全独立完成、部分依赖和完全依赖。其中,从完全独立完成到完全依赖,意味着老年人的日常生活自理能力正在逐步丧失。完全独立完成意味着老年人具有完全独立的自理能力,日常生活自理方面不需要任何帮助。完全依赖则意味着老年人需要别人提供非常大的帮助,日常生活完全依赖于照护服务提供者。如表 4-1 所示:

表 4-1　　　　　　　　　Katz 分级法判定的"完全独立"标准一览表

序号	项目	能力	完全独立
1	穿衣服	能独立从壁橱、抽屉里将衣服拿出来,独立穿上,并独立拉上拉链	具有完全独立完成能力
2	洗澡	独立进行淋浴,或独立进出浴缸	独立完成
3	上厕所	独立去卫生间,独立完成上厕所、冲洗厕所、整理好衣服等事项	独立完成上厕所全部过程,可以使用部分器具
4	床椅转移	独立从床上坐起来、独立地坐下去;独立从椅子上站起来,坐下去	独立地在床上或者椅子上做上述动作
5	进食	独立准备食物,独立吃饭	独立将食物从盘子里送到嘴里
6	大小便控制	自己能独立地控制大便和小便,不会失控	完全独立控制大小便

与完全独立相比,部分依赖是指老年人无法独立完成六个方面的内容,必须别人为他提供部分帮助。例如,老年人无法独立地拿衣服和穿衣服,无法独立洗澡,上厕所需要有人扶着,从床上或者椅子上站起来需要有人提供帮助。在进食方面,部分依赖是指,由于切肉和黄油面包需要花费较大的力气,老年人无法独立完成,需要别人提供帮助,但是其他形式的进食,老年人可以独立完成。在大小便控制方面,部分依赖是指偶尔出现大小便失禁的情况,需要照护人员处理大小便,但发生的次数还不是很频繁,还不需要使用导尿管。如表 4-2

所示：

表 4-2 　　　　　　　　Katz 分级法判定的"部分依赖"和"完全依赖"标准一览表

序号	项目	部分依赖	完全依赖
1	穿衣服	无法独立拿衣服和穿衣服,需要别人提供部分帮助	无法独立拿衣服和穿衣服,需要别人提供全部帮助
2	洗澡	在洗澡过程中有 1 处事情需要别人提供帮助	在洗澡过程中有 2 处及其以上需要别人提供帮助
3	上厕所	在上厕所的过程中需要部分帮助	完全没法独立上厕所
4	床椅转移	需要别人提供帮助,以便实现从床上和椅子上站立和坐起来	卧床不起
5	进食	只有切肉和黄油面包需要其他人提供帮助,其他食品可以独立完成进食	需要别人帮助进食,或者使用胃管或者静脉注射营养液
6	大小便控制	偶尔出现大小便失禁的现象	必须使用导尿管,大小便失禁

　　Katz 认为,老年人最先丧失的功能是穿衣服、洗澡和上厕所。这三项活动需要老年人具有行动能力。例如,拿衣服、穿衣服等都需要身体或者肢体行动自如,能自由地移动。洗澡所需要的运动功能更强,需要老年人不仅能运动,而且能协调自己的各种动作。上厕所所需要的运动能力也比较强。由于动作多、动作需要协调性,这三项功能对老年人的要求很高。一旦身体开始丧失功能,首当其冲的就是丧失这三项功能。

　　相对来说,床椅转移、进食和大小便控制这三项功能丧失的时间比较晚。在老年人丧失穿衣服、洗澡和上厕所的功能后,还可以独立或者部分独立地从床上坐起来,或者从椅子上站起来。如果能借助他人的部分帮助,这项功能更是能保持到老年人完全卧床不起为止。进食也是丧失较晚的一项功能,因为老年人生命的维持主要依赖于食品带来的营养和能量。大小便控制也是丧失较晚的一项功能,一旦出现大小便失禁,则老年人的全部功能都将趋于丧失。

　　以这六项功能为基础,Katz 建立了评级标准。对于老年人的失能等级,Katz 依据老年人独立完成的程度,分为八个等级。其中,完全独立完成被评为"A";其中某一项需要协助完成被定为"B"。依此类推,Katz 设置了从 A 到 G 的七个等级以及"Other"合计八个等级的评级标准。如表 4-3 所示：

　　Katz 分级法为老年人长期照护需求分级提供了较为科学的依据,对于老年人日常生活中所需的功能进行了归纳和总结,并对丧失功能的情况进行分类,依据需要提供帮助的项目的数量进行长期照护需求的分级,在国际上具有较为广泛的应用。

表 4-3　　　　　　　　　　Katz 分级法判定的老年人失能等级一览表

序号	等级	等级含义
1	A	进食、床椅转移、大小便控制、穿衣服、上厕所和洗澡,六个项目均能独立完成
2	B	进食、床椅转移、大小便控制、穿衣服、上厕所和洗澡,六个项目中有某一个不能独立完成
3	C	不能独立完成洗澡和一项辅助功能,能独立完成四项功能
4	D	不能独立完成洗澡、穿衣服和一项辅助功能,能独立完成三项功能
5	E	不能独立完成洗澡、穿衣服、上厕所和一项辅助功能,能独立完成两项功能
6	F	不能独立完成洗澡、穿衣服、上厕所、床椅转移和一项辅助功能,能独立完成一项功能
7	G	六个项目均不能独立完成,全部需要别人提供协助
8	Other	至少有两项功能需要协助,但不符合 C、D、E、F 所列的任何一种情况

（2）Barthel 指数法

国际上另一个应用非常广泛的长期照护分级标准是由著名学者 Barthel 提出来的,因此,被命名为 Barthel 指数。20 世纪 50 年代中期,罗西·巴瑟尔(Dorothy Barthel)通过大量的调研和临床试验,提出对老年人的日常生活自理能力进行分级的指标。根据这些指标,Barthel 设立了评分标准。在由较为专业的人员对老年人的日常生活自理能力进行打分后,Barthel 指出,可以将各项打分进行加总,根据打分对老年人日常生活自理能力进行分级。

迄今为止,Barthel 指数在国际康复医疗机构的应用非常广泛。由于 Barthel 设定的指标非常明确,简单易懂,可操作性强,灵敏度高,受到广大长期照护服务提供机构的欢迎,也受到老年人及其家属的认可。Barthel 指数还可以预测治疗效果,将治疗或者护理前后的得分进行对比,可以判断老年人日常生活自理能力是否有提高或者至少维持不变。此外,Barthel 指数还可以对老年人日常生活自理能力的变化进行比较精准的预测。

Barthel 指数评估内容包括:进食、移位、修饰、如厕、洗澡、平地走动、上下楼梯、穿脱衣裤、大便控制和小便控制等。Barthel 指数评定时,分为 100 分、>60 分、41~60 分、21~40 分和<20 分这五个等级。其中,100 分表明身体状况非常好,不需要任何照顾;>60 分代表身体状况良好,有轻度功能障碍,但日常生活基本自理;41~60 分表明有中度功能障碍,日常生活需要一定的帮助;21~40 分表明有重度功能障碍,日常生活需要依赖他人的帮助;<20 分为完全残疾,需要他人全方位照顾,也就是通常所说的"完全无自理能力"。Barthel 指数的指标体系及其打分标准如表 4-4 所示:

（3）工具性日常生活自理能力（IADL）

工具性量表 IADL 主要衡量老年人利用工具进行日常生活活动的能力,包括财务管理、工作能力、购物、下棋、做饭菜、做家务等。国际上衡量工具性日常生活自理能力（IADL）的代表性量表是功能活动问卷（FAQ）。一般来说,功能活动问卷的内容包括 10 项,分为四个等级。按照能力从高到低,分别给予 0 分、1 分、2 分和 3 分。将 10 项分值分别加总,得到老年人的功能活动问卷总得分。最后,根据总得分得出工具性日常生活自理能力(IADL)的级别。一般来说,正常标准为低于 5 分,大于 5 分则表示老年人的工具性日常生活自理能力(IADL)较低。如表 4-5 所示:

表 4-4   Barthel 指数的指标体系及其打分标准一览表

序号	项目	涵义及其得分			
		完全独立	需部分帮助	需极大帮助	完全依赖
1	进食	10	5	0	—
2	移位	15	10	5	0
3	个人卫生修饰	5	0	—	—
4	如厕	10	5	0	—
5	洗澡	5	0	—	—
6	平地走动 45 米	15	10	5	0
7	上下楼梯	10	5	0	—
8	穿脱衣裤鞋袜	10	5	0	—
9	大便控制	10	5(每周小于一次失控)	0	—
10	小便控制	10	5(每 24 小时小于一次失控)	0	—

表 4-5   功能活动问卷(FAQ)的指标体系及其打分标准一览表

项目	正常或从未做过,但能做	困难但可单独完成或从未做	需要帮助	完全依赖他人
1. 财务管理、算账能力	0分	1分	2分	3分
2. 工作能力	0分	1分	2分	3分
3. 购物能力	0分	1分	2分	3分
4. 从事下棋、打扑克等爱好的能力	0分	1分	2分	3分
5. 做简单的家务事如泡茶等能力	0分	1分	2分	3分
6. 准备饭菜的能力	0分	1分	2分	3分
7. 了解时事的能力	0分	1分	2分	3分
8. 参加讨论电视内容的能力	0分	1分	2分	3分
9. 记住约会时间、家庭节日和吃药的能力	0分	1分	2分	3分
10. 拜访邻居,自己乘公共汽车的能力	0分	1分	2分	3分
总分	0分	10分	20分	30分

2. 认知功能常用的评估方法

认知功能评估的指标体系包括六个方面,分别是:思维能力、语言能力、感知觉、记忆、注意力以及定向力的评估。关于认知功能的评估,国际上有较多应用广泛的量表,分别为:简易智力状态检查量表(mini-mental state examination,MMSE)、简短操作智力状态问卷(short portable mental status questionnaire,SPMSQ)、HDS(长谷川痴呆量表)和CASI(认知能力筛选量表)。

(1)简易智力状态检查量表

简易智力状态检查量表(Mini-Mental State Examimation,MMSE)的编制者是美国的Folstein。自从Folstein在1975年编制出简易智力状态检查量表后,由于其简单易懂、容易执行的优点,迅速成为美国最具影响的认知缺损筛选工具之一,被选入诊断用检查提纲(DIS),用于美国ECA的精神疾病流行病学调查。简易智力状态检查量表传入中国后,中国本土学者对其进行了本土化的改造,代表性作者有李格和张明园。

简易智力状态检查量表分为几种类型的项目:时间定向、地点定向、记忆能力、注意力测试和计算能力、阅读理解、语言理解能力和图形描绘能力。简易智力状态检查量表对老年人的认知功能检查时间较短,每次检查只需要耗费5~10分钟。在使用简易智力状态检查量表时,所采用的方法是直接询问需要被评估的老年人,由被询问者根据自己的实际情况进行回答。评估人员根据被询问者的回答状况进行认知功能评估,给出合适的分数。

简易智力状态检查量表内容分为11项,包括老年人需要掌握的执行命令、识记、书写文字或者描绘图形、集中注意力和计算能力等。简易智力状态检查量表如表4-6所示:

表4-6　　　　　　　　　简易智力状况检查量表(MMSE)

项目	问题	打分说明	分值	分数
1. 时间定向力	请问今天是哪一年?(1分)什么季节?(1分)几月(1分)几日(1分)? 星期几(1分)?	本题考察时间定向力。每答对一个问题计1分	5	(　　)
2. 地点定向力	请问我们现在在哪个国家?(1分)哪个城市(1分)? 什么区? (1分)几栋?(1分)第几层楼?(1分)	本题考察地点定向力。每答对一个问题计1分	5	(　　)
3. 即刻回忆,记忆力	询问者说三个词,例如:球、旗子和树。三秒后请被询问者重复刚才说过的词语。球(1分);旗子(1分);树(1分)	本题考察记忆力。每答对一个问题计1分	3	(　　)
4. 注意力与计算力	100减去7等于? _____(1分)继续____(1分)_____(1分)_____(1分)_____(1分)	本题考察注意力与计算力。每答对一个问题计1分	5	(　　)
5. 间隔一段时间后的记忆力	我刚才让你记住的三个单词是什么?球(1分);旗子(1分);树(1分)	本题考察间隔一段时间后的记忆力。每答对一个问题计1分	3	(　　)

项目	问题	打分说明	分值	分数
6.命名能力	这是什么? 展示铅笔,回答:铅笔(1分)	本题考察认知命名能力。每答对一个问题计1分	2	(　　)
7.语言重复能力	请重复我说过的话:瑞雪兆丰年。 被询问者回答:瑞雪兆丰年(1分)	本题考察语言重复能力。每答对一个问题计1分	1	(　　)
8.理解力和执行力	照询问者的指示做:左手拿着这张纸(1分);把它对折(1分);然后放在你的右腿上(1分)	本题考察理解力和执行力。每答对一个问题计1分	3	(　　)
9.阅读能力	读一句话并照做:闭上你的眼睛(1分)	本题考察阅读能力。每答对一个问题计1分	1	(　　)
10.书写能力	写一个字或者词语。(1分)	本题考察书写能力。完成者计1分	1	(　　)
11.画画能力		本题考察画画能力。完成者计1分	1	(　　)

总分＿＿＿＿＿＿＿＿

简易智力状态检查量表的总得分为 0 到 30 分。其中,得分为 23 分及以上为认知功能健全者。由于受教育程度的差异,作者建议将按照受教育程度划分不同的标准。其中,文盲(从未接受教育者)得分 17 分及其以上者为认知功能正常。小学文化程度者得分 20 分及其以上者为认知功能正常。中学文化程度者(包括高中、高职和中专)得分 22 分及其以上者为认知功能正常。大学文化程度者得分 23 分及其以上者为认知功能正常。

(2)长谷川式简易痴呆量表

日本痴呆专家长谷川和夫设计制定的认知功能测定表被称为长谷川式简易痴呆量表。该量表由 9 个问题构成,总分为 30 分。划分痴呆与否的标准为 20 分。测试得分等于或者大于 20 分为认知功能正常,低于 20 分则可能患有痴呆,需要进一步检查。长谷川式简易痴呆量表如表 4-7 所示:

表 4-7　　　　　　　　　　　　　　长谷川式简易痴呆量表

项目	问题	打分说明	分值	分数
1. 时间定向力	请问今天是哪一年？（1分）几月（1分）几日（1分）？星期几（1分）？	本题考察时间定向力。每答对一个问题计1分	4	（　　）
2. 地点定向力	请问我们现在在哪个国家？（1分）哪个城市？（1分）什么区？（1分）几栋？（1分）第几层楼？（1分）	本题考察地点定向力。每答对一个问题计1分	5	（　　）
3. 记忆力	询问者说三个词,例如:樱花;猫;电车。三秒后请被询问者重复刚才说过的词语。樱花（1分）;猫（1分）;电车（1分）	本题考察记忆力。每答对一个问题计1分	3	（　　）
4. 计算能力	100减去7等于?_____（1分）继续_____（1分）_____（1分）_____（1分）	本题考察计算能力。每答对一个问题计1分	4	（　　）
5. 理解和表达能力	询问者说一个数字,请被询问者倒着说。例如,3459,被询问者应该说9543。	本题考察理解和表达能力。答对计1分	1	（　　）
6. 回忆能力	把记忆力问题中说的三个词语再重复一遍。樱花（1分）;猫（1分）;电车（1分）	本题考察回忆能力。每答对一个问题计1分	3	（　　）

总分_____

3. 综合性分类、干预和照护效果评估量表——OMAHA

OMAHA 量表的中文名称为奥马哈系统,这个系统以其特有的问题分类、干预和照护后评估的特点得到美国护士协会的认可,认为其是"一种标准化护理语言"。奥马哈系统包括三个子系统,广泛用于多个国家和地区的社区及家庭护理机构。

奥马哈系统的三个子系统分别为:问题分类系统、干预系统和照护后评估系统。奥马哈系统的三个子系统形成于不同的时期。

1975—1980 年是问题分类系统形成期,形成了 36 个常见问题。1984—1986 年是干预系统形成期。1989—1993 年是奥马哈系统的完善期。在经过长期的实践后,奥马哈系统在美国的多家护理机构进行了信度和效度测试,提出护理的评估方法和评价尺度。

奥马哈系统相对 Barthel 指数和 Katz 分级法来说,内容更加全面,不仅包括老年人的生活情况、身体情况、认知功能和精神情况,还包括老年人的情绪管理、老年人的居家环境评估以及和家人的关系评估等。

奥马哈系统的分级评估指标包括三个方面,一是认知方面,二是行为方面,三是状况方面。其中,认知方面分为五级,分别是:1.缺乏认知;2.少许认知;3.基本认知;4.足够认知;5.充分认知。行为方面分为五级:1.不恰当;2.甚少恰当;3.间有恰当;4.通常恰当;5.一贯恰当。状况方面也分为五级:1.症状或体征极严重;2.症状或体征严重;3.症状或体征一般;4.症状或体征轻微;5.没有症状或体征。

(二)国内代表性城市老年长期照护需求评估指标体系

1.成都评估法

成都市是我国第一批开展老年长期照护服务和长期护理保险制度试点的城市。成都市老年人长期照护服务需求的评估指标体系具有综合性和全面性的特点。其中,老年人长期照护服务需求的评估指标体系分为两个等级:一级指标体系和二级指标体系。一级指标包括五个方面的指标,分别是精神状态、感知觉与沟通、社会参与、年龄和日常生活活动能力。这五个一级指标包括的范围较广,衡量的指标较为全面,不仅考虑到了老年人的年龄方面,还考虑到老年人的日常生活自理能力、精神状态。此外,还将老年人的社会参与能力、感知觉与沟通能力纳入考察范围。

在五个一级指标下,一共设立 22 个二级指标。其中,精神状态这个一级指标下设立 3 个二级指标,包括攻击行为、认知功能和抑郁症状等。在日常生活自理能力下设立 10 个二级指标,感知觉与沟通这个一级指标下设立 4 个二级指标。社会参与这一个一级指标下包含 5 个二级指标。从年龄方面来看,则分为 60～69 周岁、70～79 周岁、80～89 岁和 90 周岁以上这四个阶段。成都市老年人能力评估指标体系如表 4-8 所示:

表 4-8 成都市老年人能力评估指标体系一览表

序号	一级指标	二级指标	评级标准
1	日常生活自理能力	进食、修饰、洗澡、穿衣、小便控制、床椅转移、大便控制、如厕、平地行走、上下楼梯	分为 0 到 3 级。其中,0 级表示能力完好,标准是按照 Barthel 指数标准打分,总分达到 100 分。1 级表示轻度受损,标准是 Barthel 指数总分为 65～95 分。2 级表示中度受损,标准是 Barthel 指数总分为 45～60 分。3 级表示重度受损,标准是 Barthel 指数总分低于等于 40 分
2	年龄分段	60～69 周岁、70～79 周岁、80～89 岁、90 周岁以上	分为 0 到 3 级。其中 0 级表示被询问者处于 60～69 岁,年龄得分 0 分。1 级表示被询问者处于 70～79 岁,年龄得分 5 分。2 级表示被询问者处于 80～89 岁,年龄得分 8 分。3 级表示被询问者处于 90 岁以上,年龄得分 10 分
3	社会参与能力	生活能力、工作能力、时间/空间定向力、人物定向力、社会交往能力	分为 0 到 3 级。其中,0 级表示能力完好,社会参与总分为 0～2 分。1 级表示轻度受损,社会参与总分为 3～7 分。2 级表示中度受损,社会参与总分为 8～13 分。3 级表示重度受损,社会参与总分为 14～20 分

序号	一级指标	二级指标	评级标准
4	精神状态	认知功能、攻击行为和抑郁症状	分为0到3级。其中,0级表示能力完好,精神状态总分为0分。1级表示轻度受损,精神状态总分为1分。2级表示中度受损,精神状态总分为2~3分。3级表示重度受损,精神状态总分为4~6分
5	感知觉与沟通能力	意识水平、视力、听力、沟通交流	分为0到3级。其中,0级表示能力完好,1级表示轻度受损,2级表示中度受损,3级表示重度受损

《成都市老年人能力评估标准》相对其他指标体系来说,具有较为明显的优点。主要体现为:《成都市老年人能力评估标准》考虑到了老年人的各项指标,包括日常生活自理能力、感知觉与沟通能力、社会参与能力、精神状态和年龄分段。但《成都市老年人能力评估标准》仍然存在一些不足之处:首先,这些指标并没有分出权重的大小;其次,分级不够精确;再次,各指标之间的互相影响考虑不够。

2. 上海市评估法

2013年,上海市人民政府颁布《上海市老年照护等级评估表》,对老年照护等级的评估,设置了5个一级指标:生活自理能力、认知能力、视觉、情绪行为和社会生活环境。其中,生活自理能力下设置5个二级指标,分别是进食、穿(脱)衣、排泄及如厕、移动和修饰及洗浴。每个二级指标分为4个等级。认知能力下设立4个二级指标,分别是:近期记忆、程序记忆、定向力和判断力。近期记忆这个二级指标分为4个等级,其他3个二级指标均分为3个等级。情绪行为下设置3个二级指标,分别为:情绪、行为和沟通力。其中,情绪和行为分别定为4个等级,沟通力分为3个等级。视觉下只有1个二级指标,并且分为3个等级。社会生活环境下设置4个二级指标,其中,居住状况分为4种情况,家庭支持分为4种情况,社会参与和居住环境分别列出3种情况。2013年版上海市老年照护等级评估指标体系如表4-9所示:

表4-9　　　　　　　2013年版上海市老年照护等级评估指标体系一览表

序号	一级指标	二级指标	评级标准
1	生活自理能力	进食、穿(脱)衣、排泄及如厕、移动和修饰及洗浴	分为正常、轻度、中度和重度四个等级
2	认知能力	近期记忆、程序记忆、定向力和判断力	分为正常、轻度、中度和重度四个等级
3	视觉	视觉	分为正常、中度和重度三个等级
4	情绪行为	情绪、行为和沟通力	分为正常、轻度、中度和重度四个等级
5	社会生活环境	居住状况、家庭支持、社会参与和居住环境	没有分等级。只是记录居住状况、家庭支持、社会参与和居住环境的具体情况

2013 年版《上海市老年照护等级评估表》的优点是：将一级指标和二级指标进行了设置，每个一级指标下设若干个二级指标。

2017 年，上海市进行长期护理保险制度试点，并且在试点后于 2017 年第四季度在全市全面实行。上海市对 2013 年版《上海市老年照护等级评估表》进行了一定的改进。改进后的评估一级指标包括 2 个维度：自理能力维度和疾病轻重维度。其中，自理能力维度包括 3 个二级指标，分别为：日常生活活动能力，内含 13 个三级指标；工具性日常生活活动能力，内含 2 个三级指标：搭乘公共交通、现金和银行账户管理；认知能力，内含 4 个三级指标：时间定向、空间定向、短期记忆和瞬间记忆等。自理能力维度的 3 个二级指标的权重分别为：85%、10% 和 5%。

疾病轻重维度主要考虑老年人患病以后护理等级比没患病的同龄人要高，故将当前老年人群患病率比较高的 10 种疾病全部纳入进行综合性评估。这 10 种疾病主要包括：心脑血管病，如冠状动脉粥样硬化性心脏病、脑出血、高血压和脑梗塞；呼吸方面的疾病，如慢性阻塞性肺病和肺炎；其他疾病，如帕金森病、糖尿病、晚期肿瘤和下肢骨折。每种疾病分成局部症状、体征、辅助检查、并发症 4 个分项，对应的权重分别为 30%、30%、30% 和 10%。其中，每一个分项包括若干子项，每一个子项有若干选择项及分值，全部分项的得分值相加为该种疾病的得分。

评估等级由自理能力和疾病轻重两个维度的得分值决定，分值范围为 0～100 分，分值越高表示所需的照护等级越高。

《上海市老年照护等级评估表》规定：对于疾病维度得分较低的老年人，按照生活自理能力维度分为六个等级。其中，自理能力正常的老年人被界定为"正常"。自理能力有不同程度缺失的老年人被分为照护一级、照护二级、照护三级、照护四级和照护五级这 5 个级别。但是，如果老年人疾病维度得分较高，大于 30 分且小于或等于 70 分的，根据自理能力维度得分的大小，从低到高划分为：正常、照护一级、照护二级、照护三级、照护四级、照护五级和照护六级。也就是说，考虑疾病维度后，照护级别增加了一级，提高到照护六级。对于疾病维度大于 70 分的老年人，则建议到二级及以上医疗机构就诊，在老年人经过医疗机构治疗、疾病维度得分重新降到 70 分及其以下时，再进入长期照护机构或者居家接受上门的长期照护服务。

上海市老年照护需求评估方案考虑了生活自理能力维度和疾病维度，并且在生活自理能力维度的基础上，根据疾病维度的打分，对老年长期照护需求等级进行微调，考虑因素较多。该需求评估方案的内容和指标体系如表 4-10 所示：

表 4-10　　　　　　　上海市老年照护需求评估方案的内容和指标体系一览表

一级指标	二级指标	三级指标	权重
自理能力维度	日常生活活动能力	大便是否失禁、小便是否失禁、洗脸/洗手、梳头/化妆、使用厕所、进食、坐立位起身、坐凳椅、平地步行(移动)、穿/脱上衣、穿/脱裤子、上下楼、洗浴等	85%
	工具性日常生活活动能力	搭乘公共交通、现金和银行账户管理	10%
	认知能力	时间定向、空间定向、短期记忆和瞬间记忆	5%
疾病轻重维度	慢性阻塞性肺病、肺炎、帕金森病、糖尿病、脑出血、高血压、晚期肿瘤、冠状动脉粥样硬化性心脏病、脑梗塞、下肢骨折	局部症状	30%
		体征	30%
		辅助检查	30%
		并发症	10%

二、老年长期照护内容分级指标体系

相对于老年长期照护需求统一评估的试点、实践和长期照护护理员(中华人民共和国人力资源和社会保障部和中华人民共和国民政部联合颁布《养老护理员国家职业技能标准》称之为"养老护理员")的分级标准有明确的文件进行规定,老年长期照护服务内容的分级还比较模糊。截至目前,尚没有明确的、国家层面相关部门颁布文件来规定老年长期照护服务内容的分级标准。

课题组调查结果表明,对于许多长期照护机构,基本上都是根据机构内的服务人员掌握的技能提供相应的服务,而不能提供的服务就不予提供。这种情况在乡镇敬老院尤其突出。有的院长来自当地的农民,当敬老院院长的同时,还种着家里的农地,农忙时节还需要回家进行收割工作。当地的护理员也是来自附近"空闲"的村民,主要的工作是提供做饭和洗衣服、打扫卫生等服务。对于重度失能的老年人,主要的服务工作就是"喂饭",天气好的时候合伙把老年人抬到院子里晒晒太阳就算是比较高级别的照护服务了。

三、老年长期照护护理员分级指标体系

对于老年长期照护提供人员,我国的相关文件作出过一些规定。例如,2011 年 11 月 14日人力资源社会保障部颁布了《养老护理员国家职业技能标准》(2011 年修订版)。在这个版本中,将养老护理员分为四个级别。

2019 年,中华人民共和国人力资源和社会保障部和中华人民共和国民政部联合颁布《养老护理员国家职业技能标准》,在 2011 年版的基础上进行了符合时代要求的改进。其中,2019 年版《养老护理员国家职业技能标准》将养老护理员定义为"从事老年人生活照料、

护理服务工作的人员"。这一界定对养老护理员的职责作了明确的规定。同时，2019 年版《养老护理员国家职业技能标准》对职业等级做了较大的改变。将养老服务员的职业等级由原来的 4 个修订为 5 个：五级/初级工、四级/中级工、三级/高级工、二级/技师、一级/高级技师。

在对养老服务业的技能进行界定时，2019 年版《养老护理员国家职业技能标准》规定：养老服务员必须具备的职业技能有 7 项，分别为："生活照护""基础照护""康复服务""心理支持""照护评估""质量管理"和"培训指导"。

对于养老护理员，根据《养老护理员国家职业技能标准》（2019 年版），对不同级别规定了不同的要求，其中，高级别涵盖低级别的要求。

对于五级或者初级工，《养老护理员国家职业技能标准》（2019 年版）提出了三个方面的要求：生活照护、基础照护和康复服务。其中，生活照护方面又分为 7 种技能要求，基础照护方面有 3 种技能要求，康复服务方面则有两种技能要求。

关于四级/中级工的服务内容和技能要求，《养老护理员国家职业技能标准》（2019 年版）提出了 4 种要求。分别是：生活照护、基础照护、康复服务和心理支持。其中，生活照护方面规定了 5 种技能，基础照护方面规定了 7 种技能，康复服务方面规定 2 种技能，而心理支持方面则规定 2 种技能。与五级/初级工相比，四级/中级工需要掌握心理支持方面的技能，这也从一个侧面反映出心理支持需要照护者掌握一定的心理学方面的专业知识和技能。

关于三级/高级工的服务内容和技能要求，《养老护理员国家职业技能标准》（2019 年版）规定了四个方面 11 种技能。其中，四个方面是指：基础照护、康复服务、心理支持和培训指导。与四级/中级工相比，三级/高级工的服务内容和技能要求少了生活照护，多了培训指导。

关于二级/技师的服务内容和技能要求，《养老护理员国家职业技能标准》（2019 年版）规定了四个方面 9 种技能。其中，四个方面是指：康复服务、照护评估、质量管理和培训指导。与前述五级/初级工、四级/中级工、三级/高级工相比，二级/技师在称谓上有了质的变化，不再被称为"工"，转而被称为"师"。工作内容也逐步转向管理和指导方面。

关于一级/高级技师的服务内容和技能要求，《养老护理员国家职业技能标准》（2019 年版）规定了三个方面 7 种技能。其中，三个方面是指：照护评估、质量管理和培训指导。

四、老年长期照护机构分级指标体系

2018 年以前，全国性的老年长期照护机构分级评估，无论是理论研究，还是实践工作经验，都乏善可陈。查阅的文献基本上是依据长期照护机构的规模或者根据长期照护机构的所有者性质进行分级分类。或者是根据长期照护机构是否为一个连锁机构来进行分类。

2018 年 12 月 28 日国家市场监督管理总局、中国国家标准管理委员会联合发布《养老机构等级划分与评定》国家标准。该标准于 2019 年 7 月 1 日开始实施。

(一)《养老机构等级划分与评定》的内容

根据《养老机构等级划分与评定》的相关内容,我国养老机构可以自愿申请等级。等级包括:一级、二级、三级、四级和五级,等级越高,表明养老机构综合服务能力越高。《养老机构等级划分与评定》规定,养老机构的评估标准共118条,对养老机构等级划分与评定提出102条要求。具体来看,《养老机构等级划分与评定》规定的评估指标包括四个方面:环境、设施设备、运营管理和服务。四个方面的分数分别为120分、130分、150分和600分,合计总分1000分。其中,环境维度下包括交通便捷度等8个二级指标;设施设备维度包括12个二级指标,运营管理和服务分别包括7个和13个二级指标,合计40个指标。

(二)《养老机构等级划分与评定》相对于长期照护分级的优点和不足

综合来看,《养老机构等级划分与评定》规定的内容比较全面。然而,这套指标体系也存在不足:首先,这套指标体系设置的内容过于宽泛,考虑了其他一些和长期照护服务本身并不相关的因素,例如,停车场、交通便捷度、周边服务设施、储物间等,这些因素和照护等级相关度并不高。其次,评估指标的权重具有一定程度的主观性。最后,并未把长期照护机构提供服务的能力和技能标准与机构的等级进行挂钩,而是每项都分为优秀、良好、合格和较差四个等级,四个等级的分数加起来等于总分。

鉴于此,我国按照老年长期照护机构提供服务的级别来分级分类的实践还有待推进。按照长期照护级别来对长期照护内容和长期照护机构进行分级迫在眉睫。只有做好这两类分级,才能有效地配置资源,形成系统均衡分布。才能提高长期照护服务资源的配置效率,以适应我国人口老龄化的趋势,让老年人在需要老年长期照护服务时能进入相应等级的机构,接受相应等级的服务。

五、已有老年长期照护分级指标体系存在的问题

(一)现有分级指标体系对相关指标的权重考虑不够成熟

对现有老年长期照护需求评估指标体系进行深入分析,可以得出以下结论:

首先,现有指标体系的制定考虑比较全面,涉及各个方面对老年人健康状况的考察。有的城市用单一的日常生活自理能力指标;有的城市使用若干个一级指标,涉及日常生活自理能力、认知能力、感知觉能力等。有的城市还加入对环境的考察。

其次,现有指标体系开始思考对不同指标进行权重配置。例如,《上海市老年照护等级评估表》规定,对一级指标自理能力维度下的3个二级指标:日常生活活动能力、工具性日常生活活动能力和认知能力分别规定85％、10％和5％的权重。对一级指标疾病轻重维度下的4个二级指标——局部症状、体征、辅助检查和并发症,分别规定30％、30％、30％和10％的权重。

再次,现有指标体系对相关指标的权重考虑不够成熟。一是许多权重的由来并没有经

过科学验证,有些指标权重的设置带有主观性的判断。二是指标权重的设置不够全面,有些指标设置了权重,有些指标没设置权重。三是指标权重的设置尚未形成科学的体系,权重与权重之间未形成科学的关联关系。

(二)对长期照护机构和服务内容对应的分级还不够全面

长期以来,我国长期照护的分级工作还不够深入和系统。一方面,虽然我国对长期照护机构进行了标准化建设,然而,并没有统一的按照照护级别来划分的照护机构标准。大多数照护机构的分类是按照面积、设备、投资规模或者机构属性来进行的。《养老机构等级划分与评定》虽然已经制定,但存在两个方面的不足,一是机构的分级并未完全按照长期照护内容和技能标准来划分,包含了其他并不重要的因素,例如,停车场、交通便捷度、周边服务设施、储物间等。二是该分级指标体系与长期照护护理员的分级并未进行关联和匹配,存在脱节现象。

因此,按照照护级别来对长期照护机构进行划分还任重道远。此外,我国对老年长期照护内容的分级工作还有待大力推进。

(三)未进行分级匹配和系统配置

我国对长期照护需求和长期照护护理员进行了一定的标准划分。然而,由于长期照护机构按照照护级别进行分级的工作尚未完成,长期照护内容分级工作尚未完全展开,按照长期照护内容和长期照护护理员的工作级别来进行费用支付工作也尚未理顺,因此,我国的分级匹配工作任重道远。

此外,我国当前在长期照护机构和人员的建设方面,还存在着"按照增长指标"要求来建设的现象,而不是按照老年长期照护服务的实际需求来进行建设。一些地方政府部门,往往是按照"每年要增长5%"这样的要求来增加床位和长期照护机构数量,导致有些长期照护机构空置率很高。一些新建成的机构,装修豪华,价格昂贵,但入住率非常低。有些长期照护机构被强制安排在郊区,老年人和家属感觉非常不方便,造成"城区排队轮候"和"郊区住不满"的矛盾同时存在的局面。

要真正做到按照分级进行匹配和系统配置,还需要进行系统性分析,求得长期和短期的均衡。

第二节　大数据背景下老年长期照护分级指标体系修正研究

如前所述,我国老年长期照护分级工作还不完善。因此,课题组进行了深入的调研,吸收许多被调查者的意见,积极探索修正老年长期照护分级指标体系,力图对老年长期照护体系进行分级、匹配,最后形成系统均衡。

一、修正的原则

(一)系统性原则

指标体系设计要遵循的首要原则是系统性原则。根据系统论,世界上所有的事物组成一个有机的系统。我们要从系统和整体的角度来看待各个要素之间的关系,要把握系统整体,避免将系统分割开来。

一个完整的系统包括四个方面的含义。首先,系统具有整体性。其次,具有层次性。再次,各要素之间具有相关性。第四,系统随着时间的变化而变化,具有动态性。因此,指标体系设计时,要从系统角度出发,考虑指标的整体性,全面考察衡量老年长期照护分级的所有指标。同时,要考虑老年长期照护分级指标之间的相关性和层次性。在一级指标之下设置二级指标。最后,随着时代的发展,老年长期照护分级的指标体系可能发生变化,需要及时进行调整。

(二)全面性原则

全面性原则是指,在设置老年长期照护分级指标体系时,要从各个方面全面进行考虑。不仅考虑老年人的长期照护需要,也要考虑长期照护机构的分级标准,还要考虑长期照护内容的分级,以及长期照护护理员的分级。只有把老年长期照护分级放在整个社会系统中进行考虑,全面考量老年长期照护分级,才不会漏掉某一方面内容,才能真正实现系统均衡和动态均衡。

(三)科学性原则

科学性原则是指,老年长期照护分级指标体系设计要以科学发展观为指导,要遵循科学规律,不能违背自然规律和社会发展规律。要做到遵循科学性原则,需要做到以下四个方面:一是掌握全面而准确的信息,通过深入调查研究,了解老年长期照护分级所包含的内容;二是进行科学而正确的预测,预计可能的后果;三是进行充分的论证和恰当的分析;四是设计全面准确的指标体系,既不重复设置非必要的指标,也不遗漏必要的指标。

(四)可操作性原则

可操作性原则是指,老年长期照护分级指标体系的设置要考虑指标测量的可操作性。对于一些不具备可操作性的指标,需要进行转化,用可操作的相似指标进行替代。指标体系最终需要全部进行量化计算,以算出最终综合值,故各个指标需要进行赋值,对绝对值要进行标准化处理。这些转换和测算都需要遵循可操作化原则,以便能进行统一的计算和测量。

(五)动态性原则

老年长期照护分级不是一成不变,而是一个动态的均衡过程。首先,当老年人身体和心理状况发生变化时,老年人的分级情况也要发生相应的变化。其次,当宏观经济环境变化

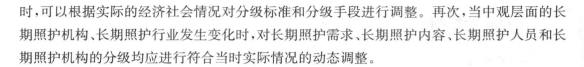

时,可以根据实际的经济社会情况对分级标准和分级手段进行调整。再次,当中观层面的长期照护机构、长期照护行业发生变化时,对长期照护需求、长期照护内容、长期照护人员和长期照护机构的分级均应进行符合当时实际情况的动态调整。

二、老年长期照护分级指标体系修正过程

从对老年长期照护需求的分级评估指标的整理来看,世界各国对长期照护分级的一级指标选取各不相同。国内代表性城市,如成都市和上海市,也存在较大的区别。因此,课题组选取了50位国内长期照护方面的专家学者、政府部门工作者和社会各界实务人员、长期照护服务提供者等,进行一对一的访谈,以获取比较具有一致性的意见,设置老年长期照护分级指标体系。

2015年6月到8月期间,课题组制定了访谈计划,来到上海市、北京市、浙江省杭州市、山东省青岛市、四川省成都市、湖南省长沙市、湖南省湘乡市、湖北省武汉市、贵州省凯里市和甘肃省兰州市进行访谈。访谈的内容主要是关于长期照护分级指标体系的设置。其中,选取这些地方的原则是:我国东部、中部和西部各选取2~3个城市;长期护理保险制度试点城市和非试点城市各有选取;大、中、小城市各有选取。访谈对象的分布如表4-11所示:

表4-11　　关于"长期照护分级指标体系的设置"访谈对象职业与城市分布一览表

访谈对象代号	人数(人)	访谈对象职业	访谈地点	访谈时间
A、B、C、D、E、F、G、H、I、J、K、L、M、N、O、P、Q、R、S	19人	高校教师	上海市、北京市、湖南省长沙市、甘肃省兰州市、湖北省武汉市	2015年6—8月
T、U、V、W、X、Y、Z、AA、AB、AC、AD、AE、AF、AG、AH、AI	16人	民政部门管理者	上海市、贵州省凯里市、浙江省杭州市、湖南省湘乡市、四川省成都市	2015年6—8月
AJ、AK、AL、AM、AN	5人	当地社会组织管理人员	上海市、山东省青岛市、湖南省长沙市	2015年6—8月
AO、AP、AQ、AR、AS、AT、AU、AV、AW、AX	10人	长期照护护理员	上海市、甘肃省兰州市、江苏省南通市、湖南省长沙市、湖北省武汉市	2015年6—8月

根据课题组和访谈对象的谈话结果,对老年长期照护分级指标进行总结和归纳,得出结论:老年长期照护分级一级指标可以概括为四个方面,即:老年长期照护需求评估指标、老年长期照护服务内容分级指标、老年长期照护机构分级指标和老年长期照护护理员分级指标。

三、老年长期照护分级指标体系修正的结果

(一)老年长期照护分级指标体系四个维度的确定

关于老年长期照护分级指标体系,被访谈者的意见相对比较统一。基本上认为:老年长期照护涉及几个方面,首先,是老年长期照护需求,这是最重要的一个方面。只有对老年长期照护需求进行正确的分级,才能实现"各得所需、按需分配"。老年长期照护作为一项具有较大正外部性的服务,若能按照老年长期照护需求进行合理的资源分配,则可以减少资源配置的无效性。

其次,是老年长期照护服务提供人员,也称长期照护护理员。长期照护护理员的分级是实现老年长期照护服务能力与老年长期照护需求互相匹配的关键因素之一。具有老年长期照护较高级别资质的护理员,能提供具有较高技术要求的长期照护服务。相反,如果老年长期照护资质较低的长期照护护理员,一般对需要一些技术性的服务力不从心,可能导致老年长期护理效果较差。要实现有效的配置,有必要对老年长期照护护理员进行分级。

再次,老年长期照护服务内容分级是老年长期照护分级匹配的关键因素之一。老年长期照护服务内容有简单的内容,也有复杂的内容。一些简单的服务,例如,喂饭等,需要长期照护护理员拥有一般的资质。而另一些技术要求较高的服务,则需要专业性较强的长期照护护理员来提供服务,例如,给药或者注射等。

第四,老年长期照护服务机构的分级也非常有必要。我国当前对老年长期照护机构并没有实现有效的分级。对于长期照护机构,我国现行的制度是对照护机构按照面积、注册资本或者性质进行分类。例如,按照长期照护机构营利还是不营利作为区分标准,可以将长期照护机构分为公益性长期照护机构和非公益性长期照护机构;按照长期照护机构的创建主体来进行分类,可以分为公办机构、民办公助、民办机构;按照长期照护机构的功能内容及其服务对象来进行分类,可以分为养老院、护理院或者老年公寓等。各种分类方法均有一定的依据,但并不符合资源有效配置的原则,而是从政府管理或者被照护人员的性质来进行分类,行政色彩浓厚,很少有根据照护需求等级来进行分类的做法。

根据访谈结果,课题组综合了各位被访谈者的意见,将老年长期照护分级指标体系分为四个维度,即:老年长期照护需求分级、老年长期照护内容分级、老年长期照护机构分级和老年长期照护护理员分级。如图 4-1 所示:

老年长期照护分级指标体系
- 老年长期照护需求分级
- 老年长期照护内容分级
- 老年长期照护机构分级
- 老年长期照护护理员分级

图 4-1　老年长期照护分级指标体系的设置

本研究还对老年长期照护内容、服务提供机构和服务提供人员进行分级。借鉴国际经验,结合我国国情,本研究建议老年长期照护服务需求按核心指标和辅助指标,分为一级、二级、三级、四级和五级。老年长期照护内容按其复杂程度分为一级、二级、三级、四级和五级共 5 个级别。老年长期照护机构按其提供服务的复杂和专业性程度分为一级、二级、三级、四级和五级。长期照护护理员分为一级、二级、三级、四级和五级。

(二)老年长期照护需求分级指标体系修正过程和结果

对于老年长期照护需求分级指标的设置,课题组不仅进行了访谈,还针对老年人及其家属、护理人员、长期照护机构管理人员、政府部门工作人员、社会组织工作人员设计了问卷,多次召开座谈会,讨论分级指标的设置,并探讨这些指标的科学性。其中,访谈人数如本章第二节所述,达到 50 人,分布于我国东部、西部和中部各省市。对于指标的设置问卷,课题组发放了 50 份,回收有效问卷 50 份。

1. 老年长期照护需求分级一级指标的修正过程和结果

(1)老年长期照护需求分级一级指标的修正过程

对于老年长期照护需求分级一级指标,课题组初次设置的问题有:"你认为老年长期照护需求分级应该使用哪套指标?(多选)",选项有:Katz 分级法、Bathel 指数、认知功能指标、OMAHA 指标体系、成都市的分级指标体系、上海市的分级指标体系、课题组重新创建综合性分级指标体系、其他指标体系等。92%的人选择"创建综合性分级指标体系",46%的人选择 Katz 分级法,52%的人选择 Bathel 指数,10%的人选择"其他指标体系",34%的人选择"成都市的分级指标",48%的人选择"上海市的分级指标",26%的人选择"认知功能指标",42%的人选择 OMAHA 指标体系。在回答问卷过程中,笔者对被调查人员进行了深入的询问,了解其作出该选择的理由。大多数被调查者认为,现有的指标均有一定的局限性。例如,世界上运用最广泛的 Bathel 指数和 Katz 分级法,只衡量了老年人的基础性日常生活能力,没有包括工具性日常生活能力和认知功能,也没包括精神状况和慢性疾病。成都市的分级指标和上海市的分级指标包括的项目较多,考虑了各个方面,但要做成全国统一的评估方案,还需要考虑合理的权重。认知功能指标只考虑认知功能,OMAHA 指标体系在中国的认可度和认知度还有待提高,专业性和复杂性也非常高,但还需要本土化。

征求大多数人的意见后,课题组决定在各个指标体系的基础上取长补短,进行修正。修正指标体系的基础有世界上应用广泛的指数,也有我国长期护理保险试点过程中进行的探索。在这些指标体系的基础上,课题组和被调查人员多次探讨,进行改进,形成我国老年长期照护需求分级评估一级指标体系。如图 4-2 所示:

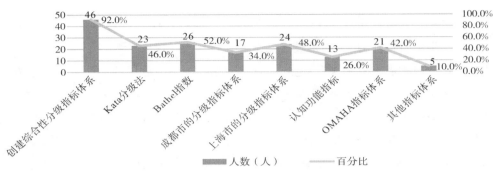

图 4-2　"老年长期照护需求分级一级指标应选择哪种方式设立"的选择占比示意图

（2）老年长期照护需求分级一级指标的修正结果

根据调查结果，长期照护需求分级评估主要依据老年人自理能力，但仍要考虑其他方面，通过设置不同的权重体现不同指标的重要性。在听取被访谈者的意见的基础上，课题组设置的老年长期照护需求分级包括的一级指标有：日常生活自理能力、认知功能、精神状况、社会交往、沟通交流、年龄、慢性疾病、家庭支持、居住环境、社区医院和其他等。被调查者的选择情况如下（多选）：100％的人选择"日常生活自理能力"，84％的人选择"认知功能"，72％的人选择"年龄"，96％的人选择"慢性疾病"，62％的人选择"精神状况"，31％的人选择"家庭支持"，34％的人选择"居住环境"，66％的人选择沟通交流，58％的人选择社会交往，12％的人选择"其他"。如图 4-3 所示：

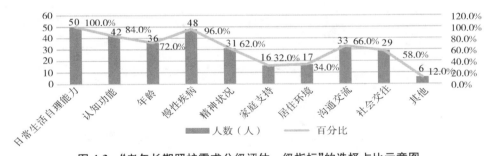

图 4-3　"老年长期照护需求分级评估一级指标"的选择占比示意图

综合被调查者的意见，课题组进行了指标的合并和整理，最后确定老年长期照护需求分级的一级指标为：日常生活自理能力、认知功能和精神状况、社会交往与沟通交流、年龄、慢性疾病。如图 4-4 所示：

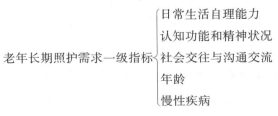

图 4-4　老年长期照护需求分级一级指标的修正结果

2. 老年长期照护需求分级二级指标的修正过程和结果

(1)"日常生活自理能力"下的二级指标设置

从老年长期照护需求分级来看,老年人日常生活自理能力分级的指标包括几个方面:基础性量表(BADL)、工具性日常生活活动能力量表(IADL)以及其他一些量表。

日常生活活动能力中的基础性量表包括 Katz 分级法、Barthel 指数、Frenchay 指数、FIM 技能独立度测定指数和修订的 Kenny 自理评定表等,其中最经典、使用最广泛的是 Katz 分级法和 Barthel 指数法。工具性日常生活活动能力量表(IADL)则包括功能活动问卷(FAQ)和快速残疾评定量表(RDRS)。

调查结果表明(多选),赞成使用 Katz 分级法、Barthel 指数和功能活动问卷(FAQ)的观点占多数。在调查组的选项中,设置了 Katz 分级法、Barthel 指数、Frenchay 指数、FIM 技能独立度测定指数、修订的 Kenny 自理评定表、功能活动问卷(FAQ)、快速残疾评定量表(RDRS)、OMAHA 量表和其他(多选),高达 96% 的人选择 Katz 分级法,98% 的人选择 Barthel 指数,86% 的人选择功能活动问卷(FAQ),44% 的人选择 OMAHA 量表,其他量表选择的人相对较少。如图 4-5 所示:

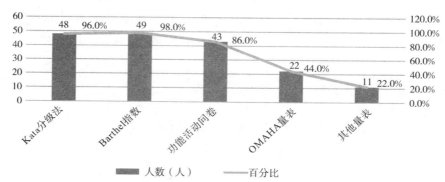

图 4-5 "日常生活自理能力"下的二级指标设置选择占比示意图

综合大部分专家、学者和其他被调查者的意见,课题组选取了 BADL 和 IADL 作为日常生活自理能力的两个二级指标。如图 4-6 所示:

日常生活自理能力 ⎧ 基础性日常生活活动能力量表(BADL)
⎩ 工具性日常生活活动能力量表(IADL)

图 4-6 "日常生活自理能力"下的二级指标设置

关于 BADL,应用最广泛的是 Barthel 指数。该指数的评估内容包括十项,分别为:进餐、穿脱衣裤、大便控制、小便控制、洗澡、个人卫生修饰、如厕、床椅转移、平地走动 45 米和上下楼梯等。Barthel 指数评定的结果分为五个等级,分别为 100 分、>60 分、41~60 分、21~40 分和<20 分。其中,100 分表明身体状况非常好,不需要任何照顾;大于 60 分而小于

100分时,代表身体状况良好,有轻度功能障碍,但日常生活基本自理;41~60分表明有中度功能障碍,日常生活需要一定的帮助;21~40分表明有重度功能障碍,日常生活需要依赖他人的帮助;<20分为完全残疾,需要他人全方位照顾。本文选定Barthel指数为老年人日常生活活动能力评定量表,其分类和得分情况见本章的表4-4。由于Barthel指数规定100分为完全正常,不需要长期照护。对于失能半失能状态只有四个等级,本研究将0~20分的区间分为两个等级,其中,11~20分为一个等级,0~10分为一个等级。

关于工具性日常生活活动能力(IADL)评估指标,课题组与专家讨论,对通行于西方国家的IADL量表进行一定的修正,包括的指标有:完成家务能力、理财和商品交易能力、利用公共交通工具出行的能力。其中,家务能力是指做饭、洗衣、打扫卫生等能力。理财和商品交易能力是指去银行存款和去超市、商店、小商品市场等地点购买或出售物品的能力;利用公共交通工具出行能力是指能否单独外出,熟练地乘坐公共交通工具,并且能辨别回家的交通路线,按时回家。具体指标设置见第五章。

(2)"认知功能和精神状况"下的二级指标设置

调查结果表明,被访谈者赞成在世界上通行的认知功能量表的基础上加上精神状况,以便对精神状态欠佳的老年人进行加强版的照护,更好地促进老年人的精神健康的恢复,至少不会恶化。

根据被调查者的建议,课题组在认知功能和精神状况下设置了4个二级指标,分别是认知功能、攻击行为、抑郁症状和情绪行为。其中,攻击行为主要衡量老年人对其他人是否有攻击倾向,分为"非常强烈""比较强烈""一般""比较弱"和"非常弱"5个级别。调查结果表明,抑郁症状在被照护的老年人中比较常见,也分为5个等级。情绪行为主要是指老年人较大的情绪变化。

世界上使用较为广泛的认知功能量表包括简易智力状况检查量表、长谷川痴呆量表和认知能力筛查量表等。这些量表包含的内容主要是理解和执行功能、记忆能力和识别能力。课题组经多次与有经验的专家进行讨论,认为可以在使用较为广泛的简易智力状况检查量表的基础上进行改进,形成一个完整的指标体系,来对老年人的认知功能进行鉴定。认知功能和精神状况的二级指标设置如图4-7所示:

图4-7 "认知功能和精神状况"下的二级指标设置

(3)"社会交往与沟通交流"下的二级指标设置

关于社会交往与沟通交流,被调查者认为可以分为两个方面,一方面是社会参与,包括参与社区活动、参与娱乐活动、与他人联系次数等方面。另一方面是沟通交流,主要包括说话表达和听话理解。

根据被调查者的意见,课题组在社会交往与沟通交流下设置了2个二级指标,分别是:社会交往以及沟通交流,如图4-8所示:

社会交往与沟通交流 { 社会交往 / 沟通交流

图4-8 "社会交往与沟通交流"下的二级指标设置

(4)关于年龄下的二级指标设置

关于年龄,大多数被调查者认为,考虑的指标既包括日历年龄,也就是根据身份证号码计算的年龄;也要考虑生理年龄,也就是根据身体的指标计算的年龄。在综合计算两种年龄后,对年龄进行分级即可。根据综合年龄分为五个阶段,分别为:60~69岁、70~79岁、80~89岁、90~99岁和100岁及以上合计5个等级。

关于生理年龄的测量,20世纪60年代,美国科学家第一次提出生理年龄测量方法。此后,世界各国科学家提出各种生理性的测量指标体系。本研究从可行性方面考虑,选择采用抽血测量的方法。具体测量指标如表4-12所示:

表4-12 生理年龄的测量指标体系一览表

类型	生化指标	与日历年龄的相关系数
免疫系统	C反应蛋白	0.09***
	平均红细胞体积	0.10***
	血细胞比容	−0.06***
	血小板	−0.06***
代谢系统	高密度脂蛋白胆固醇	0.051***
	低密度脂蛋白胆固醇	0.04**
	总脂蛋白胆固醇	0.02*
	甘油三酯	−0.06***
	血红蛋白	−0.08***
	糖化血红蛋白	0.04**
	空腹血糖	0.05***
	肌酸酐	0.16***
	血清胱抑素	0.40***
	血尿素	0.16***
	尿酸	0.13***
心血管系统	收缩压	0.25***
	舒张压	−0.07***

资料来源:课题组根据李婷论文整理。该论文运用CHARLS数据收集的抽血数据做了生理年龄和日历年龄的分析。

研究证明,日历年龄和生理年龄存在较大的偏差,日本山田博教授的研究成果证明,生理年龄和日历年龄相差可以高达 18 岁,生理年龄与日历年龄相比的波动范围在 4～18 岁之间。如表 4-13 所示:

表 4-13 生理年龄与日历年龄的波动范围一览表 单位:岁

日历年龄	25	35	45	55	65	75
生理年龄	23～27	31～39	39～51	48～62	57～73	66～84
偏差幅度	4	8	12	14	16	18

资料来源:袁床成。人类器官强度的老化——生理年龄和寿命〔J〕。辽宁体育科技,1985(4)。

综合大部分专家、学者和其他被调查者的意见,课题组选取了日历年龄和生理年龄作为年龄的 2 个二级指标,如图 4-9 所示:

年龄 { 日历年龄
生理年龄

图 4-9 "年龄"下的二级指标设置

(5)"慢性疾病"下的二级指标设置

关于慢性疾病,被调查者认为,这个指标很重要,可以设置两个二级指标,一是慢性疾病的种类,二是慢性疾病的严重程度,根据疾病的数量和严重程度进行分级。根据上海市长期护理保险制度试点中包括的十种疾病,以及 OMAHA 量表中的疾病列表,课题组调研了老年医院的一些专家,列出了 20 种慢性疾病。根据疾病的数量和严重程度,分为一级、二级、三级、四级和五级。如表 4-14 所示:

表 4-14 20 种慢性疾病列表

关节炎、坐骨神经痛或风湿症	中风	心脏病	高血压	麻痹
肺部或呼吸问题	眼疾	糖尿病	肝胆疾病	癌症
骨折或关节受伤	耳疾	皮肤病	妇科病	褥疮
慢性腰背痛	肾病	帕金森	慢性胃炎	其他

综合大部分专家、学者和其他被调查者的意见,课题组选取了慢性疾病患病数量和慢性疾病严重程度作为慢性疾病的 2 个二级指标,如图 4-10 所示:

慢性疾病 { 慢性疾病数量
慢性疾病严重程度

图 4-10 "慢性疾病"下的二级指标设置

(三)老年长期照护内容分级指标体系修正过程和结果

老年长期照护内容包括 3 种:一是指导,二是训练,三是服务。

指导的含义是指:专业性的老年长期照护护理员为家属和老年人提供照护指导,教会家属如何照护老年人,或者指导老年人如何进行自我照护,例如,营养指导、健康指导、居室环境指导和心理指导等。

训练的内容包括康复训练和认知障碍训练。主要是针对老年人的身体情况、日常生活自理能力情况和认知功能情况,为老年人提供康复性的训练,以期老年人能逐步康复或者至少维持现状。

服务是指专业性的老年长期照护护理员为老年人直接提供照护性服务,包括生活照护和基础照护服务,非治疗性医疗护理服务。

根据被访谈者的意见,本研究对老年长期照护服务内容进行分级的时候考虑 3 个一级指标,如图 4-11 所示:

$$
老年长期照护内容的分级\begin{cases} 指导 \\ 训练 \\ 服务 \end{cases}
$$

图 4-11　老年长期照护内容分级下的一级指标设置

关于二级指标的设置,被调查者认为,可以分为如下指标体系,如表 4-15 所示:

表 4-15　　　　　　　老年长期照护内容下的一级指标和二级指标设置一览表

目标层	一级指标	二级指标
老年长期照护内容分级	指导	营养健康指导
		居室环境指导
		心理指导
	训练	身体康复训练
		认知障碍训练
	服务	生活照护和基础照护服务
		非治疗性医疗护理服务

(四)老年长期照护护理员分级指标体系修正过程和结果

老年长期照护护理员分级依据我国人力资源和社会保障部、民政部联合颁布的《养老护理员国家职业技能标准》(2019 年版),可以分为五级。各级别及其对应职称如表 4-16 所示:

表 4-16　　　　　　　　　　　老年长期照护护理员分级一览表

等级	职称
五级	初级工
四级	中级工
三级	高级工
二级	技师
一级	高级技师

参照被调查者的建议，本研究对长期照护护理员的分级的一级指标设定为四个。如图 4-12 所示：

老年长期照护护理员的分级 ⎨
　　　资格证书
　　　基本要求
　　　相关知识
　　　技能水平

图 4-12　老年长期照护护理员分级维度下的一级指标设置

关于老年长期照护护理员分级维度下二级指标的设置，被调查者认为，可以分为如下指标体系，如表 4-17 所示。其中，相关知识是指长期照护护理员所掌握的基础知识，主要考察理论知识的掌握程度。技能水平考察实际操作技能的能力高低。基本要求包括两个方面，即职业道德和服务态度。一个护理员首先要具备职业道德，其次，也要有热情大方、耐心的服务态度。最后，资格证书主要是指长期照护护理员通过参加考核所取得的资格证书的等级。资格证书等级具有非常大的权重，但不是唯一的依据。以资格证书为主要依据的情况下，可以综合考虑其他 3 个指标，进行综合评定。如表 4-17 所示：

表 4-17　　　　老年长期照护护理员维度下的一级指标和二级指标设置一览表

目标层	一级指标	二级指标
老年长期照护护理员分级	相关知识	生活照护知识
		基础照护知识
		康复服务知识
		心理支持知识
		照护评估知识
		质量管理知识
		培训指导知识

目标层	一级指标	二级指标
老年长期照护护理员分级	技能水平	生活照护技能
		基础照护技能
		康复服务技能
		心理支持技能
		照护评估技能
		质量管理技能
		培训指导技能
	基本要求	职业道德
		服务态度
	资格证书	资格证书类别
		资格证书等级

（五）老年长期照护机构分级指标体系修正过程和结果

关于老年长期照护机构,国际上主要国家根据一些主要指标,将它们分为提供不同层次长期照护需求服务的机构。其中,美国将长期照护机构分为两大类和三级机构。两大类是指医院等医疗性照护机构和社会等一般性照护机构。医院中分设技术护理单元和亚急性护理单元。社会性机构则分为集中照顾机构和家庭护理两大部分。集中照顾机构有:复健中心、看护中心、成人日间照顾中心、护理之家、临终关怀和疗养院等。美国对这些入住的老年人按照长期照护需求进行安排,住进不同层次的照护机构。美国将这些入住的老年人称为"居民",营造一种尽可能接近居家的环境条件。对于家庭护理的老人,则按照照护需求的不同委派家庭探访护士和家庭护理员提供不同级别的护理服务。

按照长期照护服务提供层次的由高到低,美国的长期照护机构可以分为:技术护理照顾型养老机构、中级护理照顾型养老机构和一般性照顾型养老机构。这三类机构照顾的老年人,其照护需求具有明显不同的需求层次。如表4-18所示:

表4-18　　　　　　　老年长期照护机构的分级及照护需求匹配一览表

照护机构分级	类型	对应的照护需求
一级	技术护理照顾型机构	需要24小时精心的医疗照护但不需要医院的治疗型医疗服务
二级	中级护理照顾型机构	需要24小时监护和护理,但没有严重疾病,不需要技术性医疗照护
三级	中级护理照顾型机构	需要24小时监护和护理,但没有严重疾病,不需要技术性医疗照护
四级	一般性照顾型机构	需要提供膳食和个人生活护理,但不需要24小时生活护理的老年人
五级	一般性照顾型机构	需要提供膳食和个人生活护理,但不需要24小时生活护理的老年人

资料来源:杨颖华。上海市老年护理服务现状及对策研究[D]。上海:复旦大学,2011年。

我国香港地区的老年长期照护机构也按照照护需求进行分级,分为三级:高度照顾安老院、中度照顾安老院和低度照顾安老院。

我国当前的老年长期照护机构,按照其占地面积、资产规模、所有者性质进行分类的比较普遍。作为综合性的老年长期照护机构,经常接收不同护理需求等级的老人,提供的老年长期照护服务也各不相同。这种配置方式显然对长期照护护理员的分级也不利。也就是说,高级别的长期照护护理员可能在做着低级别的长期照护服务。低级别的长期照护护理员可能在做着技术要求较高、复杂性较强的长期照护服务。老年长期照护机构分级的缺乏导致资源的无效配置,既不利于长期照护机构的规范管理,也不利于长期照护护理员为老年人提供对应等级的护理服务。只有对长期照护机构进行按照提供照护服务的等级进行分级,才能将不同照护需求的老年人送到对应级别的长期照护机构,这些机构配置相应级别的硬件设施和护理人员,提供符合老年人护理需求的不同的照护服务,既满足老年人的照护需求,也能有效利用医疗和护理资源,做到社会资源的有效配置和系统均衡。

关于长期照护机构分级,被调查者普遍认为,主要以其提供的长期照护服务的等级以及其拥有的照护人员的技能等级为依据。

综合被调查者的意见,本研究对老年长期照护机构的分级设置四个一级指标,如图 4-13 所示:

老年长期照护机构的分级 ⎱ 设施设备 / 运营管理 / 服务人员 / 服务内容

图 4-13 老年长期照护机构分级维度下的指标设置

对于二级指标的设置,被调查者也发表了各自的意见。经过长时间的多次讨论,二级指标如表 4-19 所示:

表 4-19 老年长期照护机构的分级指标设置一览表

一级指标	二级指标	符合照护需求的级别				
		一级	二级	三级	四级	五级
设施设备	无障碍设施普及程度					
	老年人居室智能配置程度					
	医疗卫生用房					
	日常生活自理能力康复设备与空间					
	认知功能康复空间					
	心理咨询与慰藉空间					
	老年人分级别活动空间					
	老年人身体状况智能化监测设备					

一级指标	二级指标	符合照护需求的级别				
		一级	二级	三级	四级	五级
服务人员	护理员与相应级别老年人配比达标					
	护理员拥有的职业资格证书比例					
	配备专业护士与老年人比例					
	配备医生数量与老年人比例					
	配备专业心理咨询师与老年人比例					
服务内容	日常生活照料和清洁卫生服务					
	医疗护理康复服务					
	心理和精神支持服务					
	文化娱乐服务					
	安宁服务					
运营管理	服务管理水平达到的等级					
	安全管理水平达到的等级					

第三节　大数据背景下老年长期照护分级模型构建

一、层次分析法(AHP 方法)介绍

长期照护分级指标测算可以运用 AHP 法和德尔菲法进行指标及其权重确定。AHP 法是美国运筹学家沙旦(T. L. Saaty)于 20 世纪 70 年代提出的将定量研究和定性研究相结合的一种方法。AHP 方法可以较好地克服主观性的影响。其原理是：在一个指标体系中，有多层次的指标。这些多层次的指标不仅影响目标，同时下一层次的指标共同影响上一层次的指标。在同一层次中，各指标对于上一层的指标的影响重要性各不相同。为了找出各指标对上一层指标以及对目标层的影响的重要性，需要给各指标赋予不同的指标权重。同时为避免确定各指标权重时的主观性，尽量增加其客观性，故引入判断矩阵和一致性检验。AHP 方法的运用流程为：

(一)划分层次，建立判断矩阵

对于影响一个目标的指标，可以分为若干层次。首先，设立需要进行评估的目标层。其次，设计影响目标层的多层次指标体系。指标体系中的第一层指标称为父层，第二层指标称为子层。子层各指标对父层具有不同的影响，其影响程度通过对同一子层的指标进行"两两对比"而得出。

(二)同一子层指标对父层指标重要性两两对比求解

两两对比的时候,运用专家打分法,即德尔菲法,来决定同一子层的两个指标对于父层指标的重要性程度。专家打分法即若干专家在互相不商量的情况下独立对两个指标的重要性进行打分。如果对于同一子层的两个指标 A 和 B,A 相对于 B 来说极为重要,则 A 和 B 的相对分数为 9∶1。如果 A 相对于 B 来说"强烈重要",则 A 和 B 的相对比值为 8∶2。依此类推,A 相对 B 来说"明显重要",则比值为 7∶3。如果 A 相对 B"稍微重要",则比值为 6∶4。如果 A 和 B 同等重要,则比值为 5∶5。

(三)专家判断一致性检验

邀请专家进行德尔菲法打分以获得同一子层各个指标的相对重要性时,为了尽量减少主观性,可以采取三种措施。一是邀请足够数量的专家进行打分,一般来说,邀请专家的合适数量为 20 位左右。二是专家打分时互不沟通。三是对各位专家的打分进行一致性检验。一致性检验的公式和标准由运筹学家沙旦提出。沙旦认为,一致性检验公式为:

$$\text{C. I.} = \frac{\gamma_{\max} - n}{n - 1} \tag{4-1}$$

其中,$\gamma_{\max}$ 是判断矩阵的最大特征根。n 是判断矩阵的阶数。一般来说,C. I. 值越小,表明判断矩阵的一致性越强,专家对各指标的重要性看法越趋向一致。C. I. 值最小为 0,表明达到完全的一致性。

随着矩阵阶数的改变,判断矩阵的一致性可能会发生偏离。因此,对于多阶判断矩阵,Saaty 引入平均随机一致性指标 R. I. (Random Index)对 C. I. 进行修正。Saaty 给出了 1～15 阶矩阵计算 1000 次得到的平均随机一致性指标 R. I. 值,并建立随机一致性比率:

$$\text{CR} = \frac{\text{C. I.}}{\text{R. I.}} \tag{4-2}$$

沙旦认为,将各位专家的打分分值输入 AHP 专用软件 Expert Choice,专用软件即可以计算出一致性比率值。沙旦给出了一致性检验的判别值,即 CR 应当小于 0.1。如果一致性比率的值大于或者等于 0.1,则各位专家的打分并不一致,存在较大的差异性,各指标之间的重要性并不能获得大家的一致认可。因此,只能再次进行专家打分,或者邀请不同的专家进行打分,通过多次打分或者不同专家打分来调整和修正判断矩阵的一致性比率,直到一致性比率小于 0.1 为止。

对于子层中各指标的相对于父层以及目标层的重要性,沙旦提出用统一的公式来进行计算。父层 F 各因素对目标层 O 影响重要性的权重值的计算公式如(4-3)所示:

$$\overline{w}^{(1)} = (w_1^{(1)}, w_2^{(1)}, \cdots w_k^{(1)})^T \tag{4-3}$$

子层 Z 各影响因素对父层 F 影响重要性的权重值计算公式如(4-4)所示:

$$\overline{w}^{(2)} = (w_{1l}^{(2)}, w_{2l}^{(2)}, \cdots w_{nl}^{(2)})^T \qquad l = 1, 2, 3, \cdots k \tag{4-4}$$

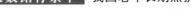

对于子层 Z 中各影响因素权重的计算,可通过 $\overline{w}^{(1)}$ 与 $\overline{w}_i^{(1)}(l=1,2,3\cdots\cdots k)$ 组合得到。

(四)老年长期照护分级值的求解

最后,获得老年长期照护分级综合值。综合值的表示如公式(4-5)所示:

$$Z=\sum_{i=1}^{n}w_if_i(x_i)i=1,2,3,\cdots\cdots.n \qquad (4-5)$$

其中,Z 为老年长期照护分级最终综合值,W_i 为 i 指标的权重,X_i 为 i 指标的赋值。i 指标的权重根据专家打分法和 AHP 方法计算得出,i 指标的赋值方法将在下文进行分析和探讨。

二、目标层与一级指标的确定

课题组邀请50位专家,在互相不沟通的情况下对一级指标相对于目标层的重要性、二级指标相对于一级指标的重要性进行两两对比打分。50位专家来自前文提到的访谈对象中的长期照护方面的专家学者、政府部门工调查组和社会各界实务人员、长期照护服务提供者。如表 4-20 所示:

表 4-20 50 位打分专家构成一览表

人数(人)	构成
19 人	高校教师
16 人	民政部门管理者
5 人	当地社会组织管理人员
10 人	老年长期照护护理员

资料来源:课题组根据打分的专家构成进行整理。

部分专家认为,老年长期照护需求分级在老年长期照护分级中具有决定性作用。只有做好老年长期照护需求分级,才有其他维度的匹配。在其他三个维度,长期照护服务内容分级、长期照护服务提供人员分级和长期照护机构分级都是围绕老年长期照护需求分级这个核心要素来展开的。

如果将"老年长期照护分级"的四个维度各自作为目标层,在可行性和适用性上优于将"老年长期照护分级"作为目标层的设定。各自作为目标层,建立单独的指标和权重体系,然后将四个维度进行匹配和动态调整,更符合我们当前老年长期照护发展的需要。

讨论后,大部分专家达成比较一致的意见,48 位专家认为将"老年长期照护分级"下设四个相对独立的指标体系,每个维度各自作为目标层,每个目标层下设一级指标和二级指标。

第四节　老年长期照护需求分级指标体系及其权重计算

一、老年长期照护需求分级指标体系

经讨论,被调查者认为,"老年长期照护需求分级"目标层下设 5 个一级指标和 12 个二级指标,形成指标体系。如图 4-14 所示:

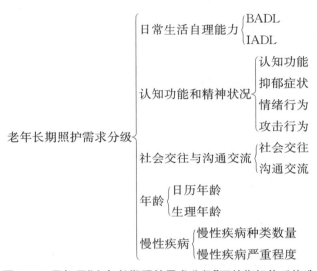

图 4-14　目标层"老年长期照护需求分级"下的指标体系构造

二、基于德尔菲法的指标重要性两两对比打分

(一)老年长期照护需求分级维度下一级指标重要性两两对比打分

根据访谈和问卷调查结果,老年长期照护需求分级维度下有 5 个二级指标,分别是:日常生活自理能力[①];认知功能和精神状况;社会交往与沟通交流;年龄;慢性疾病。如表 4-21 所示:

由表 4-21 可以看出,从重要性的角度,对于目标层"老年长期照护需求分级"来说,5 个一级指标中,重要性最大的是日常生活自理能力。排第二位的是认知功能和精神状况。排第三位和第四位的分别是慢性疾病和年龄。排在第五位的是社会交往与沟通交流。

---

①　由于篇幅限制,本研究不再一一列举 50 位专家的打分,仅以其中一位专家打分举例。将 50 位专家打分的结果分别输入 AHP 专用软件进行处理得到每个指标的权重后,最后计算每个指标的权重结果的平均值,作为最终的权重结果。

表 4-21 　　　　　"老年长期照护需求分级"维度下二级指标重要性两两对比打分

指标	日常生活自理能力	认知功能和精神状况	社会交往与沟通交流	年龄	慢性疾病
日常生活自理能力	1	6：4	9：1	8：2	7：3
认知功能和精神状况		1	8：2	7：3	6：4
社会交往与沟通交流			1	3：7	2：8
年龄				1	4：6
慢性疾病					1

(二)二级指标重要性两两对比打分

1. 日常生活自理能力

日常生活自理能力下设置两个二级指标,分别为 BADL 和 IADL。被调查者认为,老年人需要照护,主要原因是基础性的日常生活自理能力下降,没法在居家活动中对自己的生活进行自理,故权重可以高一些。工具性日常生活自理能力 IADL 主要是指理财、使用交通工具、泡茶、做饭菜等,权重相对低一些。以一位专家的打分为例,如表 4-22 所示:

表 4-22 　　　　　"日常生活自理能力"下二级指标重要性两两对比打分一览表

指标	BADL	IADL
BADL	1	8：2
IADL		1

2. 认知功能和精神状况

关于认知功能和精神状况,综合被调查者的意见,下设四个二级指标:认知功能、抑郁症状、情绪行为和攻击行为。专家打分如表 4-23 所示:

表 4-23 　　　　　"认知功能和精神状况"下二级指标重要性两两对比打分一览表

指标	认知功能	攻击行为	抑郁症状	情绪行为
认知功能	1	9：1	6：4	8：2
攻击行为		1	2：8	4：6
抑郁症状			1	7：3
情绪行为				1

3. 社会交往与沟通交流二级指标重要性两两对比打分

关于社会交往与沟通交流,综合被调查者的意见,分为 2 个二级指标,分别是社会交往、沟通交流。专家打分如表 4-24 所示:

表 4-24　　　　　　　　"社会交往与沟通交流"下二级指标重要性两两对比打分一览表

指标	社会交往	沟通交流
社会交往	1	2：8
沟通交流		1

4. 年龄维度下二级指标重要性两两对比打分

综合被调查者意见,年龄维度下设置日历年龄和生理年龄 2 个二级指标。如表 4-25 所示:

表 4-25　　　　　　　　"年龄"维度下二级指标重要性两两对比打分一览表

指标	日历年龄	生理年龄
日历年龄	1	2：8
生理年龄		1

5. 慢性疾病维度下二级指标重要性两两对比打分

关于慢性疾病,综合被调查者的意见,设置为慢性疾病数量和慢性疾病严重程度 2 个二级指标,如表 4-26 所示:

表 4-26　　　　　　　　"慢性疾病"维度下二级指标重要性两两对比打分一览表

指标	慢性疾病数量	慢性疾病严重程度
慢性疾病数量	1	2：8
慢性疾病严重程度		1

三、基于德尔菲法的指标权重计算

(一)综合处理结果分析

1. 指标结构表

将专家打分输入 AHP 方法专用软件 Yaahp 后,得出软件处理结果。根据软件处理结果,首先,构造指标结构表。如图 4-15 所示:

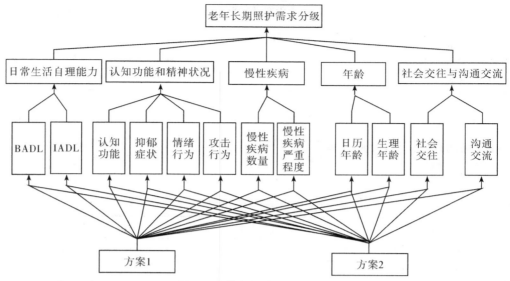

图 4-15　指标构造分布示意图

其次,将 50 位专家的打分,输入 AHP 方法的专用软件 Yaahp,计算各指标的权重。50 位专家的一致性指标 CR 值为 0.0082(小于 0.1),符合一致性要求。由此可见,专家对老年长期照护分级的看法一致性较高,指标的权重可以被采用。如图 4-16 所示:

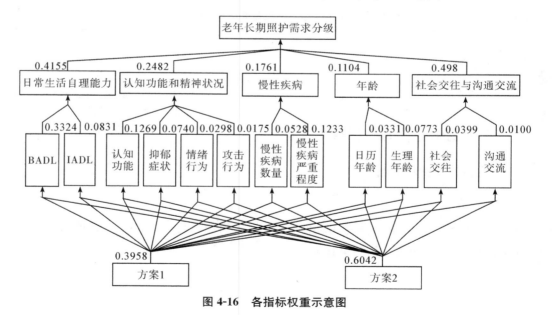

图 4-16　各指标权重示意图

2. 一级指标处理结果

一级指标相对于目标层"老年长期照护需求分级"的相对比值和权重判断矩阵以及一致性比例,如表 4-27 所示:

表 4-27　　　　各一级指标相对于目标层的相对比值和权重矩阵以及一致性比例一览表

指标	日常生活 自理能力	年龄	社会交往 与沟通交流	慢性疾病	认知功能 和精神状况	权重 W_i
日常生活自理能力	1.000	4.0000	9.0000	2.3333	1.5000	0.4155
年龄	0.2500	1.0000	2.3333	0.6667	0.4286	0.1104
社会交往与沟通交流	0.1111	0.4286	1.0000	0.2500	0.2500	0.0498
慢性疾病	0.4286	1.5000	4.0000	1.0000	0.6667	0.1761
认知功能和精神状况	0.6667	2.3333	9.0000	1.5000	1.0000	0.2482

注：一致性比例 0.0043。最大特征根为 5.0194。

3. 二级指标处理结果

（1）日常生活自理能力下二级指标的相对比值和权重

对于日常生活自理能力，将专家打分输入系统后，各二级指标的权重矩阵、一致性比例处理结果等如表 4-28 所示：

表 4-28　　"日常生活自理能力"下二级指标的相对比值和权重矩阵以及一致性比例一览表

指标	BADL	IADL	权重 W_i
BADL	1.0000	4.0000	0.8000
IADL	0.2500	1.0000	0.2000

注：一致性比例 0.0000。最大特征根为 2.0000。

（2）认知功能和精神状况下二级指标的相对比值和权重

对于认知功能和精神状况，将专家打分输入系统后，各二级指标的权重矩阵、一致性比例处理结果等如表 4-29 所示：

表 4-29　　"认知功能和精神状况"下二级指标的比值和权重矩阵以及一致性比例一览表

指标	认知功能	攻击行为	抑郁症状	情绪行为	权重 W_i
认知功能	1.0000	9.0000	1.5000	4.0000	0.5114
攻击行为	0.1111	1.0000	0.2500	0.6667	0.0703
抑郁症状	0.6667	4.0000	1.0000	2.3333	0.2983
情绪行为	0.2500	1.5000	0.4286	1.0000	0.1200

注：一致性比例 0.0086。最大特征根为 4.0229。

（3）社会交往与沟通交流下二级指标的相对比值和权重

关于社会交往与沟通交流，将专家打分输入系统后，各二级指标的权重矩阵、一致性比例处理结果等如表 4-30 所示：

表 4-30 "社会交往与沟通交流"下二级指标的比值和权重矩阵以及一致性比例一览表

指标	社会交往	沟通交流	权重 W_i
社会交往	1.0000	0.2500	0.2000
沟通交流	4.0000	1.0000	0.8000

注：一致性比例 0.0000。最大特征根为 2.0000。

（4）慢性疾病下二级指标的相对比值和权重

关于慢性疾病，将专家打分输入系统后，各二级指标的权重矩阵、一致性比例处理结果等如表 4-31 所示：

表 4-31 "慢性疾病"下二级指标的相对比值和权重矩阵以及一致性比例一览表

指标	慢性疾病数量	慢性疾病严重程度	权重 W_i
慢性疾病数量	1.0000	0.4286	0.3000
慢性疾病严重程度	2.3333	1.0000	0.7000

注：一致性比例 0.0000。最大特征根为 2.0000。

（5）年龄维度下二级指标的相对比值和权重

关于年龄，将专家打分输入系统后，各二级指标的权重矩阵、一致性比例处理结果等如表 4-32 所示：

表 4-32 "年龄"维度下二级指标的相对比值和权重矩阵以及一致性比例一览表

指标	日历年龄	生理年龄	权重 W_i
日历年龄	1.0000	0.4286	0.3000
生理年龄	2.3333	1.0000	0.7000

注：一致性比例 0.0000。最大特征根为 2.0000。

4. 一级指标的一致性比例以及最大特征根

对一级指标的一致性比例以及最大特征根 γ_{max} 进行整理，得到的结果如表 4-33 所示：

表 4-33 一级指标的一致性比例以及最大特征根 γ_{max} 一览表

一级指标名称	一致性比例	最大特征根
日常生活自理能力	0.0000	2.0000
年龄	0.0000	2.0000
社会交往与沟通交流	0.0000	2.0000
慢性疾病	0.0000	2.0000
认知功能和精神状况	0.0086	4.0229

(二)一级指标权重计算结果

一级指标的权重是从重要性方面来考察该一级指标对目标层的重要性。从表 4-34 可知,专家普遍将日常生活自理能力的权重列为最高,权重值达到 0.4155。

认知功能和精神状况作为考察老年长期照护需求分级的重要指标,权重达到 0.2482。认知功能和精神状况的权重被列为第二位,说明认知功能和精神状况对于目标层"老年长期照护需求分级"来说,其重要性较大。

对于目标层来说,重要性排列为第三位的是慢性疾病。慢性疾病这个一级指标的权重为 0.1761。重要性排列为第四位的是年龄这个一级指标。

运用 Yaahp 软件对专家所给的各指标两两对比对于目标层相对重要性打分进行运算,从中总结出各一级指标相对于目标层的重要性,即权重,并对各一级指标的权重值进行由高到低的排序,其结果如表 4-34 所示:

表 4-34　　　　　　　　　　　一级指标权重一览表

一级指标名称	权重	排序
日常生活自理能力	0.4155	1
认知功能和精神状况	0.2482	2
慢性疾病	0.1761	3
年龄	0.1104	4
社会交往与沟通交流	0.0498	5

(三)二级指标权重计算结果

如前所述,各二级指标相对于所属的一级指标的重要性可以用 AHP 方法计算得出,且通过换算,可以得出二级指标相对于目标层的重要性,即权重。各指标使用专用软件 Yaahp 进行计算。经课题组对所有数据计算结果进行整理,得到的二级指标相对于目标层的权重如表 4-35 所示:

表 4-35　　　　　　　　各二级指标相对于目标层的权重及其排序一览表

指标名称	权重	排序
BADL	0.3324	1
认知功能	0.1269	2
慢性病严重程度	0.1233	3
IADL	0.0831	4
生理年龄	0.0773	5
抑郁症状	0.0740	6

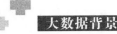

指标名称	权重	排序
慢性病数量	0.0528	7
沟通交流	0.0399	8
日历年龄	0.0331	9
情绪行为	0.0298	10
攻击行为	0.0175	11
社会交往	0.0100	12

从表 4-35 的结果可以看出,对于目标层"老年长期照护需求分级"来说,按照重要性排序,最高的 6 个二级指标分别是:BADL、认知功能、慢性病严重程度、IADL、生理年龄和抑郁症状,其权重分别为 0.3324、0.1269、0.1233、0.0831、0.0773 和 0.0740。排名第七到第九位的为:慢性疾病数量、沟通交流和日历年龄,权重分别为 0.0528、0.0399 和 0.0331。排名最后三位的分别为情绪行为、攻击行为和社会交往,权重分别为 0.0298、0.0175 和 0.0100。

第五节　老年长期照护内容分级指标体系及其权重计算

一、老年长期照护内容分级一级指标体系重要性打分

关于老年长期照护内容,绝大部分被调查者认为,可以从 3 个方面来考虑内容分级:一是指导,二是训练,三是服务。

最后,综合其意见,老年长期照护内容维度下一级指标重要性两两对比打分如表 4-36 所示:

表 4-36　　　老年长期照护内容维度下一级指标重要性两两对比打分一览表

指标名称	指导	训练	服务
指导	1	2∶8	1∶9
训练		1	4∶6
服务			1

二、老年长期照护内容分级二级指标体系重要性打分

(一)指导维度下二级指标重要性两两对比打分

关于老年长期照护指导维度下二级指标重要性两两对比打分,根据专家的意见,打分结果如表 4-37 所示:

表 4-37　　　　　　　　　"指导"维度下二级指标重要性两两对比打分一览表

指标名称	营养健康指导	居室环境指导	心理指导
营养健康指导	1	8：2	6：4
居室环境指导		1	3：7
心理指导			1

（二）训练维度下二级指标重要性两两对比打分

关于老年长期照护训练维度下二级指标体系重要性两两对比打分,根据专家的意见,打分结果如表 4-38 所示:

表 4-38　　　　　　　　　"训练"维度下二级指标重要性两两对比打分一览表

指标名称	身体康复训练	认知障碍训练
身体康复训练	1	6：4
认知障碍训练		1

（三）服务维度下二级指标重要性两两对比打分

关于老年长期照护服务维度下二级指标重要性两两对比打分,根据专家的意见,打分结果如表 4-39 所示:

表 4-39　　　　　　　　　"服务"维度下二级指标重要性两两对比打分一览表

指标名称	生活照护和基础照护服务	非治疗性医疗护理服务
生活照护和基础照护服务	1	6：4
非治疗性医疗护理服务		1

三、基于德尔菲法的指标权重计算

（一）综合处理结果分析

将老年长期照护内容下的一级指标和二级指标各自层次的两两对比重要性专家打分输入 AHP 方法专用软件 Yaahp 后,得出软件处理结果。根据软件处理结果,首先,构造指标结构表。如图 4-17 所示:

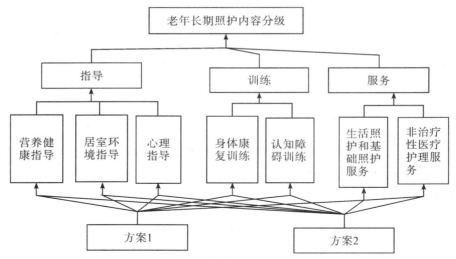

图 4-17　指标构造分布示意图

其次,将 50 位专家的打分,输入 AHP 方法的专用软件 Yaahp,计算各指标的权重。50 位专家的一致性指标 CR 值为 0.0082(小于 0.1),符合一致性要求。由此可见,专家对老年长期照护内容分级的看法一致性较高,指标的权重可以被采用。如图 4-18 所示:

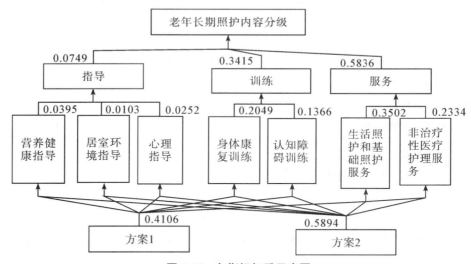

图 4-18　各指标权重示意图

(二)一级指标权重计算结果

一级指标的权重是从重要性方面来考察该一级指标对目标层的重要性。从表 4-40 可知,专家普遍将服务的权重列为最高,权重值达到 0.5836。

训练作为考察老年长期照护内容分级的重要指标,权重达到 0.3415。训练的权重被列为第二位,说明训练对于目标层"老年长期照护内容分级"来说,其重要性较大。

对于目标层来说,重要性排列为第三位的是指导。指导这个一级指标的权重为 0.0749。

运用 Yaahp 软件对专家所给的各指标两两对比对于目标层相对重要性打分进行运算,从中总结出各一级指标相对于目标层的重要性,即权重,并对各一级指标的权重值进行由高到低的排序,其结果如表 4-40 所示:

表 4-40　　　　　　　　　　　一级指标权重一览表

一级指标名称	权重	排序
服务	0.5836	1
训练	0.3415	2
指导	0.0749	3

(三)二级指标权重计算结果

如前所述,各二级指标相对于所属的一级指标的重要性可以用 AHP 方法计算得出,且通过换算,可以得出二级指标相对于目标层的重要性,即权重。各指标使用专用软件 Yaahp 进行计算。经课题组对所有数据计算结果进行整理,得到的二级指标相对于目标层的权重如表 4-41 所示:

表 4-41　　　　　　　各二级指标相对于目标层的权重及其排序一览表

指标名称	权重	排序	指标名称	权重	排序
生活照护和基础照护服务	0.3502	1	营养健康指导	0.0395	5
非治疗性医疗护理服务	0.2334	2	心理指导	0.0252	6
身体康复训练	0.2049	3	居室环境指导	0.0103	7
认知障碍训练	0.1366	4			

第六节　老年长期照护护理员分级指标体系及其权重计算

一、老年长期照护护理员分级一级指标体系重要性打分

关于老年长期照护护理员的分级,绝大部分被调查者建议采用我国人力资源和社会保障部、民政部联合颁布的《养老护理员国家职业技能标准》,将长期照护护理员等级定为 5 个:五级/初级工、四级/中级工、三级/高级工、二级/技师、一级/高级技师。同时,在此基础上,综合考虑基本要求、相关知识和技能水平这 3 个一级指标,合计构成 4 个一级指标。

关于老年长期照护护理员的分级,被调查专家认为,可以在其维度下设置 4 个一级指标,分别是:资格证书、基本要求、相关知识和技能水平。老年长期照护护理员维度下一级指

标重要性两两对比打分如表 4-42 所示：

表 4-42　　　　老年长期照护护理员维度下一级指标重要性两两对比打分一览表

指标名称	资格证书	基本要求	相关知识	技能水平
资格证书	1	9：1	8：2	7：3
基本要求		1	3：7	2：8
相关知识			1	4：6
技能水平				1

二、老年长期照护护理员分级二级指标体系重要性打分

(一)基本要求维度下二级指标重要性两两对比打分

关于老年长期照护护理员基本要求维度下二级指标重要性两两对比打分，根据专家的意见，打分结果如表 4-43 所示：

表 4-43　　　　　　"基本要求"维度下二级指标重要性两两对比打分一览表

指标名称	职业道德	服务态度
职业道德	1	6：4
服务态度		1

(二)相关知识维度下二级指标重要性两两对比打分

关于老年长期照护护理员相关知识维度下二级指标重要性两两对比打分，根据专家的意见，打分结果如表 4-44 所示：

表 4-44　　　　　　"相关知识"维度下二级指标重要性两两对比打分一览表

指标名称	生活照护知识	基础照护知识	康复服务知识	心理支持知识	照护评估知识	质量管理知识	培训指导知识
生活照护知识	1	6：4	7：3	7：3	8：2	9：1	8：2
基础照护知识		1	6：4	6：4	8：2	9：1	7：3
康复服务知识			1	6：4	7：3	8：2	7：3
心理支持知识				1	7：3	8：2	6：4
照护评估知识					1	7：3	4：6
质量管理知识						1	3：7
培训指导知识							1

（三）技能水平维度下二级指标重要性两两对比打分

关于老年长期照护护理员技能水平维度下二级指标重要性两两对比打分，根据专家的意见，打分结果如表 4-45 所示：

表 4-45　　　　"技能水平"维度下二级指标重要性两两对比打分一览表

指标名称	生活照护技能	基础照护技能	康复服务技能	心理支持技能	照护评估技能	质量管理技能	培训指导技能
生活照护技能	1	6：4	7：3	7：3	8：2	9：1	8：2
基础照护技能		1	6：4	6：4	8：2	9：1	7：3
康复服务技能			1	6：4	7：3	8：2	7：3
心理支持技能				1	7：3	8：2	6：4
照护评估技能					1	7：3	4：6
质量管理技能						1	3：7
培训指导技能							1

（四）资格证书维度下二级指标重要性两两对比打分

对于一级指标"资格证书"，被调查专家一致认为，设置两个二级指标，即资格证书类别和资格证书等级。资格证书类别分为长期照护护理员（养老员）资格证书、医生资格证书和执业护士资格证书等。根据取得的资格证书等级，分为五级、四级、三级、二级和一级资格证书。如表 4-46 所示：

表 4-46　　　　"资格证书"维度下二级指标重要性两两对比打分一览表

指标名称	资格证书类别	资格证书等级
资格证书类别	1	6：4
资格证书等级		1

三、基于德尔菲法的指标权重计算

（一）综合处理结果分析

将老年长期照护护理员维度下的一级指标和二级指标各自层次的两两对比重要性专家打分输入 AHP 方法专用软件 Yaahp 后，得出软件处理结果。根据软件处理结果，首先，构造指标结构表。如图 4-19 所示：

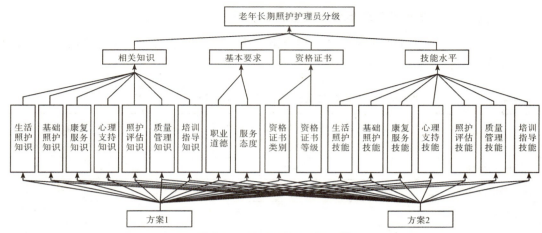

图 4-19　指标构造分布示意图

其次,将 50 位专家的打分,输入 AHP 方法的专用软件 Yaahp,计算各指标的权重。50 位专家的一致性指标 CR 值为 0.0009(小于 0.1),符合一致性要求。由此可见,专家对老年长期照护护理员分级的看法一致性较高,指标的权重可以被采用。如图 4-20 所示:

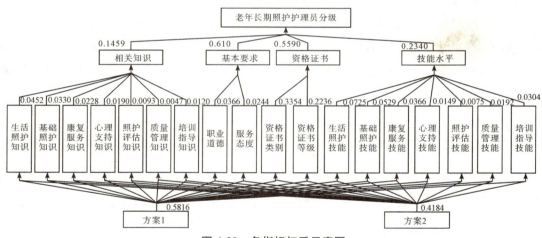

图 4-20　各指标权重示意图

(二)一级指标权重计算结果

一级指标的权重是从重要性方面来考察该一级指标对目标层的重要性。从表 4-47 可知,专家普遍认为,在对老年长期照护护理员进行分级时,首要的是考虑其资格证书,权重达到 0.5590。排在第二位的是技能水平。对于一些没有资格证书但具有多年的实践经验、具有很高的实际技能水平的护理员来说,可以适当提高其所在等级。权重达到 0.2340。排第三位的是相关知识。长期护理相关知识相对来说比较重要,权重值为 0.1459。排第四位的是基本要求,权重值为 0.0610。如表 4-47 所示:

表 4-47　　　　　　　　　　　　　一级指标权重一览表

一级指标名称	权重	排序	一级指标名称	权重	排序
资格证书	0.5590	1	相关知识	0.1459	3
技能水平	0.2340	2	基本要求	0.0610	4

(三)二级指标权重计算结果

如前所述,各二级指标相对于所属的一级指标的重要性可以用 AHP 方法计算得出,且通过换算,可以得出二级指标相对于目标层的重要性,即权重。各指标使用专用软件 Yaahp 进行计算。经课题组对所有数据计算结果进行整理,得到的二级指标相对于目标层的权重如表 4-48 所示:

表 4-48　　　　　　　　　各二级指标相对于目标层的权重及其排序一览表

指标名称	权重	排序	指标名称	权重	排序
资格证书类别	0.3354	1	服务态度	0.0244	10
资格证书等级	0.2236	2	康复服务知识	0.0228	11
生活照护技能	0.0725	3	培训指导技能	0.0192	12
基础照护技能	0.0529	4	心理支持知识	0.0190	13
生活照护知识	0.0452	5	照护评估技能	0.0149	14
康复服务技能	0.0366	6	培训指导知识	0.0120	15
职业道德	0.0366	7	照护评估知识	0.0093	16
基础照护知识	0.0330	8	质量管理技能	0.0075	17
心理支持技能	0.0304	9	质量管理知识	0.0047	18

第七节　老年长期照护机构分级指标体系及其权重计算

一、老年长期照护机构分级指标体系及其重要性对比打分

(一)老年长期照护机构分级指标体系

关于老年长期照护机构分级指标体系,在与被调查者谈论的基础上,本研究设置了 4 个一级指标和 20 个二级指标。4 个一级指标分别是:设施设备、服务人员、服务内容和运营管理。绝大部分被调查者认为,这四个方面都非常重要。一个长期照护机构要为老年人提供高等级的长期照护服务内容,必须要有高技能的长期照护人员,当然也要配备智能化的长期照护设备,进行高效率的管理。具体到每个指标的权重,被调查者还是给出了自己的想法。如图 4-21 所示:

老年长期照护机构分级指标体系
├─ 设施设备
│   ├─ 无障碍设施普及程度
│   ├─ 居室智能配置程度
│   ├─ 医疗卫生用房
│   ├─ 认知功能康复空间
│   ├─ 心理咨询与慰藉空间
│   ├─ 分级别活动空间
│   ├─ 身体状况智能化监测设备
│   └─ 日常生活自理能力康复设备与空间
├─ 服务人员
│   ├─ 护理员与相应级别老年人配比达标
│   ├─ 护理员拥有的职业资格证书比例
│   ├─ 配备专业护士与老年人比例
│   ├─ 配备医生与老年人比例
│   └─ 配备专业心理咨询师与老年人比例
├─ 服务内容
│   ├─ 日常生活照料和清洁卫生服务
│   ├─ 医疗护理和康复服务
│   ├─ 心理和精神支持服务
│   ├─ 文化娱乐服务
│   └─ 安宁服务
└─ 运营管理
    ├─ 服务管理水平达到的等级
    └─ 安全管理水平达到的等级

图 4-21　老年长期照护机构的分级指标设置

(二)老年长期照护机构一级指标重要性两两对比打分

长期照护机构的分级指标之间的权重,本研究采用德尔菲法,请专家在互相不商量的情况下对同一级别的指标进行重要性两两对比打分。以其中一位专家为例,进行说明。如表4-49所示:

表 4-49　　老年长期照护机构分级维度下一级指标重要性两两对比打分一览表

指标名称	服务人员	服务内容	设施设备	运营管理
服务人员	1	6:4	7:3	9:1
服务内容		1	7:3	8:2
设施设备			1	7:3
运营管理				1

由表4-49可以看出,从重要性的角度,对于目标层"老年长期照护机构分级"来说,4个一级指标中,重要性最大的是服务人员。排第二位的是服务内容。排第三位和第四位的分

别是设备设施和运营管理。

(三)二级指标重要性两两对比打分

1. 设施设备下二级指标重要性两两对比打分

设施设备下设八个二级指标,分别是无障碍设施普及程度、居室智能配置程度、医疗卫生用房、认知功能康复空间、心理咨询与慰藉空间、分级别活动空间、身体状况智能化监测设备和日常生活自理能力康复设备与空间。如表 4-50 所示:

表 4-50　　　　　　　　"设施设备"下二级指标重要性两两对比打分一览表

指标名称	无障碍设施普及程度	居室智能配置程度	医疗卫生用房	认知功能康复空间	心理咨询与慰藉空间	分级别活动空间	身体状况智能化监测设备	日常生活自理能力康复设备与空间
无障碍设施普及程度	1	6:4	4:6	2:8	3:7	6:4	4:6	2:8
居室智能配置程度		1	3:7	2:8	2:8	6:4	3:7	1:9
医疗卫生用房			1	3:7	4:6	7:3	4:6	2:8
认知功能康复空间				1	6:4	9:1	7:3	4:6
心理咨询与慰藉空间					1	8:2	6:4	3:7
分级别活动空间						1	3:7	1:9
身体状况智能化监测设备							1	3:7
日常生活自理能力康复设备与空间								1

2. 服务人员下二级指标重要性两两对比打分

关于服务人员,综合被调查者的意见,下设 5 个二级指标:护理员与相应级别老年人配比达标、护理员拥有的职业资格证书比例、配备专业护士与老年人比例、配备医生与老年人比例和配备专业心理咨询师与老年人比例。专家打分如表 4-51 所示:

表 4-51　　　　　　　"服务人员"维度下二级指标重要性两两对比打分一览表

指标名称	同级护理员与老人配比达标	护理员拥有职业证书比例	配备医生与老人比例	专业护士与老人比例	心理咨询师与老人比例
同级护理员与老人配比达标	1	6：4	7：3	8：2	9：1
护理员拥有职业证书比例		1	6：4	7：3	8：2
配备医生与老人比例			1	6：4	7：3
专业护士与老人比例				1	6：4
心理咨询师与老人比例					1

3. 运营管理下二级指标重要性两两对比打分

根据被调查者意见,运营管理维度下设置服务管理水平达到的等级和安全管理水平达到的等级 2 个二级指标。如表 4-52 所示:

表 4-52　　　　　　　"运营管理"维度下二级指标重要性两两对比打分一览表

指标名称	服务管理水平达到的等级	安全管理水平达到的等级
服务管理水平达到的等级	1	6：4
安全管理水平达到的等级		1

4. 服务内容下二级指标重要性两两对比打分

关于服务内容,综合被调查者的意见,分为 5 个二级指标,分别是日常生活照料和清洁卫生服务、医疗护理和康复服务、心理和精神支持服务、文化娱乐服务以及安宁服务。专家打分如表 4-53 所示:

表 4-53　　　　　　　"服务内容"维度下二级指标重要性两两对比打分一览表

指标名称	日常生活照料和清洁卫生服务	医疗护理和康复服务	心理和精神支持服务	文化娱乐服务	安宁服务
日常生活照料和清洁卫生服务	1	6：4	7：3	8：2	9：1
医疗护理和康复服务		1	6：4	7：3	8：2
心理和精神支持服务			1	6：4	7：3
文化娱乐服务				1	6：4
安宁服务					1

二、基于德尔菲法的指标权重计算

(一)综合处理结果分析

1. 指标结构表

将专家打分输入 AHP 方法专用软件 Yaahp 后,得出软件处理结果。根据软件处理结果,首先,构造指标结构表。如图 4-22 所示:

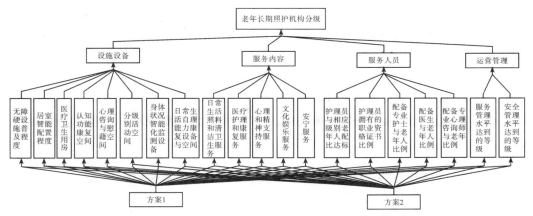

图 4-22　指标构造分布示意图

其次,将 50 位专家的打分,输入 AHP 方法的专用软件 Yaahp,计算各指标的权重。50 位专家的一致性指标 CR 值为 0.0159(小于 0.1),符合一致性要求。由此可见,专家对老年长期照护机构分级的看法一致性较高,指标的权重可以被采用。如图 4-23 所示:

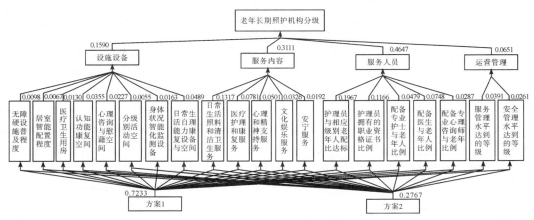

图 4-23　各指标权重示意图

2. 一级指标处理结果

一级指标相对于目标层"老年长期照护机构分级"的相对比值和权重判断矩阵以及一致

性比例，如表 4-54 所示：

表 4-54　　　各一级指标相对于目标层的相对比值和权重矩阵以及一致性比例一览表

指标名称	设施设备	服务内容	服务人员	运营管理	权重
设施设备	1.0000	0.4286	0.4286	2.3333	0.1590
服务内容	2.3333	1.0000	0.6667	4.0000	0.3111
服务人员	2.3333	1.5000	1.0000	9.0000	0.4647
运营管理	0.4286	0.2500	0.1111	1.0000	0.0651

注：一致性比例 0.0085。最大特征根为 4.0425。

3. 二级指标处理结果

（1）设施设备下二级指标的相对比值和权重

对于设施设备，将专家打分输入系统后，各二级指标的权重矩阵、一致性比例处理结果等如表 4-55 所示：

表 4-55　　　"设备设施"下二级指标的相对比值和权重矩阵以及一致性比例一览表

指标名称	无障碍设施普及程度	居室智能配置程度	医疗卫生用房	认知功能康复空间	心理咨询与慰藉空间	分级别活动空间	身体状况智能化监测设备	日常生活自理能力康复设备与空间	权重
无障碍设施普及程度	1.0000	1.5000	0.6667	0.2500	0.4286	1.5000	0.6667	0.2500	0.0615
居室智能配置程度	0.6667	1.0000	0.4286	0.2500	0.2500	1.5000	0.4286	0.1111	0.0421
医疗卫生用房	1.5000	2.3333	1.0000	0.4286	0.6667	2.3333	0.6667	0.2500	0.0856
认知功能康复空间	4.0000	4.0000	2.3333	1.0000	1.5000	9.0000	2.3333	0.6667	0.2236
心理咨询与慰藉空间	2.3333	4.0000	1.5000	0.6667	1.0000	4.0000	1.5000	0.4286	0.1430
老年人分级别活动空间	0.6667	0.6667	0.4286	0.1111	0.2500	1.0000	0.4286	0.1111	0.0347
身体状况智能化监测设备	1.5000	2.3333	1.5000	0.4286	0.6667	2.3333	1.0000	0.4286	0.1022
日常生活自理能力康复设备与空间	4.0000	9.0000	4.0000	1.5000	2.3333	9.0000	2.3333	1.0000	0.3073

注：一致性比例 0.0085。最大特征根为 8.0838。

（2）服务内容下二级指标的相对比值和权重

对于服务内容,将专家打分输入系统后,各二级指标的权重矩阵、一致性比例处理结果等如表4-56所示:

表 4-56　　"服务内容"下二级指标的相对比值和权重矩阵以及一致性比例一览表

指标名称	安宁服务	心理和精神支持服务	文化娱乐服务	日常生活照料和清洁卫生服务	医疗护理和康复服务	权重
安宁服务	1.0000	0.4286	0.6667	0.1111	0.2500	0.0618
心理和精神支持服务	2.3333	1.0000	1.5000	0.4286	0.6667	0.1611
文化娱乐服务	1.5000	0.6667	1.0000	0.2500	0.4286	0.1030
日常生活照料和清洁卫生服务	9.0000	2.3333	4.0000	1.0000	1.5000	0.4233
医疗护理和康复服务	4.0000	1.5000	2.3333	0.6667	1.0000	0.2509

注:一致性比例0.0059。最大特征根为5.0265。

（3）服务人员下二级指标的相对比值和权重

关于服务人员,将专家打分输入系统后,各二级指标的权重矩阵、一致性比例处理结果等如表4-57所示:

表 4-57　　"服务人员"下二级指标的比值和权重矩阵以及一致性比例一览表

指标名称	配备专业心理咨询师与老年人比例	配备专业护士与老年人比例	配备医生与老年人比例	护理员拥有的职业资格证书比例	护理员与相应级别老年人配比达标	权重
配备专业心理咨询师与老年人比例	1.0000	0.6667	0.4286	0.2500	0.1111	0.618
配备专业护士与老年人比例	1.5000	1.0000	0.6667	0.4286	0.2500	0.1030
配备医生与老年人比例	2.3333	1.5000	1.0000	0.6667	0.4286	0.1611
护理员拥有的职业资格证书比例	4.0000	2.3333	1.5000	1.0000	0.6667	0.2509
护理员与相应级别老年人配比达标	9.0000	4.0000	2.3333	1.5000	1.0000	0.4233

注:一致性比例0.0059。最大特征根为5.0265。

（4）运营管理下二级指标的相对比值和权重

关于运营管理,将专家打分输入系统后,各二级指标的权重矩阵、一致性比例处理结果等如表 4-58 所示：

表 4-58 "运营管理"下二级指标的相对比值和权重矩阵以及一致性比例一览表

指标名称	服务管理水平达到的等级	安全管理水平达到的等级	权重
服务管理水平达到的等级	1.0000	1.5000	0.6000
安全管理水平达到的等级	0.6667	1.0000	0.4000

注：一致性比例 0.0000。最大特征根为 2.0000。

4. 一级指标的一致性比例以及最大特征根

对一级指标的一致性比例以及最大特征根 γ_{max} 进行整理，得到的结果如表 4-59 所示：

表 4-59 一级指标的一致性比例以及最大特征根 γ_{max} 一览表

一级指标名称	一致性比例	最大特征根 γ_{max}
设施设备	0.0085	8.0838
服务人员	0.0059	5.0265
服务内容	0.0059	5.0265
运营管理	0.0000	2.0000

（二）一级指标权重计算结果

一级指标的权重是从重要性方面来考察该一级指标对目标层的重要性。从表 4-60 知，专家普遍将服务人员的权重列为最高，权重值达到 0.4647。一般来说，没有服务人员就无法提供一切适合老年长期照护需求等级的照护服务，因此，服务人员非常重要。

服务内容作为考察老年长期照护机构分级的重要指标，权重达到 0.3111。服务内容的权重被列为第二位，说明服务内容对目标层"老年长期照护机构分级"来说，其重要性较大。对于目标层来说，重要性排列为第三位和第四位的分别是设施设备和运营管理。

运用 Yaahp 软件对专家所给的各指标两两对比对于目标层相对重要性打分进行运算，从中总结出各一级指标相对于目标层的重要性，即权重，并对各一级指标的权重值进行由高到低的排序，其结果如表 4-60 所示：

表 4-60 一级指标权重一览表

一级指标名称	权重	排序
服务人员	0.4647	1
服务内容	0.3111	2
设施设备	0.1590	3
运营管理	0.0651	4

（三）二级指标权重计算结果

如前所述,各二级指标相对于所属的一级指标的重要性可以用 AHP 方法计算得出,且通过换算,可以得出二级指标相对于目标层的重要性,即权重。各指标使用专用软件 Yaahp 进行计算。经课题组对所有数据计算结果进行整理,得到的二级指标相对于目标层的权重如表 4-61 所示:

表 4-61　　　　　　　各二级指标相对于目标层的权重及其排序一览表

指标名称	权重	排序
护理员与相应级别老年人配比达标	0.1967	1
日常生活照料和清洁卫生服务	0.1317	2
护理员拥有的职业资格证书比例	0.1166	3
医疗护理和康复服务	0.0781	4
配备医生与老年人比例	0.0748	5
心理和精神支持服务	0.0501	6
日常生活自理能力康复设备与空间	0.0489	7
配备专业护士与老年人比例	0.0479	8
服务管理水平达到的等级	0.0391	9
认知功能康复空间	0.0355	10
文化娱乐服务	0.0320	11
配备专业心理咨询师与老年人比例	0.0287	12
安全管理水平达到的等级	0.0261	13
心理咨询与慰藉空间	0.0227	14
安宁服务	0.0192	15
身体状况智能化监测设备	0.0163	16
医疗卫生用房	0.0130	17
无障碍设施普及程度	0.0098	18
居室智能配置程度	0.0067	19
分照护级别活动空间	0.0055	20

第五章　大数据背景下我国老年长期照护分级研究

第一节　大数据背景下我国老年长期照护分级方案设计

一、大数据背景下老年长期照护分级实施方案设计

(一)指标体系设计和模型构建

如第四章所述,2015 年 6 月到 8 月,课题组到达我国一些省市进行老年长期照护评估与分级指标体系构建的调研。课题组选取的地点分布我国的东部、西部和中部,同时考虑到南方和北方均须覆盖到,故选取了 11 个城市。从东部地点来看,课题组选取了北京市、上海市、山东省青岛市、浙江省杭州市、江苏省南通市,这 5 个地方是我国东部地区老年长期照护服务做得比较出色的代表性城市。中部地区选取湖南省长沙市、湖南省湘乡市和湖北省武汉市进行调查。西部地区选择四川省成都市、贵州省凯里市和甘肃省兰州市进行访谈。从南方和北方来看,北方选取北京市、山东省青岛市和甘肃省兰州市,其他城市为南方城市。

具体的调查过程在第四章进行了详细的说明。在开展座谈会、个别访谈和问卷调查的基础上,课题组确立了老年长期照护分级的四个方面,尤其是重点探讨老年长期照护需求评估与分级的指标体系,确立了 5 个一级指标和 12 个二级指标,并形成第四章所设计的指标体系。课题组运用专家打分法,将打分结果输入 AHP 专用软件 yaahp,得到各个一级指标和二级指标的权重。

2016 年 7 月到 12 月、2018 年 7 月到 12 月,课题组分两次到 23 个城市进行老年长期照护需求评估与分级、老年长期照护护理员分级评估、老年长期照护内容分级评估和老年长期照护机构分级评估的调查。调查方式主要采用问卷调查和访谈的方式。其中,设计了《老年长期照护需求者调查问卷》和《老年长期照护护理员调查问卷》。《老年长期照护需求者调查问卷》共设计 111 道题目,主要内容涵盖第四章所制定的老年长期照护需求评估与分级指标体系所需要的内容;发放 5100 份,两次调查样本一致。为保证两次调查的回收样本一致,剔除了不一致的样本,故两次各回收有效问卷 4821 份。《老年长期照护护理员调查问卷》合计发放 550 份,用于调查老年长期照护护理员的基

本情况,回收有效问卷 503 份。

(二)大数据收集

发放调查问卷外,课题组还于 2018 年 7—8 月、2019 年 7—8 月赶赴定点的老年长期照护机构,提取老年长期照护的大数据。通过数据中心的传感器,回收老年人身体的脉搏、血压、身体情况变化等数据,获得大批量的健康方面数据,用于对老年人的照护需求等级变化进行再评估。

(三)分级后随机采访

在对老年长期照护评估和分级后,对参与评估的老年人和长期照护护理员、管理人员进行随机采访。关于随机采访的人员,课题组进行了编号。由于调查地点较多,课题组采用地区名称的首字母进行缩写编号。

二、大数据背景下老年长期照护四个维度的分级方案设计

根据 2015 年 6 月到 8 月的调查,课题组与各位专家、长期照护机构管理人员、老年长期照护护理员、相关社会组织人员和政府部门管理人员等进行商议,确定了老年长期照护需求评估与分级的 5 个一级指标和 12 个二级指标。指标的形成过程、指标赋值方法和指标的权重设置方法在第四章"大数据背景下我国老年长期照护分级指标体系和模型构建"中进行了详细的阐述。

2016 年 7—12 月以及 2018 年 7—12 月,课题组采用综合评估的方式,先后两次对老年长期照护需求分级进行评估。评估方案包括 3 个方面的内容。

(一)分级指标分为四个维度

根据第四章"大数据背景下我国老年长期照护分级指标体系和模型构建"的论述,本研究采纳专家的意见,将老年长期照护分级作为一个整体。

然而,老年长期照护分级指标分为四个维度:老年长期照护需求分级、老年长期照护内容分级、老年长期照护护理员分级和老年长期照护机构分级。

对于这四个维度而言,每个维度均具有相对独立的地位,成为相对独立的子系统,故只在每个维度内部进行层次的划分,每个维度之间进行匹配。

(二)分级指标分为三个层次

对于第一个维度,老年长期照护需求分级指标分为三个层次,第一层次是目标层,也即老年长期照护需求分级。第二个层次是 5 个一级指标。第三个层次是 12 个二级指标。其中,目标层统领 5 个一级指标,5 个一级指标各自统领若干个二级指标。

具体来说,日常生活自理能力维度下有 2 个二级指标,分别是 BADL 和 IADL。认知功能和精神状况维度下设 4 个二级指标:认知功能、抑郁症状、情绪行为和攻击行为。社会交往与沟通交流维度下有 2 个二级指标,分别是社会交往、沟通交流。年龄和慢性疾病下各设置 2 个二级指标。

第二个维度,老年长期照护内容分级指标体系分为三个层次。第一层为目标层,即老年长期照护内容分级。第二层为一级指标,包括指导、训练和服务。第三层为二级指标,包括 7 个指标:生活照护和基础照护服务、非治疗性医疗护理服务、身体康复训练、认知障碍训练、营养健康指导、居室环境指导和心理指导。

第三个维度,老年长期照护护理员分级指标体系分为三个层次。第一层为目标层,即老年长期照护护理员分级。第二层为一级指标,包括相关知识、基本要求、技能水平和资格证书。第三层为二级指标,包括 18 个指标:资格证书类别、资格证书等级、生活照护技能、基础照护技能、生活照护知识、康复服务技能、职业道德、基础照护知识、心理支持技能、服务态度、康复服务知识、培训指导技能、心理支持知识、照护评估技能、培训指导知识、照护评估知识、质量管理技能和质量管理知识。

第四个维度,老年长期照护机构分级指标体系分为三个层次。第一层为目标层,即老年长期照护机构分级。第二层为一级指标,包括设施设备、服务内容、服务人员和运营管理。第三层为二级指标,包括 20 个指标:护理员与相应级别老年人配比达标、日常生活照料和清洁卫生服务、护理员拥有的职业资格证书比例、医疗护理和康复服务、配备医生与老年人比例、心理和精神支持服务、BADL 和 IADL 日常生活自理能力康复设备与空间、配备专业护士与老年人比例、服务管理水平达到的等级、认知功能康复空间、文化娱乐服务、配备专业心理咨询师与老年人比例、安全管理水平达到的等级、心理咨询与慰藉空间、安宁服务、身体状况智能化监测设备、医疗卫生用房、无障碍设施普及程度、居室智能配置程度和分照护级别活动空间。

综上所述,我国老年长期照护分级四个维度及每个维度下的三个层次的指标体系如图 5-1 所示:

我国老年长期照护分级的四个维度
├─ 老年长期照护需求分级
│　├─ 日常生活自理能力：BADL、IADL
│　├─ 认知功能和精神状况
│　│　├─ 认知功能、抑郁症状
│　│　└─ 情绪行为、攻击行为
│　├─ 社会交往与沟通交流：社会交往、沟通交流
│　├─ 年龄：日历年龄、生理年龄
│　└─ 慢性疾病：慢性疾病数量、慢性疾病严重程度
├─ 老年长期照护内容分级
│　├─ 指导：营养健康指导、居室环境指导和心理指导
│　├─ 训练：身体康复训练、认知障碍训练
│　└─ 服务
│　　├─ 生活照护和基础照护服务
│　　└─ 非治疗性医疗护理服务
├─ 老年长期照护护理员分级
│　├─ 相关知识：生活照护知识、基础照护知识、康复服务知识、心理支持知识、培训指导知识、照护评估知识和质量管理知识
│　├─ 技能水平：生活照护技能、基础照护技能、质量管理技能、康复服务技能、心理支持技能、培训指导技能、照护评估技能
│　├─ 基本要求：职业道德、服务态度
│　└─ 资格证书：资格证书类别、资格证书等级
└─ 老年长期照护机构分级
　├─ 设施设备：无障碍设施普及程度、居室智能配置程度、医疗卫生用房、日常生活自理能力康复设备与空间、认知功能康复空间、心理咨询与慰藉空间、分级别活动空间、身体状况智能化监测设备
　├─ 运营管理
　│　├─ 服务管理水平达到的等级
　│　└─ 安全管理水平达到的等级
　├─ 服务人员
　│　├─ 护理员与相应级别老年人配比达标护理员
　│　├─ 拥有的职业资格证书比例
　│　├─ 配备专业护士与老年人比例
　│　├─ 配备医生与老年人比例
　│　└─ 配备专业心理咨询师与老年人比例
　└─ 服务内容：日常生活照料和清洁卫生服务、医疗护理康复服务、心理和精神支持服务、文化娱乐服务、安宁服务

图 5-1　我国老年长期照护分级四个维度的指标体系图

(三)采用五分法划分等级

对于老年长期照护分级的等级评估,课题组经过广泛调研,吸取被调研专家的意见,多次商议,决定采用五分法。按照照护等级分别分为"五级""四级""三级""二级"和"一级"。

其中,老年长期照护护理员分级主要依据是我国人力资源和社会保障部、民政部联合颁布的《养老护理员国家职业技能标准》。依据这个标准,我国的老年长期照护护理员可以分为五级。其中,最低的等级是五级或初级工;其次是四级或中级工,三级或者高级工,二级或者技师;最高等级是一级或者高级技师。按照我国人力资源和社会保障部、民政部联合颁布的《养老护理员国家职业技能标准》,五级代表最低级别,一级代表最高级别,数字越大,级别越低。

由于老年长期照护护理员是从事老年长期照护工作的主要力量,在我国对长期照护护理员有明确且权威的分级机制的情况下,本研究的其他分级也借鉴这一分级法。

老年长期照护需求分级按照本节图5-1的方案进行评估,确定照护需求的级别。一般来说,为了和照护护理员进行匹配,本研究定为5个级别,依次是"五级""四级""三级""二级"和"一级"。

依据老年长期照护护理员的技能分级,本研究认为,可以运用五级法对老年长期照护内容进行分级。分别分为"五级""四级""三级""二级"和"一级"。

老年长期照护机构分级也根据这一原则,依据设施设备、运营管理、服务人员和服务内容四个方面结合评估,分别分为"五级""四级""三级""二级"和"一级"。

第二节 大数据背景下老年长期照护需求分级方案设计

一、大数据背景下老年长期照护需求分级一、二级指标方案设计

(一)日常生活自理能力分级方案设计

按照第四章的设计,日常生活自理能力维度下包括两个二级指标,分别是:BADL 和 IADL。

1. BADL 分级方案

关于 BADL,课题组经过与被调查专家、学者、实务部门工作者、长期照护护理员等进行讨论,认为当前最权威、可行性最强的量表之一是 Bathel 指数。依据 Bathel 指数,课题组设置了若干个问题,请专业人员对老年人进行评估和打分。

Bathel 指数对老年人的自理能力规定了 10 个方面,因此,课题组设置了这方面的问题,并对老年人进行调查和打分。根据第四章的设计,对于 Bathel 指数得分,100 分为完全正常,不需要任何照护。0～95 分的分数映射为[0,5]的取值范围。其中,61～95 分为五级范

围的需求。综合专家的意见,对于具体的分数,自理能力还是有一定的区别。因此,本研究设计为 61～95 分的取值范围为"(4,5]",长期照护需求等级为五级。41～60 分的取值范围为"(3,4]",长期照护需求等级为四级。21～40 分的取值范围为"(2,3]",长期照护需求等级为三级。11～20 分的取值范围为"(1,2]",长期照护需求等级为二级。0～10 分的取值范围为"[0,1]",长期照护需求等级为一级。

BADL 分级方案如表 5-1 所示:

表 5-1　　　　　　　　　　　　BADL 分级方案设计一览表

Bathel 指数得分	映射范围	所代表的需求等级
61～95 分	(4,5]	五级
41～60 分	(3,4]	四级
21～40 分	(2,3]	三级
11～20 分	(1,2]	二级
0～10 分	[0,1]	一级

2. IADL 分级方案设计

关于工具性日常生活自理能力 IADL 等级评估,综合被调查者的意见,选用世界上最权威的功能活动问卷(FAQ),在 FAQ 量表基础上通过大量的调研,进行修正。FAQ 包含的 10 项问题中,包括财务管理、算账能力,工作能力,购物能力,做简单的家务事如泡茶等能力,准备饭菜的能力,了解时事的能力,参加讨论电视内容的能力,记住约会时间、家庭节日和吃药的能力,拜访邻居的能力,自己乘公共汽车的能力。然而,有些能力在认知功能中会得到评估,因此,了解时事的能力,参加讨论电视内容的能力,记住约会时间、家庭节日和吃药的能力这几项与认知功能相关,为了避免重复,故在 IADL 评估中可以不再纳入。需要被照护的老年人,本来就是退休人员,故"工作能力"这一指标也可以不纳入考察当中。

综合考虑被调查对象的意见,课题组将功能活动问卷(FAQ)的选项确定为五项。按照能力从高到低,分别给予 0 分、1 分、2 分、3 分和 4 分。将 10 项分值分别加总,得到老年人的功能活动问卷总得分。最后,根据总得分得出工具性日常生活自理能力(IADL)的级别。如表 5-2 所示:

最后,五项得分加总,获得 IADL 总分。根据总分,分为五级。其中,0 分为完全正常,1～4 分为五级,映射取值范围为"(4,5]"。5～8 分为四级,映射取值范围为"(3,4]"。9～12 分为三级,映射取值范围为"(2,3]"。13～16 分为二级,映射取值范围为"(1,2]"。17～20 分为一级,映射取值范围为"[0,1]"。IADL 分级方案如表 5-3 所示:

表5-2　　　　　　　　　　　　　　　修正的功能活动问卷 FAQ 一览表

项目	完全自理	小部分需要帮助	大部分需要帮助	极大部分需要帮助	完全依赖
1. 财务管理、算账能力	0分	1分	2分	3分	4分
2. 购物能力	0分	1分	2分	3分	4分
3. 做简单的家务事如泡茶和打扫卫生等能力	0分	1分	2分	3分	4分
4. 准备饭菜的能力	0分	1分	2分	3分	4分
5. 乘公共交通的能力	0分	1分	2分	3分	4分

表5-3　　　　　　　　　　　　　　　　IADL 分级方案设计一览表

Bathel 指数得分	映射范围	所代表的需求等级
1~4 分	(4,5]	五级
5~8 分	(3,4]	四级
9~12 分	(2,3]	三级
13~16 分	(1,2]	二级
17~20 分	[0,1]	一级

3. 一级指标日常生活自理能力分级方案设计

根据 BADL 和 IADL 相对于一级指标日常生活自理能力的重要性，第四章给出了两个二级指标相对于一级指标的权重。将两个二级指标的权重乘以各自映射值，并加总，得到一级指标日常生活自理能力的映射值及其权重。

日常生活自理能力分级方案如表 5-4 所示：

表5-4　　　　　　　　　　　　　　日常生活自理能力分级方案设计一览表

映射范围	所代表的需求等级	所代表的老年长期照护需求的含义
(4,5]	五级	本级别老年人自理能力非常强，但自理能力偶尔有一些缺损，需要最基础的照护服务
(3,4]	四级	本级别老年人自理能力比较强，需要最基础的照护服务加小部分叠加照护服务
(2,3]	三级	本级别老年人自理能力一般，需要最基础的照护服务加大部分叠加照护服务
(1,2]	二级	本级别老年人自理能力比较弱，需要最基础的照护服务加叠加照护服务及少部分专业服务
[0,1]	一级	本级别老年人自理能力非常弱，需要最基础的照护服务加叠加照护服务以及大量专业照护

(二)认知功能与精神状况分级

1. 认知功能分级

根据被调查者的意见,课题组在认知功能和精神状况下设置了四个二级指标,分别是认知功能、攻击行为、抑郁症状和情绪行为。对老年人的认知功能的评估主要采用修正的简易智力状况检查量表。

修正后的量表的鉴定结果分为五个等级。其中,满分为 20 分。得分为 17～20 分者认知功能非常好,13～16 分为认知功能比较好,9～12 分为认知功能轻微缺损,5～8 分为中等缺损,4 分及以下为重度缺损。

修正的认知功能量表及其得分计算如表 5-5 所示:

表 5-5　　　　　　　　　修正的认知功能指标及其得分量表

指标	非常好	比较好	一般	比较不好	非常不好
记忆事物能力,包括记忆名称和程序	5	4	3	2	1
判断事物	5	4	3	2	1
辨别地点	5	4	3	2	1
辨别时间	5	4	3	2	1

基于修正的认知功能量表及其得分,本研究综合专家意见,划分五个等级,并映射到具体的值,如表 5-6 所示:

表 5-6　　　　　　　　　"认知功能"分级方案设计一览表

修正的认知功能量表得分	映射范围	所代表的需求等级
17～20 分	(4,5]	五级
13～16 分	(3,4]	四级
9～12 分	(2,3]	三级
5～8 分	(1,2]	二级
1～4 分	[0,1]	一级

2. 抑郁症状分级方案设计

关于抑郁症状,本研究设计了五个等级,其映射值在 0～5 之间,代表含义如表 5-7 所示:

表 5-7   "抑郁症状"分级方案设计一览表

抑郁症状评估选择	映射范围	所代表的需求等级
基本没有	(4,5]	五级
偶尔有,但不强烈	(3,4]	四级
经常有,但不强烈	(2,3]	三级
经常有,且很强烈	(1,2]	二级
总是有,且很强烈	[0,1]	一级

3. 攻击行为分级方案设计

关于攻击行为,本研究设计了五个等级,其映射值在 0～5 之间,代表含义如表 5-8 所示:

表 5-8   "攻击行为"分级方案设计一览表

攻击行为评估选择	映射范围	所代表的需求等级
基本没有	(4,5]	五级
偶尔有,但不强烈	(3,4]	四级
经常有,但不强烈	(2,3]	三级
经常有,且很强烈	(1,2]	二级
总是有,且很强烈	[0,1]	一级

4. 情绪行为分级方案设计

关于抑郁症状和情绪行为的区别,一些专家认为,抑郁症状更加严重,是一种持续性的行为,而且还附带有身体难受。情绪行为是一种短暂的、不附带身体症状的情绪波动。因此,课题组把抑郁症状和情绪行为区别开来,作为两个指标来进行等级评估。在调查问卷中,情绪行为包括有 10 道题目,每个题目被定为 1 分、2 分、3 分、4 分和 5 分。如表 5-9 所示:

表 5-9   情绪行为表现及其得分量表

情绪行为表现	强	比较强	一般	弱	无
依赖感	5 分	4 分	3 分	2 分	1 分
失落感	5 分	4 分	3 分	2 分	1 分
孤独感	5 分	4 分	3 分	2 分	1 分
被害妄想	5 分	4 分	3 分	2 分	1 分
自说自话	5 分	4 分	3 分	2 分	1 分
情绪不稳定	5 分	4 分	3 分	2 分	1 分
重复同样的话题	5 分	4 分	3 分	2 分	1 分
大声喧哗	5 分	4 分	3 分	2 分	1 分
抵触被护理	5 分	4 分	3 分	2 分	1 分
害怕	5 分	4 分	3 分	2 分	1 分

对于情绪行为,其得分与分级的关系如表 5-10 所示:

表 5-10　　　　　　　　　　情绪行为分级方案设计一览表

情绪行为总得分	映射范围	所代表的需求等级
1~10 分	(4,5]	五级
11~20 分	(3,4]	四级
21~30 分	(2,3]	三级
31~40 分	(1,2]	二级
41~50 分	[0,1]	一级

5. 一级指标认知功能与精神状况分级方案设计

将 4 个二级指标的映射值,分别乘以根据第四章计算得出的二级指标相对于一级指标的权重,进行加总,得到一级指标认知功能与精神状况的映射值,并进行分级,如表 5-11所示:

表 5-11　　　　　一级指标认知功能与精神状况分级方案设计一览表

映射范围	照护需求等级	所代表的老年长期照护需求的含义
(4,5]	五级	本级别老年人认知功能与精神状况非常好,偶尔有轻微缺损,需要最基础的照护服务
(3,4]	四级	本级别老年人认知功能与精神状况比较好,需要最基础的照护服务加小部分叠加照护服务
(2,3]	三级	本级别老年人认知功能与精神状况一般,需要最基础的照护服务加大部分叠加照护服务
(1,2]	二级	本级别老年人认知功能与精神状况比较差,需要最基础的照护服务加叠加照护服务及少部分专业服务
[0,1]	一级	本级别老年人认知功能与精神状况非常差,需要基础服务加叠加服务以及大量专业照护

(三)社会交往与沟通交流分级

1. 社会交往分级

关于社会交往等级评估,综合被调查者的意见,主要包括三个方面的内容:一是参与社区活动。考察自理、半自理老年人,在有能力的情况下,对社区活动参与的程度。二是参与娱乐活动,即参与长期照护机构组织的娱乐活动,例如,表演节目、参与棋牌活动、参与手工活动等。三是与他人联系次数,这里的他人,包括家人、亲属、朋友、护理员以及其他人员。问卷中设置了 5 个选项,分别代表 5 个等级,映射值在 0 到 5 之间。如表 5-12 所示:

表 5-12　　　　　　　　　　　　社会交往方案设计一览表

级别含义	等级	映射值
非常多	五级	(4,5]
比较多	四级	(3,4]
一般	三级	(2,3]
比较少	二级	(1,2]
无	一级	[0,1]

2. 沟通交流分级

关于沟通交流,绝大部分被调查者认为,包括两个方面的内容,一是说话表达能力,能清楚地告诉护理员,自己的需要,自己不舒服的地方。二是听话理解,就是听得懂照护护理员的话以及其他人的话。本研究对沟通交流同样设置 5 个选项,对应 5 个等级,映射值在 0 到 5 之间。其等级和含义如表 5-13 所示:

表 5-13　　　　　　　　　　　　沟通交流方案设计一览表

级别含义	等级	映射值
非常好	五级	(4,5]
比较好	四级	(3,4]
一般	三级	(2,3]
比较差	二级	(1,2]
非常差	一级	[0,1]

3. 社会交往与沟通交流分级

按照第四章计算的社会交往与沟通交流这两个二级指标相对于一级指标的权重,将两个二级指标的权重乘以对应的等级映射值,得到一级指标社会交往与沟通交流的加权映射值,这个值也处于 0 到 5 之间,可以划分为 5 个等级,如表 5-14 所示:

表 5-14　　　　　　一级指标社会交往与沟通交流分级方案设计一览表

映射范围	所代表的照护需求等级	所代表的老年长期照护需求的含义
(4,5]	五级	本级别老年人社会交往非常多,沟通交流顺利,能与照护护理员及其他人愉快交流相处
(3,4]	四级	本级别老年人社会交往比较多,沟通交流比较顺利,与其他人偶尔有小摩擦
(2,3]	三级	本级别老年人社会交往一般,与其他人沟通有较轻程度的阻碍
(1,2]	二级	本级别老年人社会交往比较少,与其他人沟通有中等程度的阻碍
[0,1]	一级	本级别老年人社会交往非常少,与其他人沟通有严重程度的阻碍

(四)年龄分级

关于年龄的等级评估,综合被调查者的意见,设置2个二级指标。第一个二级指标是日历年龄,即按照身份证上的出生年月计算出来的年龄。第二个二级指标是生理年龄,即根据身体检测指标计算出来的年龄。对这两个指标设置权重,计算出综合的一级指标,统称为年龄。其中,按照一级指标计算结果,60～69岁为五级,70～79岁为四级,80～89岁为三级,90～99岁为二级,100岁及其以上为一级。

本研究设定了生理年龄,按照第四章的方法,运用身体抽血指标进行鉴定,得出老年人的生理年龄的数值,同样按照生理年龄的数值划分为5个等级,60～69岁为五级,70～79岁为四级,80～89岁为三级,90～99岁为二级,100岁及其以上为一级。如表5-15所示:

表5-15　　　　　　　　　　　　年龄分级方案设计一览表

日历年龄	生理年龄	根据日历年龄和生理年龄加权加总得到的年龄	根据日历年龄和生理年龄加权加总得到的映射值	所代表的照护需求等级
60～69岁	60～69岁	60～69岁	(4,5]	五级
70～79岁	70～79岁	70～79岁	(3,4]	四级
80～89岁	80～89岁	80～89岁	(2,3]	三级
90～99岁	90～99岁	90～99岁	(1,2]	二级
100岁及以上	100岁及以上	100岁及以上	[0,1]	一级

(五)慢性疾病评估与分级

1. 慢性疾病数量分级

关于慢性疾病,很多被调查者表示,应该考虑进去。慢性疾病不仅影响到老年人的生活,也会影响到被照护的级别。对于慢性病这个一级指标,根据被调查者的意见,设置两个二级指标,分别是慢性疾病的数量和慢性疾病的严重程度。其中,五级是指只有1种慢性疾病;四级对应2种慢性疾病,三级对应3种慢性疾病,二级对应4种慢性疾病,一级对应5种及其以上的慢性疾病。如表5-16所示:

表5-16　　　　　　　　　　　　慢性疾病数量分级一览表

级别含义	等级	映射值
1种	五级	(4,5]
2种	四级	(3,4]
3种	三级	(2,3]
4种	二级	(1,2]
5种及以上	一级	[0,1]

2. 慢性疾病严重程度分级

对于慢性疾病的考察,除了数量外,还要考察慢性疾病的严重程度。课题组设置了5个等级,分别为非常严重、比较严重、一般、比较不严重和非常不严重。形成调查结果如表5-17所示:

表5-17 慢性疾病严重程度分级一览表

级别含义	等级	映射值
非常不严重	五级	(4,5]
比较不严重	四级	(3,4]
一般	三级	(2,3]
比较严重	二级	(1,2]
非常严重	一级	[0,1]

3. 慢性疾病分级

最后,对慢性疾病数量和严重程度按照第四章计算的权重,算出加权后的慢性疾病一级指标映射值,并得出等级。如表5-18所示:

表5-18 一级指标慢性疾病分级方案设计一览表

映射范围	照护需求等级	照护需求等级的含义
(4,5]	五级	慢性疾病数量非常少,程度轻,需要基础照护服务
(3,4]	四级	慢性疾病数量比较少,程度较轻,需要基础照护服务加小部分叠加服务
(2,3]	三级	慢性疾病数量中等,程度一般,需要基础照护服务加大部分叠加照护服务
(1,2]	二级	慢性疾病数量较多,比较严重,需要基础服务加叠加服务及少部分专业服务
[0,1]	一级	慢性疾病数量非常多,非常严重,需要基础服务加叠加服务和大量专业照护

二、大数据背景下老年长期照护需求分级方案设计

(一)一级指标和风险综合值的权重

将各指标的权重与根据调研所获得的每个老年人各个指标上的照护需求等级相乘,并进行加总,即可获得每个老年人的长期照护需求等级综合值。由于对5个等级所赋值为0到5之间,故计算所得的综合值也分布在0到5之间。

根据第四章计算出来的一级指标和二级指标的权重,以及本章调查的二级指标的值,将权重乘以对应的值,即可以得到最终的综合值。一级指标的权重如图5-2所示:

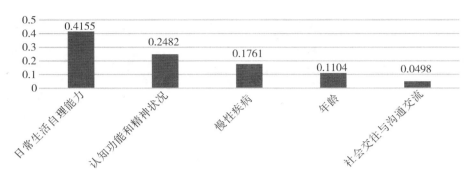

图 5-2　一级指标的权重分布图

综上所述,老年长期照护需求分级评估下的二级指标为十二个。二级指标的权重如图5-3 所示:

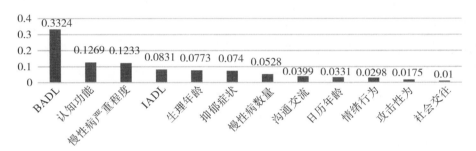

图 5-3　二级指标的权重分布图

(二)老年长期照护需求分级中各一级指标和综合值的计算方法

根据本章第一节的说明,老年长期照护需求分级评估可以得到老年长期照护需求分级综合值、一级指标值和二级指标值。其中,只有二级指标值是通过直接请评估员进行评估得出风险等级和风险值。

一级指标的计算方法为:将一级指标下的二级指标的值,乘以对应的二级指标的权重,然后将加权后的二级指标的值进行加总,即得到一级指标的值。老年长期照护需求分级综合值的计算也是通过此方法得到。具体的计算步骤说明如下。

1. 一级指标的计算方法

根据第四章对于二级指标相对于一级指标的权重的阐述,本研究得到二级指标相对于一级指标的权重。以认知功能和精神状况为例,一级指标下有 4 个二级指标。由专家打分法,对于 4 个二级指标相对于一级指标"认知功能和精神状况"的重要性进行两两对比打分。通过将专家打分输入 AHP 软件,得到 4 个二级指标相对于一级指标"认知功能和精神状况"的重要性对比程度,即 4 个二级指标的权重如表 5-19 所示:

表 5-19 一级指标的得分计算方法说明一览表

指标名称	指标权重 Q_i	指标原始得分 F_i	加权的指标得分=指标得分 $F_i * Q_i$	一级指标得分= $\sum_{i=1}^{4} F_i \times Q_i$
认知功能	0.5114	F_1	$F_1 * 0.5114$	假如某位老年人的认知功能和精神状况下 4 个二级指标得分分别为 5、3、1 和 1,则一级指标得分为:$0.5114 * 5 + 0.2983 * 3 + 0.1200 * 1 + 0.0703 * 1 = 3.6438$
抑郁症状	0.2983	F_2	$F_2 * 0.2983$	
情绪行为	0.1200	F_3	$F_3 * 0.1200$	
攻击行为	0.0703	F_4	$F_4 * 0.0703$	

2. 老年长期照护需求分级综合值的计算方法

老年长期照护需求分级综合值的计算方法如同一级指标的计算方法。首先,计算出 12 个二级指标相对于目标层的权重值。其次,根据某位老年人每个二级指标评估的值,乘以每个二级指标对应的权重,得到每个二级指标的加权值。最后,将每个二级指标的加权值加总,即得到该老年人的长期照护需求分级综合值。同样,由于权重是保留四位小数位,故老年长期照护需求分级综合值也是一个四位小数位的小数。

(三)老年长期照护需求分级及其含义

最后,老年长期照护需求分为五级,各级别的含义如表 5-20 所示:

表 5-20 老年长期照护需求分级方案设计一览表

5 个一级指标加权加总映射值	照护需求等级	所代表的老年长期照护需求的含义
(4,5]	五级	自理能力非常强,认知功能与精神状况非常好,综合年龄低,慢性疾病非常少,程度非常轻,偶尔有轻微缺损,需要最基础的照护服务包
(3,4]	四级	自理能力比较强,认知功能与精神状况比较好,综合年龄较低,慢性疾病比较少,程度比较轻,有一定缺损,需要最基础的照护服务包加少部分叠加服务包
(2,3]	三级	自理能力一般,认知功能与精神状况一般,综合年龄中等,慢性疾病数量中等,程度中等,有缺损,需要基础照护服务包加大部分叠加服务包
(1,2]	二级	自理能力比较弱,认知功能与精神状况比较差,综合年龄较高,慢性疾病比较多,程度比较重,有较多缺损,需要最基础的照护服务包加叠加服务包加少量专业服务包
[0,1]	一级	自理能力非常弱,认知功能与精神状况非常差,综合年龄非常高,慢性疾病非常多,程度非常重,缺损严重,需要大量专业服务包

第三节　大数据背景下老年长期照护内容分级方案设计

根据调查,对于老年长期照护分级服务的具体内容,本研究进行归纳和总结。针对老年长期照护需求,可以设计为3个方面的照护服务:一是技能知识培训,二是康复训练,三是照护服务。

一、老年长期照护分级模式下的技能知识培训指导内容分类

老年长期照护分级模式下的技能知识培训指导包括两个方面的内容:营养健康指导和居室环境指导。

(一)营养健康指导

营养健康指导包括两个方面的内容,一是健康指导,二是营养膳食指导。本研究的指导具体是指,老年长期照护护理员或者照护机构为老年人和家属提供的指导,具体的服务工作还是由家属或者朋友、保姆等来直接提供。

1. 健康指导

健康指导包括的内容有7个方面。

一是良好的生活习惯指导。老年长期照护指导的一个重要任务是要帮助和指导老年人建立良好的生活习惯,例如,劳逸结合;培养兴趣爱好,将心思放到兴趣爱好上面,培养怡情与雅致的爱好;指导老年人参与社会活动和娱乐活动。

二是身体健康预防与检查指导。老年长期照护要有积极老龄化的思维,老年长期照护并非只是消极地给予照护服务,而是要促进老年人的身体健康。要想促进老年人的身体健康,就必须进行睡眠指导、便秘指导、服药指导、慢性病的预防指导和定期身体检查指导等。

三是危险预防与急救指导。随着年龄的增加,老年人身体功能的逐步衰退,老年人的生活中出现意外的风险越来越大。首先,要预防风险;其次,老年人要学会自我急救。

四是家属护理与康复训练指导。由于家属来自各行各业,并没有专业的照护知识,所以,家属很需要接受护理、康复训练和急救指导。

其他方面的指导包括:运动锻炼指导、心理健康指导和生活环境卫生指导。

2. 营养膳食指导

营养膳食指导包括两个方面,一是饮食的方案制定指导和营养餐制作指导,二是体重管理。其中,营养饮食方案指导包括饮食的热量计算方法和食物热量表的阅读指导、淀粉、维生素、油脂、水分、盐分和蛋白质等计算和摄入指导。在了解这些知识的基础上,进行营养餐的烹饪指导。最后,进行体重管理,为降低生理年龄而努力。

(二)居室环境指导

居室是老年长期照护的重要场所。由于老年人身体功能逐步衰退,居室环境是否适老化,对老年人的健康状况促进和照护效果促进非常重要。因此,做好居室环境指导是老年长期照护指导的重要内容。居室环境指导包括对过道、玄关、浴室、卫生间、楼梯、洗面台、餐厅和寝室等的改造和设计指导,尽量设置得符合老年人的生活需要。

二、老年长期照护分级模式下的康复训练内容分类

(一)日常生活自理能力训练

日常生活自理能力训练是老年长期照护中的最重要的训练内容之一。虽然老年人的一些自理能力受损,但如果有科学的训练,可以延缓这种受损的演化速度,甚至可能可以恢复部分功能。日常生活自理能力训练内容包括梳洗动作训练、排泄动作训练、入浴动作训练、更衣动作训练、进食动作训练等。

(二)肢体运动功能训练

肢体运动功能训练包括5个方面的内容,如:肢体活动训练(主动、被动)、基本姿势控制能力训练、上肢功能训练、自我辅助运动训练和床上训练。例如,对于肢体活动训练,主要是训练老年人的肩关节、肘关节、腕关节、指关节等屈伸,在训练之后,让老年人的各个关节保持活动能力,避免丧失肢体的活动功能。基本自身控制能力训练主要包括颈部动作的训练、耸肩、髋关节的运动训练。床上训练包括Bobath握手上肢训练、双桥训练和翻身训练等,力求让老年人保持床上运动的能力,或者减缓床上动作能力的衰退。此外,上肢功能训练和辅助训练也都是帮助老年人维持身体各项运动功能,尽量能减缓生活自理能力功能的衰退速度。

(三)步行训练

步行训练包括3个方面的内容,即:准备训练、平地步行训练和上下楼梯训练。平地步行训练的方式多种多样,包括向前行走、向后行走和侧向行走等方式,以及大跨步步行、交叉步行、步行中途停止或者转身、障碍物步行和人多处步行等。通过这些步行训练,促进老年人身体内的血液循环,保持身体健康,同时,促进Bathel指数中的"平地步行45米"这一项的打分。在老年人的步行能力提高后,日常生活自理能力打分自然会提高,至少不会降低。在平地步行的基础上,对于轻度和中度失能的老年人,可以尝试进行上下楼梯训练。总之,步行训练的开展,有利于提高BADL打分,并降低老年人的照护需求等级。

(四)基本动作和平衡训练内容

基本动作和平衡训练内容包括5个方面的内容:平衡能力训练、起坐训练、转移训练、站坐训练和侧移训练。平衡能力训练的内容较多,包括拉伸大小腿肌肉训练、踏步训练、脚跟

抬放训练、座位双脚着地平衡训练和座位双脚离地训练等。老年人通过接受这些训练,有利于保持身体平衡,降低摔倒风险。起坐训练主要是借助于床和座位,练习在床上躺下、翻身和坐起等。座位双脚着地平衡训练老人能坐平衡,保持不会摔倒。转移训练主要是指轮椅或者座椅到床的转移,还可以进行成角转移、侧方转移和滑板转移等。站坐训练对维持或者恢复老年人的身体功能也非常重要,包括的训练内容主要有独立站起或者扶膝站起等。侧移训练包括三个内容:左右座位侧移、前后座位侧移和独立座位侧移等。

(五)语言训练

语言训练包括 5 个方面的内容,主要有口语表达、阅读训练、口语理解、计算和书写练习等。其中,口语表达和口语理解属于沟通交流的内容,这两个方面的能力能否维持甚至提高对于老年人的长期照护需求等级的界定来说比较重要,尤其是因为老年长期照护需要老年人和照护护理员之间进行详尽的沟通和交流,语言表达和语言理解能力的维持和恢复就显得必不可少。阅读、书写和计算训练主要是为了维持老年人的认知功能不要急速下降。

(六)吞咽训练

吞咽训练包括 3 个方面的内容,分别是唾液腺按摩、咀嚼肌按摩和吞咽体操训练。其中,唾液腺按摩包括对耳下腺、颌下腺和舌下腺进行按摩,以维持和促进吞咽功能。咀嚼肌按摩包括牙床按摩、口腔周围肌肉按摩等。吞咽体操包括口唇操等六种训练方式。

(七)认知障碍训练

认知障碍训练包括 6 个方面的内容,分别是:注意力、完成能力、构成能力训练,回想法训练,音乐疗法训练,语言发声、造句和单词接力训练,记忆技能训练和定向力训练等。

三、老年长期照护分级模式下的照护服务内容分类

(一)个人护理及健康管理照护服务

个人护理及健康管理照护服务包括 2 个方面的内容,其中个人护理包括给予药物、插管、皮肤处理(褥疮护理)、排便控制(摘便、灌肠、导尿等)以及注射(胰岛素、点滴)等服务;健康管理服务包括建立健康档案、心理疏导、膳食营养管理服务、饮食营养补液的护理、介护预防和预防感染等服务。个人护理服务与健康管理照护服务与本节第一大问题讲的指导不同。本节前文阐述的指导是指为老年人和家属提供照护指导,具体的照护服务工作主要由家属或者保姆等非正式照护人员来完成,对老年人的训练则是注重功能的恢复或者功能维持方面;本节阐述的个人护理及健康管理照护服务,其提供方式是指由专业的长期照护护理员来提供照护服务,是一种直接的照服务提供方式。

(二)进食及摄取水分的照护内容

进食及摄取水分的照护包括 5 个方面的内容,分别是准备、收拾、进食摄取介护、经口流

食摄取和经管营养等。进食的场所包括食堂、客厅、床上和其他地方。对于完全丧失自理能力的老年人,进食场所可能被安排到床上。对于进食内容,分为普通餐、糖尿餐和其他特殊餐,根据老年人的具体需要来决定。膳食的形态包括软糊状食、绞碎食、普通形态和其他。进食用具包括:进食用胸兜、水杯、药杯、防滑垫、筷子、叉子、勺子和其他。

(三)排泄方面的照护内容

排泄方面的照护包括 6 个方面的内容,分别是准备、移动、排尿、更换纸尿裤、排便和收拾。排泄场所包括卫生间、移动便器、床上和其他地方。排泄用品包括:便座、移动便器、插入式便器、尿瓶、自动采尿器、布质尿裤、纸尿裤、尿垫、失禁用内裤、纸内裤、便袋和其他。

(四)入浴擦拭方面的照护内容

入浴擦拭方面的照护包括 6 个方面的内容,分别是准备、收拾、移动移乘、洗发、洗身、擦拭。其中,浴缸和洗浴设备种类包括:普通浴缸、卧位式特殊浴缸、坐位式特殊浴缸、简易浴缸和淋浴等类别。入浴用具包括:浴帽、浴缸用浴椅子、淋浴椅、防滑垫、浴缸板、洗浴床、入浴用悬挂式吊床、入浴用台座式吊床、辅具和其他。洗发场所包括浴室、洗手池、床上和其他。

(五)个人卫生及更衣方面的照护内容

个人卫生及更衣方面的照护包括 4 个方面的内容,分别是:洗脸、口腔清洁、梳理和更衣。洗脸场所包括:卫生间、客厅或大堂、卧室、床上或其他地方。洗脸用具包括洗脸盆、热蒸毛巾或辅具。口腔清洁用具包括:棉棒、纱布、牙刷、义齿清洁剂、辅具和其他。

(六)移动转乘方面的照护内容

移动转乘方面的照护包括 4 个方面的内容,分别是体位更换、起居、移乘和移动。起居场所包括:卧室、客厅、床上或其他地方。床的种类包括:固定式床有护栏、固定式床无护栏、手动式折床、电动式折床或其他种类。减压、体位变换用具包括:空气垫、无压式海绵垫、方垫长垫、羊皮垫或其他用具。移乘、移动用品包括:移乘板、移动扶手、拐杖、辅具、步行器、老人车、普通型轮椅、介助型轮椅、放躺式轮椅或电动轮椅等。

四、大数据背景下老年长期照护内容分级方案设计

根据本章论述的老年长期照护内容分级方案,本研究设计了大数据背景下老年长期分级照护内容服务包。这些服务包分成不同的等级,在基础包之上叠加单个服务包,就可以构成高等级的服务包。

(一)第五级老年长期照护内容——基础服务包及其映射值

基础服务包包括的照护内容都是非常基础性的服务,主要适合日常生活自理能力较强的老年人,这些老年人的长期照护需求被评估为第五级,自己具有较强的自理能力。由于年

事较高,或者其他单个方面的缺损而需要老年长期照护服务。

基础服务包的相关情况如表 5-21 所示:

表 5-21　　　　　　　　　　基础服务包级别及其映射值一览表

项目	项目内容	映射值	等级
普通助餐煮饭服务	送开水、送饭等活动	(4,5]	五级
家居清洁	茶杯清洗等清洁家庭活动	(4,5]	五级
陪同散步聊天	手指操、看剧、观花等休闲娱乐活动	(4,5]	五级
普通理发	代缴公共事业费或购物	(4,5]	五级
服务维修	洗碗、洗衣服、铺床、打扫厕所、扫地、拖地等家政服务	(4,5]	五级
修剪指甲	安全检查、修理指甲等活动	(4,5]	五级

(二)第四级和第三级老年长期照护叠加服务包及其分级设计

在基础服务包之上,较高等级的老年长期照护需求可以按照需求等级来添加对应的服务包,这种服务包被称为叠加服务包。照护需求级别越高,所需要的叠加包的数量越多,等级越高。但基础包加上对应的叠加包,可以形成三级和四级照护内容服务包。

1. 第三级和第四级指导叠加包

叠加服务包分为以下十大类,可以设置指导叠加包。指导叠加包如表 5-22 所示:

表 5-22　　　　　　　第三级和第四级指导叠加包的照护内容及其映射值一览表

类别	映射值	等级	类别	映射值	等级
健康和营养指导叠加包	(2,4]	三级或四级	家属护理指导叠加包	(2,4]	三级或四级
睡眠指导叠加包	(2,4]	三级或四级	家属康复指导叠加包	(2,4]	三级或四级
服药指导叠加包	(2,4]	三级或四级	心理疏导/指导叠加包	(2,4]	三级或四级
家属急救指导叠加包	(2,4]	三级或四级	社交沟通指导叠加包	(2,4]	三级或四级
压疮预防指导叠加包	(2,4]	三级或四级	排痰法指导叠加包	(2,4]	三级或四级

2. 第三级和第四级训练叠加包及其映射值

叠加包的第二种类型是训练叠加包。对于失能失智为轻度、中度的老年人,都可以添加训练叠加包,以通过训练,提高或者至少维持老年人的自理能力和认知功能。训练叠加包的内容如表 5-23 所示:

表 5-23 第三级和第四级训练叠加包及其映射值一览表

类别	映射值	等级	类别	映射值	等级
平地步行准备训练叠加包	(2,4]	三级或四级	体位更换训练叠加包	(2,4]	三级或四级
辅助运动训练叠加包	(2,4]	三级或四级	平衡训练叠加包	(2,4]	三级或四级
起坐训练叠加包	(2,4]	三级或四级	排泄训练叠加包	(2,4]	三级或四级
转移训练叠加包	(2,4]	三级或四级	吞咽体操叠加包	(2,4]	三级或四级
记忆机能训练叠加包	(2,4]	三级或四级	计算训练叠加包	(2,4]	三级或四级
语言训练叠加包	(2,4]	三级或四级	更衣训练叠加包	(2,4]	三级或四级
阅读训练叠加包	(2,4]	三级或四级	入浴训练叠加包	(2,4]	三级或四级
书写练习叠加包	(2,4]	三级或四级	梳洗训练叠加包	(2,4]	三级或四级
康乐训练叠加包	(2,4]	三级或四级	床上训练叠加包	(2,4]	三级或四级
上肢功能训练叠加包	(2,4]	三级或四级	上下楼梯训练叠加包	(2,4]	三级或四级

3. 第三级和第四级照护服务叠加包及其映射值

对于较高等级的照护服务需求,本研究设计了较多的照护服务叠加包。老年人可以选择适合自己照护需求的叠加包,丰富照护内容。如表 5-24 所示:

表 5-24 第三级和第四级照护服务叠加包及其映射值一览表

类别	映射值	等级	类别	映射值	等级
起居照护叠加包	(2,4]	三级或四级	消毒叠加包	(2,4]	三级或四级
服药护理叠加包	(2,4]	三级或四级	移动叠加包	(2,4]	三级或四级
生命体征测量观察叠加包	(2,4]	三级或四级	饮食营养补液叠加包	(2,4]	三级或四级
配餐援助叠加包	(2,4]	三级或四级	更衣叠加包	(2,4]	三级或四级
步行介助叠加包	(2,4]	三级或四级	二便叠加包	(2,4]	三级或四级
体位更换叠加包	(2,4]	三级或四级	吸氧叠加包	(2,4]	三级或四级
口腔护理叠加包	(2,4]	三级或四级	排痰叠加包	(2,4]	三级或四级
体检服务叠加包	(2,4]	三级或四级	洗身叠加包	(2,4]	三级或四级
经管营养叠加包	(2,4]	三级或四级	冷热敷叠加包	(2,4]	三级或四级
镇痛护理叠加包	(2,4]	三级或四级	按摩叠加包	(2,4]	三级或四级
排便控制叠加包	(2,4]	三级或四级	进食摄取叠加包	(2,4]	三级或四级
皮肤处理叠加包	(2,4]	三级或四级		(2,4]	三级或四级

(三)第一级和第二级老年长期照护专业服务包及其映射值

对于一级或者二级照护需求,本研究设计了对应的专业版照护服务包。专业版照护服务包主要的提供主体是拥有一级或者二级护理员资格证书的护理员,或者是技师/高级技师、执业护士。服务对象是重度失智失能的老年人，也就是有一级照护需求或者二级照护需求的老年人。如表5-25所示：

表5-25　　　　　　第一级和第二级照护专业版照护服务包及其映射值一览表

类别	映射值	等级	类别	映射值	等级
护士随访服务包	(0,2]	一级或二级	专业版认知症照护包	(0,2]	一级或二级
专业版骨折照护包	(0,2]	一级或二级	专业版肿瘤照护包	(0,2]	一级或二级
智能远程看护和关爱包	(0,2]	一级或二级	重度失能失智老人进食服务包	(0,2]	一级或二级
专业版中风照护包	(0,2]	一级或二级	特殊饮食护理包	(0,2]	一级或二级
专项版谈心和心理疏导包	(0,2]	一级或二级	行为疗法服务包	(0,2]	一级或二级

以上这些训练、指导和直接照护的内容，可以根据老年长期照护需求，选择一个个独立的照护服务包。第五级的照护服务需求，对应最基础的照护服务包。第四级的照护服务需求，在第五级的照护需求上添加所需要的照护服务包。依此类推，第三级的照护服务需求、第二级的照护服务需求和第一级的照护服务需求，均可以在老年长期照护前一级的基础上，根据老年人的实际需要和评估结果，添加对应的长期照护服务包，最后设计出量身定制的长期照护方案，按照老年人自身需要，设计个性化的适合老年人需要的长期照护方案和组合照护服务包。

第四节　大数据背景下老年长期照护护理员分级方案设计

一、老年长期照护护理员4个一级指标的分级方案设计

（一）一级指标"相关知识"的分级方案设计

对于老年长期照护护理员相关知识的分级，根据专家意见，本研究认为：可以设置相关知识考核，按照得分进行分级。按照第四章计算得出的权重，可以在考试中对生活照护知识、基础照护知识、康复服务知识、心理支持知识、照护评估知识、质量管理知识和培训指导知识进行考核。每种知识得分折算成优秀、良好、中等、及格和不及格五等级，映射值分别为0到5之间。如表5-26所示：

然后，按照权重加权计算出相关知识这个一级指标的映射值，得出一级指标的等级。当根据加权加总得到的一级指标"相关知识"映射值处于(4,5]时，代表的含义是"本级别护理员掌握的相关知识非常少，层次非常低"，该护理员的级别属于五级。当根据加权加总得到的一级指标"相关知识"映射值处于(0,1]时，代表的含义是"本级别护理员掌握的相关知识非常多，层次非常高"，该护理员的级别属于一级。如表5-27所示：

表 5-26   "相关知识"维度下各二级指标得分分级一览表

生活照护知识得分	基础照护知识得分	康复服务知识得分	心理支持知识得分	照护评估知识得分	质量管理知识得分	培训指导知识得分	等级	映射值
50～59 分	50～59 分	50～59 分	50～59 分	50～59 分	50～59 分	50～59 分	五级	(4,5]
60～69 分	60～69 分	60～69 分	60～69 分	60～69 分	60～69 分	60～69 分	四级	(3,4]
70～79 分	70～79 分	70～79 分	70～79 分	70～79 分	70～79 分	70～79 分	三级	(2,3]
80～89 分	80～89 分	80～89 分	80～89 分	80～89 分	80～89 分	80～89 分	二级	(1,2]
90～100 分	90～100 分	90～100 分	90～100 分	90～100 分	90～100 分	90～100 分	一级	[0,1]

表 5-27   一级指标"相关知识"分级方案设计一览表

映射值	相关知识等级	相关知识等级的含义
(4,5]	五级	掌握的相关知识非常少,层次非常低
(3,4]	四级	掌握的相关知识比较少,层次比较低
(2,3]	三级	掌握的相关知识一般,层次一般
(1,2]	二级	掌握的相关知识比较多,层次比较高
[0,1]	一级	掌握的相关知识非常多,层次非常高

(二)一级指标"技能水平"的分级方案设计

一级指标"技能水平"的分级方案与一级指标"相关知识"的分级方案类似,建议进行统一的考核。首先,根据二级指标的考核得分得到各个二级指标的映射值。然后,根据第四章计算的各二级指标的权重,计算出加权的一级指标"技能水平"的映射值。最后,得到一级指标"技能水平"的等级。如表 5-28 所示:

表 5-28   "技能水平"维度下各二级指标得分分级一览表

生活照护技能得分	基础照护技能得分	康复服务技能得分	心理支持技能得分	照护评估技能得分	质量管理技能得分	培训指导技能得分	等级	映射值
50～59 分	50～59 分	50～59 分	50～59 分	50～59 分	50～59 分	50～59 分	五级	(4,5]
60～69 分	60～69 分	60～69 分	60～69 分	60～69 分	60～69 分	60～69 分	四级	(3,4]
70～79 分	70～79 分	70～79 分	70～79 分	70～79 分	70～79 分	70～79 分	三级	(2,3]
80～89 分	80～89 分	80～89 分	80～89 分	80～89 分	80～89 分	80～89 分	二级	(1,2]
90～100 分	90～100 分	90～100 分	90～100 分	90～100 分	90～100 分	90～100 分	一级	[0,1]

然后,按照权重加权计算出"技能水平"这个一级指标的映射值,得出一级指标的等级。例如,当根据加权加总得到的一级指标"技能水平"映射值处于(0,1]时,代表的含义是"本级别护理员掌握的技能水平非常高,层次非常高",该护理员的级别属于一级。如表 5-29

所示:

表 5-29　　　　　　　　一级指标"技能水平"分级方案设计一览表

映射值	相关知识等级	技能水平等级的含义
(4,5]	五级	掌握的技能水平非常少,层次非常低
(3,4]	四级	掌握的技能水平比较少,层次比较低
(2,3]	三级	掌握的技能水平一般,层次一般
(1,2]	二级	掌握的技能水平比较多,层次比较高
[0,1]	一级	掌握的技能水平非常多,层次非常高

(三)一级指标"基本要求"的分级方案设计

根据第四章的研究,基本要求这个一级指标包括职业道德和服务态度 2 个二级指标。首先,对这 2 个二级指标进行等级评定,然后,计算加权的"基本要求"映射值,并得到"基本要求"这个一级指标的等级。如表 5-30 所示:

表 5-30　　　　　　一级指标"基本要求"下各二级指标得分分级一览表

职业道德评级	服务态度评级	映射值
五级	五级	(4,5]
四级	四级	(3,4]
三级	三级	(2,3]
二级	二级	(1,2]
一级	一级	[0,1]

然后,按照权重加权计算出"基本要求"这个一级指标的映射值,得出一级指标的等级。当根据加权加总得到的一级指标"基本要求"映射值处于(4,5]时,代表的含义是"本级别护理员职业道德基本合格,服务态度基本合格",该护理员的级别属于五级。当根据加权加总得到的一级指标"基本要求"映射值处于(0,1]时,代表的含义是"本级别护理员职业道德优秀,服务态度优秀",该护理员的级别属于一级。如表 5-31 所示:

表 5-31　　　　　　　　　一级指标"基本要求"分级方案设计

映射值	等级	基本要求等级的含义
(4,5]	五级	职业道德基本合格,服务态度基本合格
(3,4]	四级	职业道德合格,服务态度合格
(2,3]	三级	职业道德中等,服务态度中等
(1,2]	二级	职业道德良好,服务态度良好
[0,1]	一级	职业道德优秀,服务态度优秀

（四）一级指标"资格证书"的分级方案设计

根据第四章的研究，"资格证书"这个一级指标包括资格证书类别和资格证书等级2个二级指标。首先，对这2个二级指标进行等级评定，然后，计算加权的"资格证书"映射值，并得到"资格证书"这个一级指标的等级。如表5-32所示：

表5-32　　　　　　　一级指标"资格证书"下各二级指标得分分级一览表

资格证书类别	映射值	长期照护护理员资格证书等级	其他资格证书等级	映射值
长期照护护理员资格证书	(3,4]	五级	见习证书	(4,5]
社会工作者资格证书	(3,4]	四级	初级	(3,4]
心理咨询师资格证书	(2,3]	三级	中级	(2,3]
护士执业资格证书	(1,2]	二级	副高级	(1,2]
医生执业资格证书	[0,1]	一级	正高级	[0,1]

然后，按照权重加权计算出资格证书这个一级指标的映射值，得出一级指标的等级。当根据加权加总得到的一级指标"资格证书"映射值处于(4,5]时，代表的含义是"拥有五级证书的长期照护护理员或者社会工作者"，该护理员的"资格证书"级别属于五级。当根据加权加总得到的一级指标"资格证书"映射值处于[0,1]时，代表的含义是"拥有一级证书的长期照护护理员或者社会工作者；拥有最高级别证书的心理咨询师和护士；拥有副高级和正高级级别资格证书的医生"，该护理人员的"资格证书"级别属于一级。如表5-33所示：

表5-33　　　　　　　一级指标"资格证书"分级方案设计一览表

映射值	资格证书等级	资格证书等级的含义
(4,5]	五级	拥有五级证书的长期照护护理员或者社会工作者
(3,4]	四级	拥有四级证书的长期照护护理员或者社会工作者；拥有最低级别证书的心理咨询师或者护士
(2,3]	三级	拥有三级证书的长期照护护理员或者社会工作者；拥有中等级别证书的心理咨询师和护士；拥有最低级别资格证书的医生
(1,2]	二级	拥有二级证书的长期照护护理员或者社会工作者；拥有副高级别证书的心理咨询师和护士；拥有中等级别资格证书的医生
[0,1]	一级	拥有一级证书的长期照护护理员或者社会工作者；拥有最高级别证书的心理咨询师和护士；拥有副高级和正高级级别资格证书的医生

二、老年长期照护护理员分级方案设计①

最后,经过将老年长期照护护理员 4 个一级指标的映射值乘以各自的权重,得到老年长期照护护理员的综合得分映射值。依据映射值的大小将其划分为 5 个等级。如表 5-34 所示:

表 5-34　　　　老年长期照护护理员分级方案设计一览表

映射值	等级	老年长期照护护理员等级的含义
(4,5]	五级	水平非常低,适合从事生活照护服务和非常简单的基础照护服务
(3,4]	四级	水平比较低,适合从事生活照护服务和比较复杂的基础照护服务
(2,3]	三级	水平一般,适合从事生活照护服务、基础照护服务和一般性心理支持服务
(1,2]	二级	水平比较高,适合从事复杂的面向二级需求老人的生活照护服务、基础照护服务、心理支持服务
[0,1]	一级	水平非常高,适合从事复杂的面向一级需求老人的生活照护服务、基础照护服务、心理支持、评估和质量管理、培训指导

第五节　大数据背景下老年长期照护机构分级方案设计

一、老年长期照护机构 4 个一级指标的分级方案设计

(一)一级指标"设施设备"的分级方案设计

对于老年长期照护机构"设施设备"的分级,根据专家意见,本研究认为:可以设置八个二级指标,对应每个指标进行评级,映射值分别为 0 到 5 之间。评级标准为"能满足最高为哪个级别的长期照护需求"。如表 5-35 所示:

---

① 说明:本研究主要分级对象是老年长期照护护理员。医生、护士和心理咨询师、社会工作者等并不是老年长期照护的主体,也不是专业从事老年长期照护服务的人员。故本研究在其他方面的分级时未将这些人纳入,只是在资格证书的时候将其纳入考虑。

表 5-35　　　　老年长期照护机构"设施设备"各二级指标的分级及其映射值一览表

二级指标	最高能符合哪个级别的照护需求				
	一级	二级	三级	四级	五级
无障碍设施普及程度	[0,1]	(1,2]	(2,3]	(3,4]	(4,5]
老年人居室智能配置程度	[0,1]	(1,2]	(2,3]	(3,4]	(4,5]
医疗卫生用房	[0,1]	(1,2]	(2,3]	(3,4]	(4,5]
日常生活自理能力康复设备与空间	[0,1]	(1,2]	(2,3]	(3,4]	(4,5]
认知功能康复空间	[0,1]	(1,2]	(2,3]	(3,4]	(4,5]
心理咨询与慰藉空间	[0,1]	(1,2]	(2,3]	(3,4]	(4,5]
老年人分级别活动空间	[0,1]	(1,2]	(2,3]	(3,4]	(4,5]
老年人身体状况智能化监测设备	[0,1]	(1,2]	(2,3]	(3,4]	(4,5]

　　然后,按照权重加权计算出设施设备这个一级指标的映射值,得出一级指标的等级。当根据加权加总得到的一级指标"设施设备"映射值处于(4,5]时,代表的含义是"设施设备只能满足第五级照护需求"。当根据加权加总得到的一级指标"设施设备"映射值处于(0,1]时,代表的含义是"设施设备能满足第一级照护需求"。如表 5-36 所示:

表 5-36　　　　　　　　一级指标"设施设备"分级方案设计一览表

映射值	等级	设施设备等级的含义
(4,5]	五级	设施设备只能满足第五级照护需求
(3,4]	四级	设施设备能满足第五级和第四级照护需求
(2,3]	三级	设施设备能满足第五级、第四级、第三级照护需求
(1,2]	二级	设施设备能满足第五级、第四级、第三级、第二级照护需求
[0,1]	一级	设施设备能满足第五级、第四级、第三级、第二级和第一级照护需求

(二)一级指标"服务人员"的分级方案设计

　　对于老年长期照护机构"服务人员"的分级,根据专家意见,本研究认为:可以设置 5 个二级指标,对应每个指标进行评级,映射值分别为 0 到 5 之间。评级标准为"能满足最高为哪个级别的长期照护需求"。如表 5-37 所示:

表 5-37　　　老年长期照护机构"服务人员"各二级指标的分级及其映射值一览表

二级指标	最高能符合哪个级别的照护需求				
	一级	二级	三级	四级	五级
护理员与相应级别老年人配比达标	[0,1]	(1,2]	(2,3]	(3,4]	(4,5]
护理员拥有的职业资格证书比例	[0,1]	(1,2]	(2,3]	(3,4]	(4,5]
配备专业护士与老年人比例	[0,1]	(1,2]	(2,3]	(3,4]	(4,5]
配备医生与老年人比例	[0,1]	(1,2]	(2,3]	(3,4]	(4,5]
配备专业心理咨询师与老年人比例	[0,1]	(1,2]	(2,3]	(3,4]	(4,5]

然后,按照权重加权计算出服务人员这个一级指标的映射值,得出一级指标的等级。各个等级及其含义如表 5-38 所示:

表 5-38　　　　　　　　一级指标"服务人员"分级方案设计一览表

映射值	等级	服务人员等级的含义
(4,5]	五级	服务人员只能满足第五级照护需求
(3,4]	四级	服务人员能满足第五级和第四级照护需求
(2,3]	三级	服务人员能满足第五级、第四级、第三级照护需求
(1,2]	二级	服务人员能满足第五级、第四级、第三级、第二级照护需求
[0,1]	一级	服务人员能满足第五级、第四级、第三级、第二级和第一级照护需求

(三)一级指标"服务内容"的分级方案设计

对于老年长期照护机构"服务内容"的分级,根据专家意见,本研究认为:可以设置五个二级指标,对应每个指标进行评级,映射值分别为 0 到 5 之间。评级标准为"能满足最高为哪个级别的长期照护需求"。如表 5-39 所示:

表 5-39　　　老年长期照护机构"服务内容"各二级指标的分级及其映射值一览表

二级指标	最高能符合哪个级别的照护需求				
	一级	二级	三级	四级	五级
日常生活照料和清洁卫生服务	[0,1]	(1,2]	(2,3]	(3,4]	(4,5]
医疗护理康复服务	[0,1]	(1,2]	(2,3]	(3,4]	(4,5]
心理和精神支持服务	[0,1]	(1,2]	(2,3]	(3,4]	(4,5]
文化娱乐服务	[0,1]	(1,2]	(2,3]	(3,4]	(4,5]
安宁服务	[0,1]	(1,2]	(2,3]	(3,4]	(4,5]

然后,按照权重加权计算出服务内容这个一级指标的映射值,得出一级指标的等级。各个等级及其含义如表 5-40 所示:

表 5-40　　　　　　　　　　一级指标"服务内容"分级方案设计一览表

映射值	等级	服务内容等级的含义
(4,5]	五级	服务内容只能满足第五级照护需求
(3,4]	四级	服务内容能满足第五级和第四级照护需求
(2,3]	三级	服务内容能满足第五级、第四级、第三级照护需求
(1,2]	二级	服务内容能满足第五级、第四级、第三级、第二级照护需求
[0,1]	一级	服务内容能满足第五级、第四级、第三级、第二级和第一级照护需求

（四）一级指标"运营管理"的分级方案设计

对于老年长期照护机构"运营管理"的分级,根据专家意见,本研究认为:可以设置 2 个二级指标,对应每个指标进行评级,映射值分别为 0 到 5 之间。评级标准为"能满足最高为哪个级别的长期照护需求"。如表 5-41 所示:

表 5-41　　　　　老年长期照护机构"运营管理"各二级指标的分级及其映射值

二级指标	最高能符合哪个级别的照护需求				
	一级	二级	三级	四级	五级
服务管理水平达到的等级	[0,1]	(1,2]	(2,3]	(3,4]	(4,5]
安全管理水平达到的等级	[0,1]	(1,2]	(2,3]	(3,4]	(4,5]

然后,按照权重加权计算出运营管理这个一级指标的映射值,得出一级指标的等级。各个等级及其含义如表 5-42 所示:

表 5-42　　　　　　　　　　一级指标"运营管理"分级方案设计一览表

映射值	等级	运营管理等级的含义
(4,5]	五级	运营管理只能满足第五级照护需求
(3,4]	四级	运营管理能满足第五级和第四级照护需求
(2,3]	三级	运营管理能满足第五级、第四级、第三级照护需求
(1,2]	二级	运营管理能满足第五级、第四级、第三级、第二级照护需求
[0,1]	一级	运营管理能满足第五级、第四级、第三级、第二级和第一级照护需求

二、老年长期照护机构分级方案设计

最后,经过将老年长期照护机构 4 个一级指标的映射值乘以各自的权重,得到老年长期照护机构的综合得分映射值。依据映射值的大小将其划分为 5 个等级。如表 5-43 所示:

表 5-43　　　　　　　　　　　老年长期照护机构分级方案设计一览表

映射值	等级	老年长期照护机构等级的含义
(4,5]	五级	本级别老年长期照护机构人员配备非常不足、运营管理水平非常低、设施设备非常不足、服务内容级别非常低,适合第五级照护需求的老年人
(3,4]	四级	本级别老年长期照护机构人员配备比较不足、运营管理水平较低、设施设备比较不足、服务内容级别比较低,适合第四级照护需求的老年人
(2,3]	三级	本级别老年长期照护机构人员配备一般、运营管理水平一般、设施设备一般、服务内容一般,适合第三级照护需求的老年人
(1,2]	二级	本级别老年长期照护机构人员配备比较充足、运营管理水平较高、设施设备比较充足、服务内容级别比较高,适合第二级照护需求的老年人
[0,1]	一级	本级别老年长期照护机构人员配备非常充足、运营管理水平非常高、设施设备非常充足、服务内容级别非常高,适合第一级照护需求的老年人

第六章　大数据背景下我国老年长期照护分级评估研究

第一节　大数据背景下我国老年长期照护需求分级评估

一、我国老年长期照护需求分项指标分级评估结果

在本研究组织的多次调研中,课题组设计了老年长期照护需求分级的一级指标和二级指标,对老年长期照护需求等级进行调查和测算。在二级指标打分的基础上,课题组运用专家打分法和 AHP 方法算出的各指标的权重,进行一级指标和综合值的测算。

(一)日常生活自理能力评估与分级

课题组实施的第一次调查中,有 4821 名老年人的问卷为有效问卷,依据调查数据,课题组对老年人的日常生活自理能力等级进行评估和分级统计。

1. BADL 等级评估

依据 Bathel 指数,课题组设置了若干个问题,请专业人员对老年人进行评估和打分。调查结果显示,0%的老年人 Bathel 指数得分为 100 分,表明被调查者没有人生活完全自理,不需要老年长期照护。12.5%的老年人 Bathel 指数得分为 61 分到 99 分(含 99 分);25.0%的老年人 Bathel 指数得分为 41 到 60 分(含 60 分);得分为 21 到 40 分(含 40 分)、11 到 20 分(含 20 分)以及 10 分以下(含 10 分)的比例分别为 32.2%、14.2%和 16.1%。如表 6-1 所示:

表 6-1　　　　　　　被调查老年人 Bathel 指数得分分布情况一览表

Bathel 指数得分	等级划分	人数(人)	百分比
100 分	完全健康	0	0.0%
61 分到 99 分(含 99 分)	五级	602	12.5%
41 到 60 分(含 60 分)	四级	1205	25.0%
21 到 40 分(含 40 分)	三级	1551	32.2%
11 到 20 分(含 20 分)	二级	688	14.2%
10 分及以下(含 10 分)	一级	775	16.1%

从图 6-1 可以看出,被调查老人的 BADL 呈现出左偏的正态分布状况。以 21~40 分为

中心,得分 0～20 分和 41～60 分的人数位居第二位和第三位。自理能力强的老年人比较少。

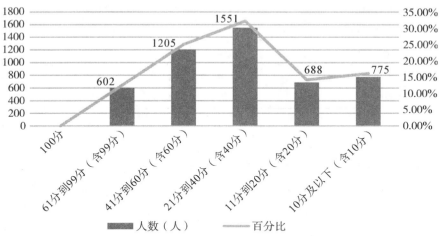

图 6-1　被调查老年人的 Bathel 指数得分分布图

2. IADL 等级评估

关于工具性日常生活自理能力 IADL 等级评估,综合被调查者的意见,选用世界上最权威的功能活动问卷(FAQ)。

调查结果表明,老年人 IADL 为一级的比例最高,达到 30.3%。四级的比例最低,只有 14.3% 的人符合"四级标准"。评估结果如表 6-2 所示:

表 6-2　　　　　　　　　　被调查老年人 IADL 等级分布情况一览表

级别含义	等级	人数(人)	百分比
1～4 分	五级	860	17.8%
5～8 分	四级	688	14.3%
9～12 分	三级	776	16.1%
13～16 分	二级	1034	21.4%
17～20 分	一级	1463	30.3%

(二)认知功能与精神状况评估

1. 认知功能评估

评估调查结果表明,选择"认知功能非常好"的人数最多,达到 1462 人,占被调查老年人总数的比例为 30.3%。只有 14.3% 的老年人被认为"认知功能比较差",所占比例最低。被评为"认知功能非常差"和"认知功能一般"的人数分别为 774 人和 775 人,占比均为 16.1%。评估结果如表 6-3 所示:

表 6-3   "认知功能"评估与分级一览表

级别含义	等级	人数（人）	百分比
认知功能非常好	五级	1462	30.3%
认知功能比较好	四级	1121	23.3%
认知功能一般	三级	775	16.1%
认知功能比较差	二级	689	14.3%
认知功能非常差	一级	774	16.1%

2. 攻击行为等级评估

关于攻击行为，被调查者表示，发生的概率并不高，只有比较少的老年人"脾气不好，喜欢攻击别人"。调查结果表明，只有被评为四级和五级这两个等级的老年人。

关于攻击行为的调查结果如表 6-4 所示：

表 6-4   "攻击行为"评估与分级一览表

级别含义	等级	人数（人）	百分比
基本没有	五级	4389	91.0%
偶尔有，但不强烈	四级	432	9.0%
经常有，但不强烈	三级	0	0.0%
经常有，但很强烈	二级	0	0.0%
总是有，且很强烈	一级	0	0.0%

3. 抑郁症状等级评估

调查过程中，老年人的抑郁症状经常被提起。许多长期照护护理员和管理人员认为，这是一个值得被关注的问题。因为老年人身体不适，自理能力减弱，虚弱感强，器官逐步走向衰竭，其抑郁状态就会随之出现。因此，本研究设置了一个关于抑郁症状的问题调查。

关于抑郁症状的调查结果如表 6-5 所示：

表 6-5   "抑郁症状"评估与分级一览表

级别含义	等级	人数（人）	百分比
基本没有	五级	2408	49.9%
偶尔有，但不强烈	四级	776	16.1%
经常有，但不强烈	三级	518	10.7%
经常有，但很强烈	二级	173	3.6%
总是有，且很强烈	一级	946	19.6%

4. 情绪行为等级评估

关于抑郁症状和情绪行为的区别，一些专家认为，抑郁症状更加严重，是一种持续性的行为，而且还附带有身体难受的症状。情绪行为是一种短暂的、不附带身体症状的情绪波动。因此，课题组把抑郁症状和情绪行为区别开来，作为两个指标来进行等级评估。

关于情绪行为的调查结果如表 6-6 所示：

表 6-6　　　　　　　　　　"情绪行为"评估与分级一览表

级别含义	等级	人数（人）	百分比
几乎没有	五级	1070	22.2%
比较弱	四级	2201	45.7%
一般	三级	1464	30.4%
比较强烈	二级	86	1.8%
非常强烈	一级	0	0.0%

（三）社会交往与沟通交流的评估和分级

1. 社会交往等级评估

评估结果显示，老年人参与活动的情况和自理能力呈正比例关系。评估结果如表 6-7 所示：

表 6-7　　　　　　　　　　"社会交往"评估与分级一览表

级别含义	等级	人数（人）	百分比
非常多	五级	201	4.2%
比较多	四级	229	4.7%
一般	三级	1033	21.4%
比较少	二级	2067	42.9%
无	一级	1291	26.8%

2. 沟通交流等级评估

关于沟通交流，绝大部分被调查者认为，包括 2 个方面的内容，一是说话表达能力，能清楚地告诉护理员自己的需要，或自己不舒服的地方；二是听话理解，就是听得懂照护护理员的话以及其他人的话。评估结果如表 6-8 所示：

表6-8   "沟通交流"评估与分级一览表

级别含义	等级	人数(人)	百分比
非常好	五级	1204	25.0%
比较好	四级	1466	30.4%
一般	三级	603	12.5%
比较差	二级	688	14.3%
非常差	一级	860	17.8%

(四)年龄评估与分级

关于年龄的等级评估,综合被调查者的意见,设置2个二级指标。第一个二级指标是日历年龄,即按照身份证上的出生年月计算出来的年龄。第二个二级指标是生理年龄,即根据身体检测指标计算出来的年龄。对这2个指标设置权重,计算出综合的一级指标,统称为年龄。其中,按照一级指标计算结果,60~69岁为五级,70~79岁为四级,80~89岁为三级,90~99岁为二级,100岁及以上为一级。日历年龄评估结果如表6-9所示:

表6-9   "日历年龄"评估与分级一览表

日历年龄	等级	人数(人)	百分比
60~69岁	五级	516	10.7%
70~79岁	四级	2490	51.6%
80~89岁	三级	1425	29.6%
90~99岁	二级	362	7.5%
100岁及以上	一级	28	0.6%

由于日历年龄和生理年龄并不是同一概念,一些身体素质较好的老年人,虽然日历年龄较高,但身体素质相对日历年龄来说,相对年轻。因此,本研究还设定了生理年龄,按照第四章的方法,运用身体抽血指标进行鉴定,得出老年人的生理年龄的数值,同样按照生理年龄的数值划分为5个等级,如表6-10所示:

表6-10   "生理年龄"评估与分级一览表

级别含义	等级	人数(人)	百分比
60~69岁	五级	380	7.9%
70~79岁	四级	1602	33.2%
80~89岁	三级	1561	32.4%
90~99岁	二级	1209	25.1%
100岁及以上	一级	69	1.4%

(五)慢性疾病评估与分级

关于慢性疾病,很多被调查者表示,应该考虑进去。慢性疾病影响到生活,慢性疾病的多少影响到被照护的级别。对于慢性病这个一级指标,根据被调查者的意见,设置 2 个二级指标,分别是慢性疾病的数量和慢性疾病的严重程度。其中,五级是指只有 1 种慢性疾病;四级对应 2 种慢性疾病,三级对应 3 种慢性疾病、二级对应 4 种慢性疾病,一级对应 5 种及其以上的慢性疾病。

综合评估结果如表 6-11 所示:

表 6-11　　　　　　　　　根据"慢性疾病数量"评估等级一览表

慢性疾病数量	等级	人数(人)	百分比
慢性疾病数量为 1 种	五级	487	10.1%
慢性疾病数量为 2 种	四级	1223	25.4%
慢性疾病数量为 3 种	三级	712	14.8%
慢性疾病数量为 4 种	二级	876	18.2%
慢性疾病数量为 5 种及以上	一级	1523	31.6%

对于慢性疾病的考察,除了数量外,还要考察慢性疾病的严重程度。对于慢性疾病的严重程度课题组设置了 5 个等级,分别为非常严重、比较严重、一般、比较不严重和非常不严重。经过调查结果如表 6-12 所示:

表 6-12　　　　　　　　　根据"慢性疾病严重程度"评估等级一览表

慢性疾病严重程度	等级	人数(人)	百分比
非常严重	五级	359	7.4%
比较严重	四级	1645	34.1%
一般	三级	1003	20.8%
比较不严重	二级	1565	32.5%
非常不严重	一级	249	5.2%

二、我国老年长期照护需求综合值分级评估结果

(一)一级指标和风险综合值的平均数

将各指标的权重与根据调研所获得的每个老年人各个指标上的照护需求等级相乘,并进行加总,即可获得每个老年人的长期照护需求等级综合值。由于对 5 个等级所赋值为 0、1、2、3、4 和 5,故计算所得的综合值也分布在 0 到 5 之间。

根据第四章计算出来的一级指标和二级指标的权重,以及本章调查的二级指标的值,将

权重乘以对应的值,即可以得到最终的综合值。

(二)老年长期照护需求分级评估一级指标和综合值的分布

1. 老年长期照护需求分级综合值的计算结果及其分布

调查结果表明,被调查老年人的长期照护需求分级综合值大致呈正态分布,五级、四级、三级、二级和一级的人数分别占 13.0%、13.7%、30.3%、23.4% 和 19.6%。可以看出,绝大部分的老年长期照护需求分级综合值处于三级范围内,其次,较多的老年长期照护需求分级综合值处于一级范围和二级范围内。形成这一结果的原因,主要是因为老年人面临的老年长期照护需求分级分为 5 个维度 12 个二级指标。对于单个的老年人来说,某一个维度的值高,但可能另一个维度的值低。或者某些指标的等级高,但另一些指标的等级低。在将每个维度的值乘以每个维度对应的权重,或者每个二级指标对应的值乘以二级指标对应的权重后,可能会被"中和"掉部分高级别,形成比较集中的中等级别的分布形态。老年人面临的老年长期照护需求分级综合值如表 6-13 所示。

表 6-13 老年长期照护需求分级综合值及分布情况一览表

等级	老年人数量(人)	占被调查总数的百分比
五级	625	13.0%
四级	660	13.7%
三级	1462	30.3%
二级	1127	23.4%
一级	947	19.6%

2. 各一级指标值的计算结果及其分布

(1)日常生活自理能力

日常生活自理能力包括 BADL 和 IADL,对这两个指标进行统计,结果表明:处于一级范围内的老年人占绝大多数,高达 1291 人,比例达到 26.8%。处于二级的老年人数量也不少,达到 1206 人,占被调查老年人总数的 25.0%。处于四级的老年人人数为 946 人,占比达 19.6%。只有 602 人所处的等级为五级,占被调查老年人总数的 12.5%。如表 6-14 所示:

表 6-14 "日常生活自理能力"等级值及分布情况一览表

等级	人数(人)	百分比
五级	602	12.5%
四级	946	19.6%
三级	776	16.1%
二级	1206	25.0%
一级	1291	26.8%

(2)认知功能和精神状况

从统计结果来看,老年人认知功能和精神状况值主要表现为五级和四级,也有少量的老年人认知功能和精神状况为三级。其中,五级人数为2187人,占被调查老年人总数的比例高达45.4%。访谈中还发现,很多老年人有情绪行为,个别老年人有攻击行为,或者抑郁症状。计算结果如表6-15所示:

表6-15　　　　　　　　　"认知功能和精神状况"等级值及分布情况一览表

等级	人数（人）	百分比
五级	2187	45.4%
四级	1063	22.0%
三级	852	17.7%
二级	563	11.7%
一级	156	3.2%

(3)社会交往与沟通交流

关于老年人社会交往与沟通交流计算结果表明,绝大多数的老年人认为,自己的社会交往与沟通交流处于三级和二级。其中,计算结果为三级的老年人为1552人,占被调查老年人总数的比例高达32.2%。计算结果为二级的人数为1033人,占被调查老年人总数的比例为21.4%。计算结果为一级的人数为1032人,占比21.4%。如表6-16所示:

表6-16　　　　老年长期照护调查对象"社会交往与沟通交流"等级值及分布情况一览表

等级	人数（人）	百分比
五级	501	10.4%
四级	703	14.6%
三级	1552	32.2%
二级	1033	21.4%
一级	1032	21.4%

(4)年龄

从老年人年龄调查结果计算数据来看,绝大多数的老年人处于四级范围内,人数达到1868人,占被调查老年人总数的比例高达38.7%。另有1520名老年人处于三级范围内,占被调查老年人总数的比例为31.5%。如表6-17所示:

表 6-17 老年长期照护调查对象"年龄"综合等级值及分布情况一览表

等级	人数(人)	百分比
五级	421	8.7%
四级	1868	38.7%
三级	1520	31.5%
二级	955	19.8%
一级	57	1.2%

（5）慢性疾病

慢性疾病是老年人发病率较高的一项指标。调查结果表明，1518 人处于四级，1359 人处于二级，916 人处于三级，占被调查老年人总数的比例分别达到 31.5%、28.2% 和 19.0%，需要引起重视。如表 6-18 所示：

表 6-18 "慢性疾病"综合等级值及分布情况一览表

等级	人数(人)	百分比
五级	397	8.2%
四级	1518	31.5%
三级	916	19.0%
二级	1359	28.2%
一级	631	13.1%

3. 5 个一级指标的等级平均值

对 5 个一级指标值进行排序，可以看到，平均值最大的是认知功能和精神状况，高达 3.6236，其次是年龄，紧接着是社会交往与沟通交流。如表 6-19 所示：

表 6-19 老年人长期照护需求一级指标平均值排序一览表

名称	等级值	名称	等级值
日常生活自理能力	2.2926	社会交往与沟通交流	3.0682
认知功能和精神状况	3.6236	年龄	3.3576
慢性疾病	2.1423		

对五个指标的平均值进行绘图，如图 6-2 所示：

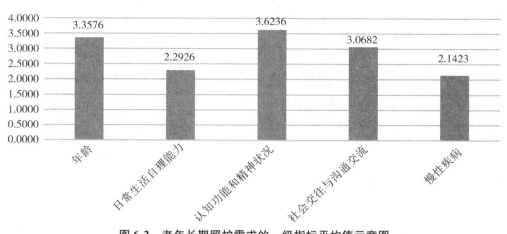

图6-2　老年长期照护需求的一级指标平均值示意图

4. 最后的加权平均值

对 5 个一级指标以及目标层老年长期照护需求等级求平均值,可以得到最后加权的老年长期照护需求等级。调查的统计结果表明,目标层老年长期照护需求等级平均值等于 2.6579。这个数字相对于各个一级指标来说,低于某些一级指标的平均值,例如,低于年龄等级、认知功能和精神状况等级以及社会交往与沟通交流等级的平均值。其原因是,当对一个老年人进行综合评估时,可能某些方面达到高等级的照护级别,但某些方面的照护级别相对较低,故可能"中和"后老年人的综合的评估等级居中。则课题组在设计照护方案时,既要考虑评估的综合等级,也要考虑各个一级指标的等级,甚至还要考虑各个二级指标的等级,再针对各个二级指标、一级指标,设计相应的老年长期照护包,以设计量身定制的照护方案。加权后的平均等级值如图6-3所示:

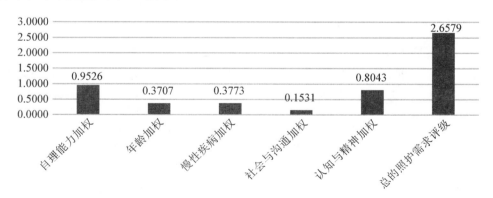

图6-3　加权后的老年长期照护需求等级平均值示意图

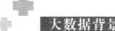

第二节 大数据背景下我国老年长期照护内容分级评估

一、我国老年长期照护内容级别分布

本研究在多次调查、访谈的基础上,结合人力资源和社会保障部、民政部联合颁布的《养老护理员国家职业技能标准》(2019年版),对老年长期照护内容的分级建议分为5个级别。其中,第五级长期照护内容如表6-20所示:

表 6-20 长期照护第五级服务内容及其技能要求一览表

类别	项目	要求技能等级
生活照护	(1)清洁照护:洗脸、洗手、洗头、梳头、剃胡须、洗脚、修剪指(趾)甲;清洁口腔;摘戴义齿并清洗;洗澡(淋浴、盆浴、擦浴);清洁会阴部 (2)饮食照护:做普通的老年餐,摆放进食体位;协助进食、进水 (3)穿脱衣物照护:穿脱衣服、鞋袜;穿脱简易矫形器等辅助器具 (4)排泄照护:协助如厕;协助使用便器排便;更换尿布、纸尿裤,倾倒尿液;观察排泄物,并记录异常情况和报告 (5)睡眠照护:布置睡眠环境 (6)环境清洁:打扫卫生、整理床上用品 (7)家政服务:上门做餐、送餐上门、修理家具、管道疏通、开锁等	要求长期照护护理员具有五级证书,或者经过培训,有上岗证,持证上岗
基础照护	(1)体征观测:测量身高、体重等简单的身体指标 (2)简单护理:会使用热水袋或者冰袋;为老年人翻身	
康复服务	(1)体位转换:正确摆放体位;协助各种体位转换;例如协助老年人进行床椅转移,会协助老人使用助行器、轮椅等辅助器具 (2)康乐活动:参与手工活动和娱乐游戏活动	

对于第四级的长期照护内容,经过和专家、护理员、管理人员等的多次讨论,认为第四级的长期照护服务内容比第五级内容复杂一些,并且需要一定的专业技能,一般没有证书的护理员比较难以完成。

综合来说,第四级的长期照护内容相对第五级的照护内容来说,增加了具备一定的医学常识的要求。如表6-21所示:

对于第三级的照护内容,被调查者认为,被照护的一般是中度失能和失智老年人,因此,这些照护内容相对来说比较复杂,需要具备一定的专业性照护技能。需要了解一些老年人照护的知识,一些操作需要进行较长时间的专业性学习。

表 6-21　　　　　　　　老年长期照护第四级服务内容及其技能要求一览表

类别	项目	要求技能等级
生活照护	(1)清洁照护:除了具备第五级的技能外,还会处理身体清洁过程中的特殊情况 (2)饮食照护:会根据老年人的需求做合适的类型的食物,会照护戴鼻饲管的老年人进食和进水 (3)排泄照护:使用开塞露、人工取便等方法;为人工造瘘的老年人更换造瘘袋 (4)睡眠照护:照护有睡眠障碍的老年人入睡;指导老年人改变不良的睡眠习惯 (5)环境清洁:懂得比较专业的消毒方法	要求长期照护理员具有四级证书,持证上岗
基础照护	(1)体征观测:测量血糖等稍专业的指标 (2)用药照护:协助口服用药,使用胰岛素,观察血糖变化 (3)风险应对:识别老年人各种风险,并进行报告 (4)护理协助:识别胃管、尿管、气管切开及造瘘口的异常情况,留取二便标本;陪同就医;对Ⅱ度压疮做照护 (5)感染防控:正确配制和使用消毒液进行消毒	
康复服务	(1)康乐活动:组织文娱性康乐活动;指导老年人游戏 (2)功能促进:指导日常生活活动训练、功能训练、平衡训练、辅助器具使用、康复器材使用	
心理支持	(1)沟通交流:与老年人和家属沟通;与团队成员沟通 (2)心理慰藉:懂得心理量表,会一些心理识别和疏解	

第三级的照护内容如表 6-22 所示:

表 6-22　　　　　　　　老年长期照护第三级服务内容及其技能要求一览表

类别	项目	要求技能等级
基础照护	(1)用药照护:喂口服药,使用滴眼、耳、鼻等外用药 (2)风险急救:评估老年人的风险,并制订预防措施;急救 (3)护理协助:协助进行Ⅲ度压疮老年人的照护;提供雾化吸入、口腔吸痰、吸氧操作 (4)失智照护:识别照护轻度失智老年人的行为并应对	要求长期照护护理员具有三级证书,持证上岗
康复服务	(1)认知训练:轻、中度认知功能障碍的老年人进行记忆力、定向力等训练 (2)功能促进:康复体操活动;平地行走、上下楼梯训练	
心理支持	心理慰藉:与失明、失聪、失语等功能受损的老年人进行沟通;处理冲突事件	

关于第二级照护内容,大部分被调查者认为,第二级照护需求对应的是重度失能老人,因此,老年人自身的自理能力非常差,认知功能也可能退化较为严重,自身慢性疾病较多,需要时刻进行监测,防止意外发生。因此,这一级别的照护内容涉及很多的医学术语,需要能

看得懂一些常见的医学名词、计量单位、标准区间和变化趋势。

综上所述,对于第二级的照护内容,如表 6-23 所示:

表 6-23 　　　　　　　　　老年长期照护第二级服务内容及其技能要求一览表

类别	项　　目	要求技能等级
专业照护	(1)用药照护:对各种较为严重的疾病对症喂药 (2)生活照护:对失能程度较为严重的老年人提供照护服务 (3)失智照护:识别照护中度失智老年人的行为并应对 (4)安宁服务:对临终老年人提供服务和心理慰藉	要求长期照护理员具有二级证书,持证上岗
康复服务	康复训练:在康复人员指导下,对日常生活活动能力、运动功能、认知功能和轻、中度言语功能障碍老年人进行言语功能专业性的训练	
心理支持	心理慰藉:对轻度抑郁情绪或轻度攻击行为的老年人进行心理疏导	

第一级的照护内容,针对的是完全失能或者完全失智的老年人,需要大数据进行时刻不停地监控。因此,涉及心脑血管数据的阅读、对老年人身体健康状况的掌控和应对、对重度失智老年人的行为的应对和化解,对日常生活活动能力严重受损、认知功能严重受损和重度言语功能障碍老年人进行专业性的训练,对有中、重度抑郁情绪或攻击行为的老年人进行心理疏导。

综上所述,对于第一级的照护内容,如表 6-24 所示:

表 6-24 　　　　　　　　　老年长期照护第一级服务内容及其技能要求一览表

类别	项　　目	要求技能等级
专业照护	(1)专业照护:针对完全失能老人,制定全套照护方案并运用大数据定时监测心脑血管等各种数据,并根据结果进行方案调整 (2)失智照护:识别照护重度失智老年人的行为并应对 (3)安宁服务:对临终老年人提供服务和心理慰藉	要求长期照护理员具有一级证书,持证上岗
康复服务	康复训练:对日常生活活动能力严重受损、认知功能严重受损和重度言语功能障碍老年人进行专业性的训练	
心理支持	心理慰藉:对中、重度抑郁情绪或攻击行为的老年人进行心理疏导	

二、我国老年长期照护内容分级实施情况评估结果

对于老年长期照护内容评估与分级,参考我国人力资源和社会保障部、民政部联合颁布的《养老护理员国家职业技能标准》(2019 年版)对养老护理员等级的划分,依照照护服务的技能要求,结合劳动强度,对技能要求符合相应等级的护理员的长期照护内容进行对应分级。分级标准如第四章第五节所述。

对接受长期照护服务的老年人进行调查（多选），例如，有些老年人同时接受二级照护（专业的康复训练）和五级照护（普通吃饭），则同时勾选二级和五级。结果显示，接受的照护内容的人次如表 6-25 所示：

表 6-25　　　　　　　　　老年人接受的长期照护内容级别一览表[①]

等级	老年人接受数量（人次）	占被调查总数的百分比
五级	4325	89.7%
四级	2631	54.6%
三级	987	20.5%
二级	246	5.1%
一级	153	3.2%

第三节　大数据背景下我国老年长期照护护理员分级评估

一、我国老年长期照护护理员分级评估结果

对于老年长期照护护理员评估与分级，依据我国人力资源和社会保障部、民政部联合颁布的《养老护理员国家职业技能标准》（2019 年版），可以分为 5 个级别。其中，级别最低的是五级/初级工；级别最高的是一级/高级技师。五级和一级之间，按照级别从低到高，依次为四级/中级工、三级/高级工、二级/技师。各个级别所从事的工作难度也不同。本研究对 503 名长期照护护理员，以资格证书为主要指标，结合本研究在第四章设置的长期护理员分级指标体系，乘以对应的权重，最终统计结果如表 6-26 所示：

表 6-26　　　　　　　老年长期照护护理员分级评估及分布情况一览表

等级	技能级别	人数（人）	占被调查总人数的百分比
无等级	无级别	298	59.2%
五级	初级工	85	16.9%
四级	中级工	59	11.7%
三级	高级工	37	7.4%
二级	技师	19	3.8%
一级	高级技师	5	1.0%

---

① 说明：本题为多选，故存在总数与人数不一致的情况。例如，一个老人，接受了普通的吃饭照护，他将选择一次"五级"；同时，也接受了一级的康复训练，他将再选择一次一级。

…

二、我国老年长期照护护理员分级评估个案分析

(一)无级别

本次调查中,无级别的照护护理员很多。尤其是广大的乡镇护理员,只要会做基本的家务事情,会喂饭、会洗衣服、会打扫卫生,附近的村民就可以被聘用为护理员。有的护理员说,自己接受过一段时间的培训;有的护理员说,从来没有接受过培训。

护理员 A(女性):我今年 49 岁,我接受过政府组织的一次培训,老师在城里讲课,安排我去学习了一次。但我只有小学文化,我会写字,但我好多字不认识。我哪有这个水平去考证啊。

护理员 B(女性):我一直在这个敬老院当护理员,我做得很好啊,老年人很喜欢我,我勤劳肯干,脾气好,整天对着老人笑呵呵的。我文化水平低,我也懒得去考证。老人喜欢我就可以了,你说是吧?

(二)五级/初级工

护理员 C(女性):我今年 36 岁,我有两个小孩。一般是我老公在家里带小孩。他是个司机,以前专门开货车,跑长途。但现在没什么事情可以做,就他带孩子,做做家务,管家里的农田。我初中文化。镇里的敬老院要我来当护理员,我家就在附近,我也高兴来做这个事情。我考了一个证书,是个五级证。

省城里也有人叫我去做保姆,每个月 2800 元,要求住雇主家,照顾一个老太太,不能动的那种。我不想去。还有人叫我去带小孩,也有 2000 多一个月,但是也要住雇主家,我不想离家太远。我在这里做,可以经常回家看看。我觉得挺好的。老人都喜欢我。

(三)四级/中级工

护理员 D(女性):我考了一个四级工的证书,我毕业于×民政职业技术学院,我来这里上班三年了。我觉得挺好啊,我本来就是学的老年学专业,我觉得照护老年人挺好的,我很有爱心。我们学校好多人都在这里做,每年老师都带队,送我们过来,这里是个大都市,我觉得挺开心。

(四)三级/高级工

护理员 E(女性):我是 D 的师姐啊,我做了五六年了吧。这个机构聘用我,我挺开心的。我每个月工资 6000 元左右。辛苦一点,但我觉得这个机构给的报酬待遇还挺高的,你说是吧?

(五)二级/技师

护理员 F(女性):我是这个机构的老师,他们请我来做这个小区的机构的"区长"。"区长"是开玩笑的,就是这个机构在小区开了一个连锁的机构,照护附近小区的老年人。我现

在 45 岁了,原来是个会计。后来我那个企业倒闭了,我也做过别的,我做过保险,开过超市,做过营业员。不过,我后来因为家里老人要照护,我就改行了,照护老人。我就去考了一个二级证书,然后管理这个小区里的机构。我什么都做,既要指导这里已经招聘来的护理员,也负责接收公司招来的护理员,当然,也面试直接来我这里的护理员。

(六)一级/高级技师

老师 G(女性):我今年 31 岁,我是这个机构请来做评估老人的老师,我是护理学硕士,我需要制定评估方案,进行实地评估,也要制定量身定制的照护方案。我从美国回来的,我为什么要来? 我觉得既是因为公司老总的诚意,也是因为我喜欢照护老年人吧。我还负责对公司的护理员进行护理培训,我还会做质量监控。我跟我老师在美国做了很多照护案例。

老师 H(男性):我今年 35 岁,我是从台湾过来的,现在给这个机构做心理咨询和心理疏导,还给老年人做认知功能测定和认知功能康复训练。你来看我那个大象、熊猫(墙上的好多模具)训练板。等会你再去参观我们设计的"跳舞地板"。我在这里感觉挺好,我喜欢这里。我希望把台湾地区的先进经验带过来。除了我,我们还有一位台湾老师,他从业几十年了,也是高级技师。

第四节　大数据背景下我国老年长期照护机构分级评估

一、我国老年长期照护机构分级评估结果

从老年长期照护机构分级来看,根据本研究设置的长期照护机构评估指标体系和评估标准,课题组对被调研的长期照护机构做了评估。调查结果表明,被调查的 50 家老年长期照护机构中,有 2 家老年长期照护机构具备被评为一级照护机构的条件。其中,两家老年长期照护机构均配备了专业的照护人员、心理咨询师、护士、医生和一级长期照护护理员,并且有先进的技术。有 3 家长期照护机构符合二级长期照护机构标准,7 家长期照护机构符合三级长期照护机构标准,15 家长期照护机构符合四级标准,其他的 23 家符合五级长期照护机构标准。统计结果如表 6-27 所示:

表 6-27　　　　　　　　　被调查的老年长期照护机构分级评估一览表

照护机构分级	类型	数量	占被调查机构的百分比
一级	高级技术护理照顾型机构	2 家	4.0%
二级	较高级护理照顾型机构	3 家	6.0%
三级	中级护理照顾型养老机构	7 家	14.0%
四级	一般性照顾型机构	15 家	30.0%
五级	条件较差照顾型养老机构	23 家	46.0%

二、我国老年长期照护机构分级评估个案分析

(一)一级老年长期照护机构案例——A 特护院

这是 S 市专门为失智失能老人提供服务的专业养护机构,由政府全额拨款成立的特护机构。

该特护院(简称 A 特护院)引进了大量专业护理团队和人员,大部分都有大专以上学历,经过专门的培训。其中,护理员中,很多具有民政职业技术学院等高等院校的毕业证,或者获得了一级护理员证书。引进了台湾来的心理师,心理师不仅会做心理咨询,还会为老年人测量心理情况,定期为老年人和护理员做心理测试,了解他们的心理和精神状况。还有专业的护理老师,带领护理员为重度失能失智老年人做康复训练,包括 BADL 和 IADL 训练、认知功能训练等。

该特护院还引进了大量高科技装备。比如,在每个失智老人床位上安装离床定位系统,只要老人一下地,警报就会响起,提醒护理人员注意。每位老人身上还安装生命体征监测系统,实时监测老人的脉搏、血压等生理指标。老人的子女只要在手机里下载专用软件,就可以在家里察看老人的身体状况,并和医生探讨病情。

该特护院建立了医养结合的特护模式。能在机构治疗的老年病和慢性病有专业的医生诊断和治疗,老人不用离开特护院,医疗保险可以即时报销。同时,也招聘了专业的护士来进行护理。

该特护院的老人入院之前都需要经过评估,只有重度失智或者失能的老年人才能进入,由于公办的性质,那些特困、无子女养老,或者年轻时为国家社会做出突出贡献的劳模优先入住特护院。

由于其在设施设备、服务人员、服务内容和运营管理四个方面均符合本研究的设定标准,故认定其符合一级长期照护机构。

(二)二级老年长期照护机构案例——B 社区连锁照护机构

B 社区连锁照护机构虽然定位为社区嵌入式长期照护机构,但其先进的照护理念和照护水平令其声誉非常高,在照护理念、照护管理、照护护理员以及照护设施等方面符合二级长期照护机构水平。

B 社区连锁照护机构拥有高水平的管理团队。护理团队有从美国著名大学归国的护理师团队,借鉴美国护理协会深度认可的评估系统——OMAHA 系统,制定了本土化改造后的老年长期照护需求评估系统,为每位老年人进行详细的评估。

B 社区连锁照护机构聘用计算机专业的高水平数据处理和产品运营团队,建立了基于大数据的数据采集系统,每时每刻都在产生老年人的身体健康情况数据,包括血压、脉搏等数据,护理团队在护理师的带领下对大数据系统进行实时监控。

B 社区连锁照护机构采用社区嵌入式照护模式,故主要采用连锁的方式,在全国建立了 300 多个社区照护连锁机构,招聘的一些护理师具有一级护理员资质。当然,在国内长期照护护理员数量和质量都和护理需求有差距的情况下,也会招聘一些资质较低的照护护理员。但他们建立了带教机制,还招聘了专业的护士,对照护的社区老年人进行定期巡视。护理员随时通过 App 向护理老师进行询问,护理老师随时线上回答问题。

B 社区连锁照护机构借助他们的计算机专业优势,建立了先进的扁平化管理模式,通过 App 直接派单给护理员,建立了 15 分钟护理圈。也就是说,社区老年人即使是居家接受服务,发出需求后,15 分钟之内护理员必定会到达,并提供照护服务。

B 社区连锁照护机构建立了家庭病床制度,家庭病床上有各种先进的仪器,帮助监控老年人的身体情况、康复情况和照护情况。

(三)三级老年长期照护机构案例——C 长期照护机构

这是本研究团队采访的一家比较先进的长期照护机构 C,按照本研究制定的评估体系,评估为三级长期照护机构。该机构的功能分区还不错,有餐厅,供有自理能力的老年人来用餐。也有餐车,为有特殊需要的老年人送餐,由长期照护护理员协助进餐。

但 C 长期照护机构和前面所述的一级照护机构 A、二级照护机构 B 相比,还是有一定的差距。首先,他们没有专业的心理测量和评估师,照护护理员的级别也比较低,仅有 1 名三级照护护理员,还有很多五级照护护理员和没有证书的照护护理员。在管理上也一般,没有什么特殊之处。

(四)四级老年长期照护机构案例——D 机构

D 机构其实不能算专业的长期照护机构,因为它不仅收不能自理的老年人,也收自理能力较好的老年人。其中,自理能力较强的老年人住三楼、四楼和五楼,自理能力较差的老年人住一楼和二楼。D 机构在一般人的眼里,应该就是一般的养老机构吧。但 D 机构是政府办的,属于区(县)级机构,所以条件比一般的私立养老机构或者镇养老机构要好,所以本研究经过评估,认为它属于四级机构。

看望了这里的老年人,并且和老年人进行了较多的交流。自理能力较强的老年人感到很开心,因为 D 机构旁边就是一个规模很大的公园,天气好的时候,D 机构的老年人经常去公园散步。

D 机构在四楼开辟了专门的老年人活动区域,自理能力强的老年人经常到这里锻炼,自理能力有轻微缺损的老年人也来锻炼。

D 机构与该市的儿童福利院建立了联谊,老年人经常给儿童福利院的儿童织手套,做手工,由护理员带领自理能力较强的老年人送过去,老年人对这个活动很感兴趣,经常乐意做一些玩具和手套等物品送给儿童福利院的儿童们。

但是,D 机构并不适合完全不能自理老年人,对半自理能力的老年人也没有特殊照护。

负责人说,住进来的老人很多,没法做到这么详细的服务。护理员很多来自周边的省市,本来就文化水平比较低,一人照护 8 个老年人,没法做到非常好的护理水平。这里的设备也不先进,政府拨款有限,老年人数量多,很多照护是基本照护。

(五)五级老年长期照护机构案例——E 机构

课题组调研的广大的乡镇敬老院、乡镇或者县城的养老院,本研究按照制定的标准进行评估,认为基本上属于五级机构。E 机构坐落于 X 市 Q 镇,旁边是一个水泥厂,空气不是很好,但也没办法。入住的老年人有 38 人,只有一个院长、一个照护员、一个厨师,院长是附近的村民,照护员是附近的村民,厨师也是附近的村民。

院长和照护员都是小学文化,院长 55 岁,照护员 46 岁。厨师 37 岁,初中文化,去新东方学习了一个月。据说做饭做得还不错,当地一些红白喜事都喜欢叫他办。他给敬老院做饭之余,有空闲的时候会接一些当地的业务。

照护员主要的任务是洗衣服、打扫卫生,给自理能力较强的老年人送饭、给自理能力非常差(卧病在床)的老年人喂饭。厨房旁有一间厅屋,自理能力较强的老年人有时候也会自己过来吃饭。

该敬老院现有 2 名卧病在床的老人,没有接受专业性的服务,主要就是需要喂饭,天气好的时候偶尔给擦擦身子,抬出来晒晒太阳。还有 3 名能起床但需要扶着移动的老人,主要是因为中风,经常坐在门口的椅子上,一坐就是一个上午或者一个下午。

第七章　大数据背景下我国老年长期照护分级匹配研究

第一节　大数据背景下我国老年长期照护分级匹配的依据

一、老年长期照护分级匹配的理论依据

(一)老年长期照护需求的可测量性和不同等级性

从第三章和第四章的论述可知,老年长期照护需求非常显著的特征是可测量性。无论是Bathel,还是Katz,以及长谷川等,都认为老年长期照护需求等级与老年人的日常生活自理能力等级和认知功能等级存在非常显著的相关性。而日常生活自理能力、认知功能等都是可以被测量并且可以用一定的数字来表示大小,因此,可根据数值的大小来进行日常生活自理能力和认知功能的分级,将日常生活自理能力和认知功能分为不同等级,进而确定老年长期照护需求等级。

从理论上来说,老年长期照护需求的考察建立在多种维度的指标的考量基础上。这些维度不仅包括日常生活自理能力,并进一步分为 BADL 和 IADL;也包括认知功能和精神状况。精神状态和认知功能差的老年人,更需要心理支持和心理疏导。

慢性疾病的全称是"慢性非传染性疾病"。根据世界卫生组织的定义,慢性疾病是指"病情持续时间长、发展缓慢的疾病"。慢性疾病的特点使得这种类型的病除了接受常规的医疗诊断和治疗外,最主要的应对办法是要为病人提供长期照护服务。慢性病主要包括 4 种类型:癌症、呼吸性疾病、糖尿病和心脑血管疾病。老年长期照护需求等级与慢性疾病也存在较大的相关性。慢性疾病病人需要得到精心的照护,而不是长期待在医院里。慢性疾病数量多的老年人,往往需要医疗性的护理,因而需要更高等级的老年长期照护服务。

最后,从年龄来看,年龄越大的老年人一般需要的长期照护等级也越高。虽然不排除"低龄老人"中有需要高等级的老年长期照护服务,"高龄老人"中也有自理能力比较强的老人。然而,从普遍的规律来看,随着年龄的不断增长,老年人的身体越来越虚弱,身体各器官越来越衰竭,这是人类不可逆转的趋势。综合考察生理年龄和日历年龄,能更科学地判定年龄等级。

综上所述,老年长期照护需求具有可测量性和不同等级性。对应于不同的长期照护需求,我们有必要设置不同等级的照护服务内容;同时,根据照护需求的等级培养能胜任这些不同等级服务内容的护理员。由于不同照护需求等级的老年人、不同等级的照护服务内容和不同等级的照护护理员,均需要借助不同的场所实现这些照护需要,则需要依据不同照护

等级设置不同等级的长期照护机构。高照护需求匹配高等级的照护内容,由高技能的照护护理员进行照护,提供这种高等级照护服务的机构就被定义为高等级的长期照护机构。反之,自理能力较强的老年人,需要较低级别的照护服务内容,可以由拥有较低技能的护理员提供服务,提供这些服务的场所就成为低等级的长期照护机构。

由于资源的有限性,因此根据不同的老年长期照护需求等级而设置分级照护方案,既能避免社会资源浪费,实现资源的最优配置;又能有针对性地提供老年长期照护服务,实现面向老年人的精准的个性化的照护方案。

(二)老年长期照护级别的转化机制

根据 LEUTZ W 提出的整合照护理论,认为被照护者、照护资源和照护服务之间存在"连接""协调"和"完全整合"的关系。其中,轻度的失能老人可以借助少部分的外部力量,来获得照护服务。在照顾过程中,更多地依赖于自身的能力。对于中度失能老年人,可以通过"协调"的方式,从社区、机构等获得适合的照护服务。而重度失能者,则需要专门的照护措施、高技能的照护员提供专业化的照护服务。

老年人在接受长期照护服务后,长期照护级别会发生转化。其照护等级转化存在 3 种可能性:一是可能更加恶化,照护等级提高;二是维持不变;三是身体好转,照护等级降低。

获得美国护理协会高度认可的 OMAHA 评估系统认为,老年长期照护效果可以进行评估。在经过一段时间的照护后,老年长期照护等级会发生转化,因此,需要制定不同的照护方案,贴合老年人的照护需求。只有按照具体的等级情况设置相应的照护方案,才能取得较好的老年长期照护效果。OMAHA 系统认为,专业化的适合的老年长期照护效果体现在:照护级别降低,或者至少维持不变,而不是急剧恶化。

因此,如果依据老年长期照护需求等级,长期照护机构和照护护理员能提供相应等级的照护服务,则老年长期照护需求等级将会下降。如果长期照护机构和照护护理员不能提供相应等级的照护服务,达不到相应的照护服务等级需求,甚至提供错误的照护服务,则老年长期照护需求等级可能会进一步急剧提高,老年人失智失能程度会急剧上升。采取分级别的老年长期照护,可以阻滞老年长期照护需求等级的急剧提高,甚至降低老年长期照护需求等级。

(三)基于福利多元主义的社会支持体系

根据福利多元主义理论,对老年人提供长期照护服务的可以是多元主体。多元主体所具备的照护技能和照护设施等级是不同的。例如,对于一般的家属来说,来自各行各业,并不具备专业化的照护知识,只能适应最基本的照护服务。对于不具备照护技能的照护员来说,只能提供家政服务,例如做饭、洗衣服等。

对于具备最低等级的五级照护员/初级工来说,可以提供简单的生活照料服务。对于四级照护员/中级工来说,可以提供基础照护服务。三级照护员/高级工可以提供专业心理支持。而对于高等级的二级照护员/技师、一级照护员/高级技师则可以提供照护评估、照护指导或者照护培训服务。不同技能的护理员提供相应级别的照护服务,形成多元提供主体。

对于长期照护机构来说,作出分工合作也是社会发展的趋势。一般性的养老院,主要接收能自理的老年人,提供做饭、洗衣服等生活照料的服务,或者接收非常轻度的失能老人,提供基础性的照护服务。这种分工使得这些五级、四级养老机构只需要配备一般性的生活照护设施和普通的监测设施。对于三级照护机构来说,主要接收中度失能的老年人,配备三级照护护理员,以及适用于三级照护需求的设备。对于二级/一级照护机构来说,需要配备非常专业的技师或者高级技师,主要接收二级/一级照护需求的重度失能失智老年人,以专业化的设施和专业化的服务为这些重度失能失智老年人提供康复性的服务。

(四)基于需要层次理论的梯次照护原则

根据马斯洛需要层次理论,老年人具有5个层次的需要,分别是:生理需要、安全需要、交往需要、尊重需要和自我实现需要。老年人的生理需要包括吃饭、穿衣等各方面的生活照顾。在吃饭方面,需要提供营养均衡的饮食,确保老年人身体健康,满足老年人的营养需要;此外,要确保饮食安全,降低饮食风险。在生理方面,还需要提供细心的照顾服务,降低老年人的生病风险和食物中毒风险。

安全需要方面,主要是居住安全、交通安全、防止意外事故等方面要得到妥当的照顾,有效降低老年人意外事故风险。

交往方面则是要采取各种措施,对老年人进行健康心理的培养和引导,提升老年人的交往主动性和交往能力。

尊重需要则是要尊重老年人,不要有侮辱性的语言和行为,尊重老年人的意愿,倾听老年人的想法。

自我实现需要是指老年人对人生价值实现的需要,老年人虽然在接受长期照护服务,但作为一个“人”,具有“自我价值”是促使其感到自我满足的必要条件之一。有必要采取一切可行的措施,引导和帮助老年人在生活中积极参与决策,感受自身的价值。

需要的5个层次反映出照护的梯次性,应根据满足老年人的不同需要而设计不同梯次的照护方案。

二、老年长期照护分级匹配的实践依据

(一)不同技能等级的护理员适合相应等级的照护需求

本研究第三章、第五章的调查和评估结果表明,不同技能等级的护理员适应于不同等级的照护需求。对于五级护理员来说,文化层次较低,技能上达不到一级、二级照护需求,照护服务质量没法达到要求。许多照护护理员表示,自身基础差,底子薄,只能做“最基础的事情”。

(二)老年长期照护分级匹配的针对性和康复作用

从 2016 年 6 月开始,课题组经过 3 年的努力,在上海市、湖南省、山东省、浙江省、湖北省和江苏省等省份建立了老年长期照护数据中心,与若干长期照护机构进行合作,收集老年长期照护的相关数据,对数据进行处理和分析,形成对老年人长期照护分级机制,启动分级匹配方案。

三年内,分级匹配照护取得了一定的成效,许多照护需求等级较高的老年人经过合适的照护后,照护需求等级明显降低,这些照护事例以数据统计和个案分析的形式在第七章第四节给予详细的分析。事实证明,当措施采取得当,照护方案符合老年人长期照护需求时,精心的分级照护服务能有效降低照护需求等级。当然,由于时间的推移,老年人的总体趋势是走向身体器官逐步衰竭,故没有实施分级照护时,照护需求等级可能会迅速提高。根据OMAHA 系统的要求,分级照护服务的效果评估时,并不是要求一定要降低长期照护需求等级。当然,能比接受照护之前的照护需求等级有所降低,这种照护肯定是效果显著。但是,只要在接受照护后,其需求等级在一段时期内维持不变,就可以认为这种长期照护服务是成功的,值得给以肯定。

(三)分级匹配照护的国际经验借鉴

从第一章的国际比较可以看到,世界上许多国家对老年长期照护均实行分级机制。无论是美国、日本、德国还是西班牙,均采取分级制度。

分级的内容包括四个方面:

一是老年长期照护需求分级。有的国家分为三级,有的国家分为六级,还有的国家分为七级。无论分为几个级别,基本的依据都包括老年人的身体状况、精神状况、认知情况和日常生活自理能力等。许多国家,例如德国、日本和西班牙等,都建立了国家统一制定的老年长期照护需求分级指标体系,建立了分级评估制度。许多国家都建立了依托大数据的分级制度,将老年人的调查数据纳入数据系统。

二是老年长期照护内容分级。从第一章的介绍可知,对于老年长期照护内容,许多国家均按照照护内容的复杂程度和技能要求实行分级制度。

三是老年长期照护机构分级。由第一章老年长期照护国际比较可知,许多国家对老年长期照护机构进行了分级,代表性的国家有美国和日本。例如,美国将长期照护机构分为两大类和三个级别,日本也将老年长期照护机构进行分类和分级。只有对老年长期照护机构进行分级,才能和老年长期照护需求相互匹配,实现老年长期照护供需均衡。

四是老年长期照护护理员分级。许多国家对老年长期照护护理员设置了考级机制,例如德国和日本,对执业护士进行了分级,按照护士的级别对不同需求等级的老年人提供长期照护服务。

第二节　大数据背景下老年长期照护分级匹配数据库构建

一、构建以身份证号码为依据的分级照护需求数据库

要实现大数据背景下,老年长期照护分级匹配方案,首要的是建立以身份证号码为依据的分级照护数据库。

大数据背景下,分级照护的基础是建立以身份证号码为依据的分级照护数据库,对各种老年人相关数据进行有效收集、统计和分析。运用大数据对老年人的身体健康数据、经济数据、人际交往数据和居住环境以及社会支持数据进行统计是有效的分级照护的前提条件。相关统计数据包括四个分支数据库。

(一)构建大数据背景下老年人基本情况分支数据库

对老年人基本情况的统计可以上升到国家层面,以国家为主体来进行数据的收集。在中央政府的统筹下,可以每年度定期开展一次全国老年人基本信息统计,每个乡镇或者街道按照以身份证号码为编码依据,向县(区)级政府上报所有老年人的基本信息。县级政府将老年人的基本数据汇总后,向上报送到地级市。地级市报送省级部门,省级部门最后上报到中央政府,进行全国数据汇总。

(二)构建大数据背景下老年人长期照护需求情况分支数据库

根据第三章和第四章的调查结果,本研究将老年人照护需求评估指标体系分为 5 个一级指标和 12 个二级指标,对这些指标设计了对应的问题。在大数据背景下,可以统计老年人的照护需求。对于老年人的身体健康风险,可以测量老年人的身体各项指标,以日常生活自理能力、认知功能和精神状况为主要指标,年龄、慢性疾病、社会交往和沟通交流等为辅助指标进行综合评估和照护需求级别判断。

(三)构建大数据背景下老年人长期照护需求的动态分支数据库

老年人身体自理情况、认知功能和精神状况都会出现一个逐步变化的趋势,其周边环境、居家条件、社会支持也在不停发生变化。经过合理的长期照护后,老年人的各项照护需求等级也将发生变化,因此,老年人长期照护需求是一个动态的变化过程,必须进行定期的统计更新。当老年人各项情况发生变化时,要利用大数据技术及时更新。因此,有必要构建一个大数据背景下老年人长期照护需求的动态分支数据库。

(四)构建大数据背景下老年人的长期照护需求菜单分支数据库

老年人有综合性的长期照护需求,但对于单个老年人,各个维度具有不同的等级。有的老年人认知功能和精神状况较差,有的老年人是日常生活自理能力较差,有的老年人则是年龄较高,已经步入高龄行列,但日常生活自理能力尚可。有的老年人社会支持条件差,家里

亲属没有照护能力,或者由于子女居住的距离远、子女少或者无子女而导致缺乏亲属的照护力量。对于千差万别的情况,有必要运用大数据,对每个老年人进行个性化的精准评估和照护需求特征总结,设计个性化的老年长期照护方案。

二、构建老年长期照护分级供给数据库

(一)构建老年长期照护服务内容分级供给数据库

对于国家和社会力量、亲属或者志愿者所能提供的老年长期照护服务内容,可以按照照护内容分级进行供给情况登记,以便老年人在需要老年长期照护服务时,通过互联网查询可以得到何种照护服务。例如,以某个县(区)为单位,将本县(区)能提供的老年长期照护的服务内容和相应的数量进行统计和公开,建立大数据下的老年长期照护服务内容分级供给数据库,并且随着技术和服务内容的变化及时对长期照护服务供给情况进行更新。

(二)构建老年长期照护服务人员分级供给数据库

如前所述,我国老年长期照护护理员按照人力资源和社会保障部、民政部的分级机制,分为五级护理员。同时,由于非正式照护机制的存在,还可以纳入没有级别的亲属、志愿者等,统计亲属和志愿者的数量和分布,为老年人提供非正式的长期照护服务,如陪读、陪聊、陪购物、整理房间、洗衣服和做饭等家务服务等。此外,由于医疗机构中的专业性的医生和护士也没有进入我国人力资源和社会保障部、民政部的护理员分级机制中,建议将愿意提供医疗护理服务的医生和护士的数据也纳入老年长期照护人员分级供给数据库,在老年人需要医疗方面的护理和诊断而不愿意进入医院进行正式治疗的情况下,由专业性的医生和护士给予指导。

(三)构建老年长期照护机构分级供给数据库

老年长期照护机构是提供老年长期照护服务的最重要的载体。老年长期照护机构的存在,使得老年长期照护服务的配置和传递成为可能。因此,构建老年长期照护机构分级供给数据库非常有必要。我国当前对老年长期照护机构有比较完备的统计数据,但这些统计数据主要是关于老年长期照护机构的所有者性质、面积、规模等,建议按照这些机构所能提供的照护等级,构建老年长期照护机构分级供给数据库,与老年长期照护需求、照护护理员和照护内容组合成一个统一的数据库。

三、构建老年长期照护分级匹配数据库

根据老年长期照护需求的分类依据,老年长期照护需求分为5个等级。第一级和第二级老年长期照护服务需求者可以由政府部门协助进入专业性的老年长期照护机构,接受最复杂的医疗康复护理。目前成功的例子有上海建立的浦东新区老年特护院。第三级服务需求者可以接受当地社区卫生中心和养老机构合作提供的服务,并且招聘符合第三级技能要求的长期照护护理员;第四级和第五级服务需求者接受第四级和第五级长期照护护理员的照护服务。

在构建老年人基本情况数据库、老年长期照护需求数据库、老年长期照护内容数据库、老年长期照护护理员数据库和老年长期照护机构数据库的基础上,要进行老年长期照护分级的匹配,统计出匹配数据库。对于符合老年长期照护分级匹配的,要继续保持;对于不符合老年长期照护分级匹配的情况,要提出改善的意见和实施方案。

首先,我国很多地方政府目前主导建立了老年长期照护需求分级指标体系,并且进行了老年长期照护需求分级评估,则需要把老年长期照护需求评估结果导入数据库。其次,要建立老年长期照护内容、机构和人员数据库。再次,将需求中 5 个级别的人数、老年长期照护护理员人数、各个级别的老年长期照护机构的数量、床位数进行对比,查对是否符合要求?是否能匹配? 存在哪些差距? 最后,知道如何弥补这些差距,如何进行监控和调整,知道需要进行动态的监督和管理,采取切实措施,最后达到均衡状态。

四、构建基于大数据的老年长期照护分级匹配的数据图谱

大数据背景下,老年长期照护分级匹配的实现有赖于合理的数据图谱的构建。老年长期照护数据图谱是指,将老年长期照护所有相关数据聚集到一起,进行合理的分级和匹配的数据库的分布方案。

(一)基于大数据的数据图谱的维度

基于大数据的数据图谱分为三个维度:第一个维度是时间维度,第二个维度空间维度,第三个维度是照护数据分类维度。时间维度包括分、秒、小时、天等时间单位;空间维度包括省、市、区等行政区划;照护数据分类维度主要包括老年长期照护需求维度、老年长期照护机构维度、老年长期照护护理员维度和老年长期照护内容维度。

基于大数据的数据图谱维度如图 7-1 所示:

大数据图谱维度
- (1)时间维度:秒、分、小时、天、周、月、季度、年
- (2)空间维度:省、市、县(区)、街道(镇)、社区(村)、小区
- (3)照护数据分类维度:
  - 老年长期照护需求维度:包括 5 个等级的长期照护需求
  - 老年长期照护机构维度:包括专业照护机构、社区和居家
  - 老年长期照护护理员维度:包括老年长期照护护理员等级
  - 老年长期照护内容维度:包括分级的长期照护服务包

图 7-1　基于大数据的数据图谱维度

(二)基于大数据的数据图谱结构

1. 照护计划自动匹配图谱

基于大数据的数据图谱构建包括 3 个方面的内容:首先,划分服务类型;其次,建立匹配规则;最后,对老年人的长期照护需求情况进行评估。

2. 评估情况的数据图谱

评估情况的数据图谱主要是指在评估员到达老人居住地,对老人进行评估的地点、场所和被评估员的健康档案以及其他相关情况。最后,建立一个数据映射表。

3. 照护情况数据图谱

照护情况数据图谱是指已经接受长期照护的老年人,在被照护时通过各种传感器、护理员人工记录等方式,产生的数据库。

4. 康复/护理路径效果评估模型

康复/护理路径效果评估模型主要是指对老年人进行分类,在分类的基础上,评估其接受照护之前的等级以及接受照护之后的等级,探讨其康复/护理路径和效果。

5. 机构(包括专业机构和社区嵌入式机构)运营情况

对老年长期照护机构的运营情况建立图谱,以便了解老年长期照护供给子系统的运行情况,为国家加大供给子系统的建设和管理提供数据。

6. 比较数据图谱

比较数据图谱是指对老年长期照护需求维度、老年长期照护机构维度、老年长期照护护理员维度和老年长期照护内容维度这四个方面的数据进行横向和纵向的比较,以求得老年长期照护变化的规律,进行及时的动态调整,最后达到动态系统均衡。

7. 护理员最佳服务路径模型

护理员最佳服务路径模型是对护理员提供老年长期照护的时候,按照最有效率的方法进行匹配,匹配的因素包括护理员的等级、长期照护需求包的匹配度和护理员与老年人的居住距离等因素。

8. 关于分级匹配的数据图谱

关于分级匹配的数据图谱包括:最佳供给库存,资源调配和供给机构/长期照护护理员/照护内容管理。

第三节 大数据背景下老年长期照护分级匹配方案

一、大数据背景下老年长期照护提供主体及其分级匹配

(一)大数据背景下老年长期照护服务分级的提供主体

根据福利多元主义理论,老年人的长期照护分级需要多元社会支持。在老年人长期照护分级过程中,政府、家庭、社区、志愿者、社会组织和市场等都是主体。其中,各级政府部门

是最具管理权和资源分配权的照护主体,在实现老年长期照护分级中具有更大的制约权力。政府不直接提供照护服务,但政府进行长期照护分级规划,提供基于分级的老年长期照护资金补贴,制定长期照护分级的规章制度,对基于分级的老年长期照护机构和护理员进行管理。

家庭是老年长期分级照护的重要场合。亲属是非正式照护的主体。但由于亲属并非专业性的照护护理员,故亲属能提供的照护服务专业化程度低,照护技能低。主要提供低技能的照护服务。一般来说,亲属可以提供没有级别的服务,例如家务服务,或者经过指导或培训后提供简单的五级照护服务,如清洁服务、个人卫生服务、餐食服务等。

老年长期照护护理员是长期照护分级供给的主体。在老年长期照护护理员中,根据其具备的技能等级,分为五级、四级、三级、二级和一级护理员。依据护理员的技能等级不同,可以提供相应级别的分级照护服务。

长期照护机构是老年人长期照护的重要场所,具有提供专业化分级照护服务的有利条件。由于具有规模效应,机构可以同时接收较多的老年人,形成分级照护服务的规模效应。根据机构的设备配置、人员配置、服务内容和管理运营水平,本研究建议机构分为五级、四级、三级、二级和一级长期照护机构。

社会组织是长期照护的有益补充。某些专业化的社会组织和志愿者具有长期照护的专业知识,可以提供更专业性的照护服务和实施个性化的照护方案。但也有些社会组织和志愿者不具备专业知识,在这种情况下,主要提供一些非正式的最低等级的陪聊、陪读、家务等照护服务。对于社会组织和志愿者,建议通过评估,没有技能或者低技能的志愿者和社会组织人员提供技能要求等级低的第五级服务,例如,餐食服务、卫生服务、聊天服务、娱乐服务等。对于有专业技能的志愿者和社会组织成员,可以在经过评估后,提供相应等级的老年长期照护服务。

根据福利多元主义理论,市场也是老年长期照护分级的一个主体,市场在产品研发和生产、使用和配置方面发挥着重要的作用。

综上所述,老年长期照护分级服务的提供主体如图7-2所示:

(二)大数据背景下老年长期照护分级的供需匹配

在所有长期照护主体中,家庭是老年人最直接和最重要的照护主体,其他照护主体可以通过对家庭的指导、帮助和支持实现照护服务。各级照护人员、各级照护机构、各级照护内容都要以老年长期照护需求分级为核心进行等级匹配。大数据背景下老年照护等级与照护主体的匹配模式如图7-3所示。

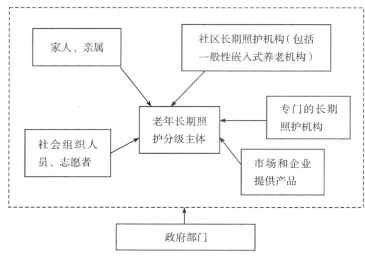

图7-2 老年长期照护分级服务的提供主体

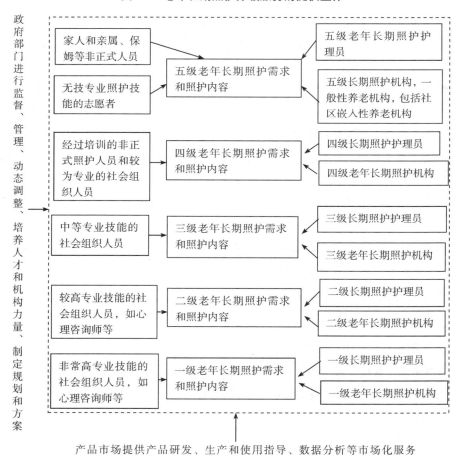

图7-3 大数据背景下老年长期照护各需求等级与各级照护主体的匹配图

二、大数据背景下老年长期照护客体分级提供模式设计

(一)老年长期照护内容分级提供的两种模式

大数据背景下老年长期照护内容分级的模式包括两种,第一种是技能知识培训模式,第二种是长期照护服务配送模式。

从根源上说,老年长期照护需求中,有一部分是照护知识和技能的需求。作为老年人自己或者亲属,由于缺乏专业技能,则专业性的长期照护机构和照护护理员可以为他们提供技能培训服务、知识宣讲服务和康复训练知识普及服务。服务配送模式是另一种常见的模式,主要是指专业化的照护机构和照护护理员对老年人直接提供照护服务和康复训练服务。

(二)大数据背景下老年长期照护内容分级提供模式设计

1. 技能知识培训模式

利用大数据调查统计老年人的照护需求和技能培训需要并提供技能知识指导。

首先,加强老年人风险知识培训,让老年人认识到现实生活中的各种风险,让老年人学会如何进行有效的防范,例如跌倒风险、用药风险、设备使用风险等。

其次,通过调查老年人心理状况,汇总大数据,总结老年人心理特征,加强对老年人心理知识的培训。可以通过聘请心理老师定期授课或者不定期开展讲座的方式,为老年人普及心理知识,舒缓老年人的情绪。

再次,运用大数据调查统计老年人的日常生活及其子女的工作状况,做出知识和技能培训方案。

最后,运用大数据统计老年人参加社会实践活动和娱乐活动的现状和潜在的需求情况,对老年人加强社会实践活动引导。应采取一些可行的措施,促进老年人力所能及地参与社会实践活动和娱乐活动。有条件的长期照护机构可以开办一些社会实践课或者娱乐活动课,邀请相关的社会组织开展对老年人有益的活动,并请老年人的家庭积极配合,积极参与。

2. 长期照护服务配送模式

面向客体的长期照护服务模式下,一方面,专业性的机构和护理员可以直接提供各种长期照护服务,包括进食服务、个人卫生服务、环境卫生服务等。具体来说,可以分为以下服务形式。

首先,运用大数据加强进食的管理,降低老年人身体健康风险。大数据在进食管理方面应用性很强,一方面可以运用大数据了解老年人的食品禁忌,例如某些病种的病人不能吃某些食物。在饮食上加以注意,为其提供个性化的食物。另一方面,可以运用大数据管理食品的安全,追溯食品来源,确保产地安全、运输过程安全和制作安全。

其次,可以运用大数据加强对不同经济状况的老年人的补贴和资助。对于不同家庭经济情况的老年人,可以提供差别化的补助。大数据可以用于识别老年人的贫困程度、老年人

的特殊情况，针对不同贫困程度的老年人提供不同等级的补助。

再次，大数据可以用于对老年人提供特殊服务。根据需要层次理论，老年人不仅有生理需要，也有自我实现的需要。

第四，大数据可以用于加强医疗性护理的配置。大数据可以统计某一个长期照护机构需要配备的医生数量和护士数量（课题组的调查结果显示，通常一个比较完备的长期照护机构会至少配备一名医生和一名护士），需要配备的药品种类和数量，需要准备的急救物品的数量。

此外，面向客体的长期照护服务配送模式下，专业性的长期照护护理员和长期照护机构可以提供各种适合老年人的康复训练，具体的训练强度和训练内容可以根据老年人的情况量身定制训练方案。训练内容和方案将在本章下文中做详细分析。

三、大数据背景下老年长期照护内容分级匹配服务包方案设计

根据本章论述的老年长期照护分级方案和内容分级模式，本研究设计了大数据背景下老年长期照护分级内容服务包。这些服务包分成不同的等级，在基础包之上叠加单个服务包，就可以构成高等级的服务包。

（一）适应第五级照护需求的基础服务包

基础服务包包括的照护内容都是非常基础性的服务，主要适合日常生活自理能力较强的老年人，这些老年人的长期照护需求被评估为第五级，自己具有较强的自理能力。由于年事较高或者其他单个方面的缺损而需要老年长期照护服务。

（二）适应较高等级（三级和四级）长期照护需求的叠加服务包

在基础服务包之上，较高等级的老年长期照护需求可以按照需求等级来添加对应的服务包，这种服务包被称为叠加服务包。照护需求级别越高，所需要的叠加包的数量越多，等级越高。但基础包加上对应的叠加包，可以形成三级和四级照护内容服务包。叠加服务包包括三种类型：一是指导叠加包，二是训练叠加包。叠加包的第二种类型是训练叠加包。对于失能失智为轻度、中度的老年人，都可以添加训练叠加包，以通过训练，提高或者至少维持老年人的自理能力和认知功能。三是照护服务叠加包。对于较高等级的照护服务需求，本研究设计了较多的照护服务叠加包。老年人可以选择适合自己照护需求的叠加包，丰富照护内容。

（三）适应最高等级（一级和二级）长期照护需求的专业服务包

对于一级或者二级照护需求，本研究设计了专业版的照护叠加包。专业版照护叠加包主要的提供主体是拥有一级或者二级护理员资格证书的护理员，或者是技师/高级技师、执业护士。服务对象是重度失智失能的老年人，也就是一级照护需求或者二级照护需求的老年人。

四、大数据背景下老年长期照护分级匹配的动态管理

对于有差别化的老年人，要设立动态照护制度。首先，每间隔一定的时间就要进行定期的照护效果统计。对于照护需求等级高的老年人，间隔时间短；对于照护需求等级低的老年人，间隔时间稍长一些。例如，对于一级照护需求，每个月检查一次照护效果，针对照护效果调整照护方案。对于二级照护需求，每两个月复查一遍照护效果。对于三级照护需求，则每三个月复查一次照护效果。对于四级照护需求，则可以每半年复查一次照护效果。对于五级照护需求，可以每年复查一次照护效果。

动态管理还包括对照护需求等级变化的统计和处于某一照护需求中的人数变化的统计。对照护需求等级变化的统计是指，当一段时间过去后，统计老年人某一照护需求指标变得更高还是更低。对某一照护需求程度中的老年人人数统计是指，在照护一段时间后，调查老年人的照护需求级别是否有变化。例如，原来有 n 人处于三级照护需求，一段时间后还有多少人处于三级照护需求？处于高级别照护需求的人数有所降低还是有所增加？处于低级别照护需求的人数有所增加还是有所减少？

第四节　大数据背景下老年长期照护分级匹配与未分级匹配的效果对照

一、老年长期照护分级匹配与未分级匹配分指标效果对比分析

为了考察分级匹配照护与未分级匹配照护是否具有照护效果方面的显著差别，课题组对调查的老年人进行分组。其中，在上海、北京、青岛等地选择一些开展分级匹配照护的机构，例如，"爱照护"连锁长期照护机构、浦东特护院等，随机抽取其中的老年人，进行追踪调查分析。对其他未接受分级匹配照护的老年人也进行一次追踪调查。其中，接受分级匹配照护的老年人为 862 人，占被调查老年人总数的 17.9%。未接受分级匹配照护的老年人为3959 人，占被调查老年人总数的 82.1%。

对于被调查的老年人，我们根据是否接受分级匹配照护，分成两个小组。第一个小组为分级匹配照护组，包括所有被调查的接受分级匹配照护的老年人。第二个小组为未接受分级匹配照护的老年人，作为对照组。课题组在 2016 年 7—12 月进行了第一次调查。2018 年7—12 月，课题组进行追踪调查。追踪调查时，为保证样本的完整性和被调查老年人的相同性，避免由于被调查老年人的变动而引起大规模的样本变动，课题组仍然选择第一次调查的样本。但其中部分老人搬家、改变长期照护地点等原因，样本数量有少量的变动。追踪调查人数比第一次调查人数减少了一部分有效样本。课题组剔除了追踪调查中因产生变动无法继续追踪的老年人样本，以追踪调查的样本为准，选取有效样本数 4821 人。再次调查表明，积极的照护措施，有助于降低老年人的照护需求等级，降低较高照护需求等级的人数。

(一)日常生活自理能力维度的照护效果对比

1. 分级照护匹配老年组的日常生活自理能力维度的照护效果

对于4821个有效样本,课题组在2018年7—12月进行了追踪调查,并且对照长期照护需求评估的5个一级指标进行对比分析。其中,对于862名接受分级匹配照护的老年人,照护效果与3959名未接受分级匹配照护的老年人来说,具有明显的差异性。

统计结果如表7-1所示:

表7-1　　　分级匹配照护的老年人"日常生活自理能力"照护效果对比分析一览表

2016年第一次 调查时其等级分布	人数 (人)	百分比	2018年追踪调查 时其等级分布	人数 (人)	百分比
五级	172	20.0%	五级	201	23.3%
四级	205	23.8%	四级	223	25.9%
三级	133	15.4%	三级	139	16.1%
二级	234	27.1%	二级	202	23.4%
一级	118	13.7%	一级	97	11.3%

从上表中可以看出,与初次调查的老年人长期照护需求等级人数分布相比,追踪调查时老年人的长期照护需求等级人数分布有一些微小的变化。其中,长期照护需求等级为"五级"和"四级"的人数有所增加,长期照护需求等级为"三级""二级"和"一级"的人数有所减少。表明长期照护分级匹配机制对老年人的日常生活自理能力的提高或者至少是维持有比较明显的效果。

2. 未分级照护匹配老年组的日常生活自理能力维度的照护效果

对于课题组调查的绝大部分老年人来说,还尚未接受分级匹配照护。许多老年人,不管日常生活自理能力如何,都混住在一个长期照护机构(或者是农村的敬老院、城市里的一些社会福利院)。通常,长期照护护理员的主要工作是喂饭、洗衣服。日常生活中,自理能力较强的老年人在活动区锻炼身体,或者做做手工,散散步,看看电视;日常自理能力较弱的老年人则主要躺床上,度过孤独的一天。追踪调查结果表明,未分级匹配照护老年组的日常生活自理能力维度的照护效果明显不如分级匹配照护老年组。如表7-2所示:

相对来说,未分级匹配照护的老年人中,长期照护需求等级有所提高。许多原来被评估为"五级"和"四级"的老年人,转化为"三级"照护需求。原来为"三级"照护需求的老年人,转化为"二级"或"一级"照护需求。

表 7-2　　　　　未分级匹配老年组"日常生活自理能力"维度的照护效果对比[①]

2016 年第一次调查时 其等级分布	人数 （人）	百分比	2018 年追踪调查时 其等级分布	人数 （人）	百分比
五级	430	10.9%	五级	399	10.1%
四级	741	18.7%	四级	684	17.3%
三级	643	16.2%	三级	572	14.4%
二级	972	24.6%	二级	1036	26.2%
一级	1173	29.6%	一级	1268	32.0%

（二）认知功能和精神状况维度的照护效果对比分析

1. 分级匹配照护老年组的认知功能和精神状况维度的照护效果

对于认知功能和精神状况维度，初次调查和追踪调查的结果对比表明，老年人的认知功能和精神状况的照护需求等级具有不可逆性。一些认知功能的损害，必须通过医疗诊治来恢复。当然，如前所述，长期照护的效果也体现在维持现有状态和等级上。只要不恶化，就是一种成功的长期照护效果。从分级匹配照护老年人的认知功能和精神状况维度效果来看，一些轻度受损的认知功能在经过专业性训练后有恢复甚至好转的迹象。如表 7-3 所示：

表 7-3　　　分级匹配照护的老年人"认知功能和精神状况"照护效果对比分析一览表

2016 年第一次调查时 其等级分布	人数 （人）	百分比	2018 年追踪调查时 其等级分布	人数 （人）	百分比
五级	398	46.2%	五级	421	48.8%
四级	216	25.1%	四级	243	28.2%
三级	175	20.3%	三级	142	16.5%
二级	61	7.1%	二级	46	5.3%
一级	12	1.4%	一级	10	1.2%

2. 未分级匹配照护老年组的认知功能和精神状况维度的照护效果

对于未进行分级匹配照护的老年人，两次调查结果显示，对老年人的认知功能和精神状况的照护关注非常少，效果非常欠缺。甚至随着时间的流逝，老年人的认知功能缺损由于没能得到专业性的训练，或者由于被忽视没有得到任何训练而越来越恶化。如表 7-4 所示：

---

① 对照组老年人并未接受分级照护。其级别主要来自课题组根据设计的指标体系和评估标准、指标权重计算得到的照护需求级别。

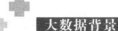

表 7-4 　　　未分级匹配老年组认知功能和精神状况维度的照护效果对比分析一览表①

2016 年第一次调查时 其等级分布	人数 （人）	百分比	2018 年追踪调查时 其等级分布	人数 （人）	百分比
五级	1789	45.2%	五级	1674	42.3%
四级	847	21.4%	四级	801	20.2%
三级	677	17.1%	三级	728	18.4%
二级	502	12.7%	二级	599	15.1%
一级	144	3.6%	一级	157	4.0%

(三)社会交往与沟通交流维度的照护效果

1. 分级匹配照护老年组的社会交往与沟通交流维度的照护效果

关于社会交往与沟通交流维度,分级匹配照护组的效果非常明显。在专业化的指导和训练下,老年人的社会交往与沟通交流照护等级有所降低,也就是说,老年人越来越愿意参加社会交往与沟通交流。尤其是在沟通和交流的照护服务叠加包实施后,老年人的语言能力和理解能力均有所好转。例如,分级匹配照护前被评为四级照护需求的老年人,经过两年的分级匹配照护训练后,有 129 人转化为了五级照护需求。许多老年人都表示,自己没有得到专业指导前,由于疾病的折磨和日常生活自理能力的降低,感到自己"没有用"的感觉非常强烈,导致性格变得有些孤僻,心情低落,不愿交流。在长期照护机构的专业护理员的开导和训练后,逐步感觉到社会交往和沟通交流的快乐,人也越来越开朗。如表 7-5 所示:

表 7-5 　　　分级匹配照护的老年人"社会交往与沟通交流"照护效果对比分析

2016 年第一次调查时 其等级分布	人数 （人）	百分比	2018 年追踪调查时 其等级分布	人数 （人）	百分比
五级	79	9.2%	五级	129	15.0%
四级	125	14.5%	四级	247	28.7%
三级	258	29.9%	三级	219	25.4%
二级	205	23.8%	二级	163	18.9%
一级	195	22.6%	一级	104	12.1%

2. 未分级匹配照护老年组的社会交往与沟通交流维度的照护效果

对未分级匹配照护老年组的社会交往与沟通交流维度的照护效果进行统计分析,可以发现,虽然未分级匹配照护,但是在有人来照护的基础上,老年人还是会感到一些欣慰,故还

---

① 　对照组老年人并未接受分级照护。其级别主要来自课题组根据设计的指标体系和评估标准、指标权重计算得到的照护需求级别。

是显示出一些效果。当然,和分级匹配照护老年组的社会交往与沟通交流维度的照护效果比起来,还是差一些。例如,未分级组四级照护需求转化为五级照护需求的有 133 人,但分级匹配照护老年组的社会交往与沟通交流维度四级转化为五级的有 156 人。结果如表 7-6 所示:

表 7-6　　未分级匹配老年组"社会交往与沟通交流"维度的照护效果对比分析一览表

2016 年第一次调查时 其等级分布	人数 （人）	百分比	2018 年追踪调查时 其等级分布	人数 （人）	百分比
五级	422	10.7%	五级	451	11.4%
四级	578	14.6%	四级	584	14.8%
三级	1294	32.7%	三级	1152	29.1%
二级	828	20.9%	二级	847	21.4%
一级	837	21.1%	一级	925	23.4%

(四)年龄的照护效果

关于年龄,根据本研究的设定,一级指标"年龄"下设 2 个二级指标,分别是"日历年龄"和"生理年龄"。从日历年龄来看,随着时间的推移,日历年龄越来越大。照护级别呈现出不可逆转的趋势。然而,如果照护措施得当,在生理年龄方面,会有一定的改善空间。调查结果表明,接受分级匹配照护的老年人在生理年龄方面,具有一定的调整幅度,但由于年龄的限制,调整幅度不大。采用 OMAHA 系统进行评估的一些照护机构负责人表示,判别照护效果的标准,不仅要考察改善的程度,也要考察维持的程度。对于被照护的老年人来说,如果两年时间过去了,还能维持原来的等级就是一种极大的成功。分级匹配照护老年组的年龄维度的照护效果如表 7-7 所示:

表 7-7　　　　分级匹配照护的老年人"年龄"维度照护效果对比分析一览表

2016 年第一次调查时 其等级分布	人数 （人）	百分比	2018 年追踪调查时 其等级分布	人数 （人）	百分比
五级	116	13.5%	五级	121	14.0%
四级	204	23.7%	四级	209	24.2%
三级	444	51.5%	三级	431	50.0%
二级	86	10.0%	二级	88	10.2%
一级	12	1.4%	一级	13	1.5%

未分级匹配照护老年组的年龄维度的照护效果对比如表 7-8 所示:

表7-8 　　　　　　 未分级匹配照护的老年人"年龄"维度照护效果对比分析一览表

2016 年第一次调查时 其等级分布	人数 （人）	百分比	2018 年追踪调查时 其等级分布	人数 （人）	百分比
五级	305	7.7％	五级	301	7.6％
四级	1664	42.1％	四级	1339	33.8％
三级	1076	27.2％	三级	1211	30.6％
二级	869	21.9％	二级	1023	25.8％
一级	45	1.1％	一级	85	2.1％

（五）慢性疾病维度的照护效果

1. 分级匹配照护的老年人慢性疾病的照护效果分析

在慢性疾病方面,包括两个指标:慢性疾病的数量和慢性疾病的严重程度。由于慢性疾病的数量是不可逆的,故调查结果表明,慢性疾病维度下分级匹配照护的效果主要来自对慢性疾病的程度降低方面。从对老年人的追踪访问也可以知道,在精心照护下,慢性病的症状减轻了很多,有改善的情况。如表 7-9 所示:

表7-9 　　　　　　 分级匹配照护的老年人"慢性疾病"维度照护效果对比分析一览表

2016 年第一次调查时 其等级分布	人数 （人）	百分比	2018 年追踪调查时 其等级分布	人数 （人）	百分比
五级	198	23.0％	五级	229	26.6％
四级	409	47.4％	四级	391	45.4％
三级	116	13.5％	三级	124	14.4％
二级	93	10.8％	二级	85	9.9％
一级	46	5.3％	一级	33	3.8％

2. 未分级匹配照护的老年人慢性疾病的照护效果分析

未分级匹配照护的老年人的慢性疾病照护效果相对来说,没有特别明显的改善,甚至有恶化的现象。例如,第五级的人数相对于前两年有所降低,第四级的人数有所增加。如表 7-10 所示:

表 7-10 未分级匹配老年组慢性疾病维度的照护效果对比分析一览表

2016 年第一次调查时 其等级分布	人数 （人）	百分比	2018 年追踪调查时 其等级分布	人数 （人）	百分比
五级	199	5.0%	五级	102	2.6%
四级	1109	28.0%	四级	1036	26.2%
三级	800	20.2%	三级	876	22.1%
二级	1266	32.0%	二级	1318	33.3%
一级	585	14.8%	一级	627	15.8%

二、老年长期照护分级匹配与未分级匹配综合指标效果对比分析

（一）分级匹配照护的老年长期照护总体效果分析

通过课题组对参与的老年人进行长期照护需求等级综合值的核算，综合值的变化表明，分级匹配照护措施取得了令人较为满意的效果，表现在综合值和各一级指标值、二级指标值有一定的下降。

统计结果表明，分级匹配照护后的老年人照护等级综合值有所下降，处于五级范围内的老年人人数在追踪调查时达到 134 人，占被调查老年人总数的比例为 15.5%，分级匹配照护之前为 102 人。处于四级照护需求范围内的老年人人数在追踪调查时为 206 人，占被调查老年人总数的比例为 23.9%，分级匹配照护之前老年人的四级人数为 165 人，占被调查老年人数量的 19.1%。总体上，老年人面临的照护需求等级较多地集中在二级和三级。分级匹配照护的老年人长期照护需求等级综合值结果如表 7-11 所示。

表 7-11 分级匹配照护老年组总体照护效果对比分析一览表

2016 年第一次调查时 其等级分布	人数 （人）	百分比	2018 年追踪调查时 其等级分布	人数 （人）	百分比
五级	102	11.8%	五级	134	15.5%
四级	165	19.1%	四级	206	23.9%
三级	284	32.9%	三级	257	29.8%
二级	218	25.3%	二级	183	21.2%
一级	93	10.8%	一级	82	9.5%

（二）未分级匹配的老年长期照护总体效果分析

对未分级匹配照护的老年人的照护效果进行综合比较，可以发现，两年的照护时间过去后，五级人数从 523 人下降为 501 人；四级人数从 495 人降低到 462 人。相反，二级人数和一级人数均有所增加。如表 7-12 所示：

表 7-12　　　　　　　　　未分级匹配老年组综合照护效果对比分析一览表

2016 年第一次调查时 其等级分布	人数 （人）	百分比	2018 年追踪调查时 其等级分布	人数 （人）	百分比
五级	523	13.2%	五级	501	12.7%
四级	495	12.5%	四级	462	11.7%
三级	1178	29.8%	三级	1156	29.2%
二级	909	23.0%	二级	973	24.6%
一级	854	21.6%	一级	867	21.9%

第八章　大数据背景下基于分级匹配的老年长期照护动态系统均衡研究

当前,我国老年长期照护服务供给增长滞后于需求的快速增长,缺乏基于实际数据的科学规划,有必要运用老年长期照护服务供求大数据进行分析和预测,为政府部门规划老年长期照护服务事业发展蓝图提供依据。一方面,实现短期内系统性均衡。利用老年人健康数据、经济数据、情感数据和人际交流数据等,测算各级长期照护服务需求和供给数据,实现老年长期照护供需同级有效匹配。匹配过程中,运用软系统分析法(SSM),不断缩小现实世界和理想世界的差距,规避逆向选择和道德风险,确保资源有效配置,避免短缺和浪费,实现长期照护短期内系统性均衡。另一方面,实现长期内动态系统性均衡。利用大数据对老年长期照护需求和供给进行预测,跟踪变化趋势,研究老年长期照护供需在长期内动态系统性均衡。

第一节　大数据背景下基于 SSM 的老年长期照护系统构建

一、老年长期照护系统"丰富图"绘制

根据第二章第二节介绍的切克兰德的软系统分析法(SSM),一张"丰富图"必须尽可能多地捕捉到跟问题相关的信息。"丰富图"应尽可能揭示问题的边界、结构、信息流以及沟通渠道。通常,"丰富图"应包含以下信息:结构、过程、趋势、人、人表达的问题和冲突。

在老年长期照护系统中,涉及很多方面。首先,最核心的是老年长期照护需求方,也就是需要照护的老年人;其次,是老年长期照护供给方,包括老年长期照护机构和老年长期照护护理员;第三,是老年长期照护管理与保障方,即民政部门、财政部门、人力资源和社会保障部门、公安部、卫计部以及审计部门、各种医疗机构等;第四,是各种慈善机构和社会组织。

下面是根据 SSM 绘制的一张老年长期照护系统"丰富图"(见图 8-1)。

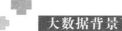

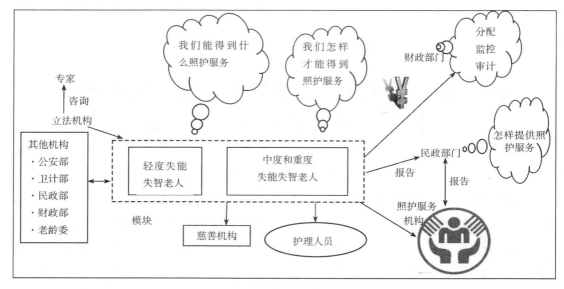

图 8-1　老年长期照护系统"丰富图"

二、老年长期照护系统根定义,CATWOE

按照切克兰德的传统"七阶段模型",在感知问题情境和表述问题情境以后,接下来的步骤就是把目光从现实世界中移开,进入对现实世界的系统思考阶段,切克兰德将其称之为"根定义阶段"。

切克兰德认为,根定义的过程其实质就是目标活动的一种转换过程,而转换过程可以通过其他要素记忆符号 CATWOE 而得以阐述。

首先,定义 T,即系统的转换过程。其次,定义 W,即世界观,能够赋予系统转换以综合意义的观念。再次,定义 C,即受益者或受损者。可以得到结论:C——指轻度失能失智老人、中度和重度失能失智老人。第四,定义 A,即执行者。A——指民政部门、财政部门和其他老年长期照护服务机构等。第五,定义 O,即可以终止系统的人或组织。O——指中央和地方各级人大、国务院和地方各级政府。最后,定义 E,即外部环境因素。哪些是影响其转变的外部因素?综合考虑经济发展水平、财政支出、人口结构变动、政治因素、中国传统文化和人们的观念,发现均能构成其影响因素,如果要进一步确认,还需要进行回归分析。因此,暂时将这些因素界定为系统的外部影响因素。可以将其定义为:E——指经济发展水平、财政支出、人口结构变动、政治因素、中国传统文化、人们的观念和国外老年长期照护分级制度等的影响。

切克兰德认为,在完成了系统转换,并对其他关键要素 CATWOE 进行定义以后,就可以对系统进行根定义。切克兰德建议,可以通过以下公式对根定义进行表述:

一个系统为了做 Z,经由 Y,通过做 X 从而实现。即 Z=X+Y。

其中,Y包括五个"W":即Who(谁)、What(做什么)、When(何时)、Where(在哪里)和Why(为什么)。

这样,按照切克兰德的根定义公式,根据在系统转换和世界观中得到的结论,可以对老年长期照护分级系统进行根定义:

为了实现包括轻度失能失智老人、中度和重度失能失智老人在内的全体老人享有生命权、生存权、发展权和社会参与权等权利,在我国经济发展的特定阶段,从21世纪初叶我国步入小康社会到21世纪末我国达到发达国家水平为止,我国的法令制定者和政策制定者应采取一系列措施,使老年长期照护服务覆盖范围从特殊老人扩展到普通老人,照护项目从少数项目扩展到多样化的项目,老年长期照护未分级转变为分级照护制度。

三、基于SSM的老年长期照护系统构建

由SSM可知,我国老年长期照护系统包括几个子系统,分别是由轻度失能失智老人、中度和重度失能失智老人组成的需方子系统;由长期照护机构和照护护理员组成的供方子系统;由民政部门、人力资源和社会保障部、财政部、公安部和卫计部等组成的管理和保障子系统。如图8-2所示:

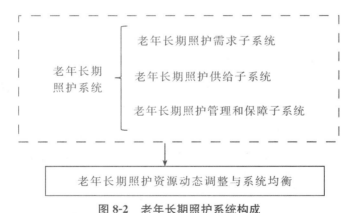

图8-2　老年长期照护系统构成

第二节　大数据背景下老年长期照护需求子系统预测及其动态均衡机制

一、我国老年人口数量预测

(一)我国现有老年人口情况

根据我国国家统计局发布的数据,我国2019年年末全国总人口达到14.0005亿,比2018年的13.9538亿增长467万。对老年人口数量进行统计,根据国家统计局公布的数据,

2018 年我国 60 岁及以上的老年人口达到 24949 万。2019 年,我国 60 岁及以上的老年人口达到 25388 万,比 2018 年增长 439 万。

(二)对我国老年人口数量的预测

关于我国老年人口的预测,我国学者做了很多研究,取得了较为丰硕的成果。此外,联合国等国际组织也做了一些权威的预测。

在众多人口预测成果中,比较有代表性的成果有以下几类:

一是中国人口与发展研究中心专门研发的人口预测软件,这个软件被称为 PADIS-INT,对我国未来人口总量分性别、分年龄进行详细预测。二是联合国每两年推出的《世界人口展望》,对包括中国在内的世界各国人口进行预测。三是联合国发布的《中国老龄化与健康中国评估报告》。四是智研咨询发布的《2019—2025 年中国老年健康服务行业市场全景调查及投资方向研究报告》。五是中国老龄委发布的《中国人口百年预测》,预测我国 2001 年到 2100 年各年各个年龄段人口的变化。六是我国高校和研究机构众多学者做的预测,如曾毅、杜鹏等学者的成果,从中国知网可查到众多学者的人口预测成果,这里不再一一赘述。

PADIS-INT 预测结果认为,我国 2020 年总人口达到 14.1 亿,2025 年达到 14.3 亿,2029 年达到峰值 14.3 亿,2035 年稳定在 14.3 亿,2050 年降低到 13.7 亿,2100 年为 9.8 亿。

在商业领域,智研咨询发布的《2019—2025 年中国老年健康服务行业市场全景调查及投资方向研究报告》指出,中国 2020 年、2030 年、2040 年、2050 年 60 岁及以上老年人口数量将分别达到 2.55 亿人、3.71 亿人、4.37 亿人和 4.83 亿人,80 岁及以上老年人口数量将分别达到 0.29 亿人、0.43 亿人、0.67 亿人和 1.08 亿人

联合国《世界人口展望》(2019)指出,中国人口 2029 年达到峰值 14.4 亿,2050 年为 13.6 亿,2100 年为 10.2 亿。由于联合国《世界人口展望》(2019)具有很高的权威性,且预测数据非常细致,对每个年龄段都进行了分段的预测,故本研究采用联合国的人口预测数据为依据进行测算。

二、我国老年长期照护需求预测

(一)失能率调查结果

根据我国老年人口的数量预测,一些专家学者预测了我国失能失智老年人的数量。比较有代表性的调查有中国健康与养老跟踪调查(CHARLS)、中国城乡老年人口状况跟踪调查(SSAPUR)和中国老年人健康长寿跟踪调查(CLHLS)。我国许多学者依据这三个权威的调查结果,计算了我国的失能率,并预测失能人口。其中,比较全面的是学者张文娟(2015)和张盈华(2019)做的统计。张文娟和张盈华对这三个数据均做了计算和预测,结果如表 8-1 所示:

表 8-1　　　　　　　　　依据我国三大权威调查计算的失能率对比一览表

调查类别	轻度失能	中度失能	重度失能	总计
SSAPUR	15.4%	0.9%	1.9%	18.2%
CHARLS	7.8%	1.6%	1.9%	11.3%
CLHLS	7.5%	1.3%	1.7%	10.5%
平均	9.0%	1.1%	1.5%	11.6%

从失能人口的结构来看,不同年龄的人口具有的失能率不同。根据中国老龄科学中心的调查,2015 年,我国老年人失能发生率为 18.2%。失能人口总数达到 4063 万,失能人口占全国老年人口的比例为 18.2%。分年龄段来看,我国 60 到 64 岁的老年人的失能率为10.6%,随着年龄的增长,到 100 岁以上几乎失能率达到 100%。

(二)失能人口估算

从上述总结的我国学者和各相关部门的预测来看,最终数据相差不大。故本研究以联合国的中国人口预测为参照进行估算。

1. 依据三大跟踪调查预测的我国老年失能人口比例

静态下的老年失能人口估算是指,对老年人口的失能率固定一个比值,不随着时间的推移和经济社会的发展而改变。这种静态下的估算,不考虑失能率可能发生的变化,因此,存在一定的缺陷。当然,作为一种估算结果,用于宏观经济,还是具备一定的参考价值。

与中国健康与养老跟踪调查(CHARLS)和中国老年人健康长寿跟踪调查(CLHLS)的调查结果差异较大的是,中国老龄工作委员会办公室发布的《第四次中国城乡老年人生活状况抽样调查》认为,2015 年,中国失能、半失能老年人已达 4063 万人。这一数据与前两个数据存在一些差异。然而,考虑到我国老龄工作委员会办公室作为一个权威机构,其数据具有较强权威性,故本研究采用其估算结果。按照 2018 年的统计,我国老年人口达到 2.49 亿。2019 年老年人口达到 2.54 亿,失能和半失能人口达到 4550 万。当然,由于三大调查都是抽样调查、样本选取的差异、评估人员的差异等,都会导致最终计算结果的差异。但总体来说,差异并不是特别大。

2. 根据联合国《世界人口展望》和我国三大跟踪调查数据预测的我国老年失能人口总数

根据联合国《世界人口展望》预测的我国老年人口数量,利用三大跟踪调查的失能比例,可以算出我国在 2020—2100 年的失能老人总数。如表 8-2 所示:

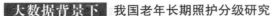

表 8-2　依据联合国《世界人口展望》预测的 2020—2100 年中国 60 岁及以上失能老年人数量一览表

单位:万人

年份	60 岁及以上老年人总数	SSAPUR失能人数	CHARLS失能人数	CLHLS失能人数	平均失能人数
2020	25388.03	4646.01	2856.15	2660.67	3387.61
2025	29956.32	5482.01	3370.09	3139.42	3997.17
2030	36354.95	6652.96	4089.93	3810.00	4850.96
2035	41422.47	7580.31	4660.03	4341.07	5527.14
2040	43352.30	7933.47	4877.13	4543.32	5784.64
2045	44899.40	8216.59	5051.18	4705.46	5991.08
2050	48548.91	8884.45	5461.75	5087.93	6478.04
2055	48820.61	8934.17	5492.32	5116.40	6514.30
2060	47853.33	8757.16	5383.50	5015.03	6385.23
2065	46458.75	8501.95	5226.61	4868.88	6199.15
2070	45427.05	8313.15	5110.54	4760.75	6061.48
2075	44834.30	8204.68	5043.86	4698.63	5982.39
2080	44170.58	8083.22	4969.19	4629.08	5893.83
2085	43096.56	7886.67	4848.36	4516.52	5750.52
2090	41957.35	7678.19	4720.20	4397.13	5598.51
2095	41345.19	7566.17	4651.33	4332.98	5516.83
2100	40278.10	7370.89	4531.29	4221.14	5374.44

3. 根据联合国《世界人口展望》和我国三大跟踪调查数据预测的我国老年失能人口分等级的数量

根据联合国《世界人口展望》预测的我国老年人口数量,利用三大跟踪调查的分轻度失能、中度失能和重度失能的比例,可以算出我国在 2020 年到 2100 年的分等级的失能老人数量。如表 8-3 所示:

表 8-3　依据联合国《世界人口展望》和 SSAPUR 预测的 2020—2100 年中国 60 岁及以上分等级失能老年人数量一览表

单位:万人

年份	60 岁及以上老年人总数	SSAPUR 轻度失能人口数量	SSAPUR 中度失能人口数量	SSAPUR 重度失能人口数量	SSAPUR 失能人口总数
2020	25388.03	3917.37	236.11	492.53	4646.01
2025	29956.32	4622.26	278.59	581.15	5482.00
2030	36354.95	5609.57	338.10	705.29	6652.96
2035	41422.47	6391.49	385.23	803.60	7580.32

年份	60 岁及以上老年人总数	SSAPUR 轻度失能人口数量	SSAPUR 中度失能人口数量	SSAPUR 重度失能人口数量	SSAPUR 失能人口总数
2040	43352.30	6689.26	403.18	841.03	7933.47
2045	44899.40	6927.98	417.56	871.05	8216.59
2050	48548.91	7491.10	451.50	941.85	8884.45
2055	48820.61	7533.02	454.03	947.12	8934.17
2060	47853.33	7383.77	445.04	928.35	8757.16
2065	46458.75	7168.59	432.07	901.30	8501.96
2070	45427.05	7009.39	422.47	881.28	8313.14
2075	44834.30	6917.93	416.96	869.79	8204.68
2080	44170.58	6815.52	410.79	856.91	8083.22
2085	43096.56	6649.80	400.80	836.07	7886.67
2090	41957.35	6474.02	390.20	813.97	7678.19
2095	41345.19	6379.56	384.51	802.10	7566.17
2100	40278.10	6214.91	374.59	781.40	7370.90

根据 CHARLS 预测的中国 60 岁及以上分等级失能老年人比例,轻度失能比例为 7.82%,中度失能比例为 1.57%,重度失能比例为 1.86%。依据这些比例,以联合国《世界人口展望》(2019)的老年人口数量预测为基础数据,可以预测出失能人口数量分等级的人数,如表 8-4 所示:

表 8-4　　依据联合国《世界人口展望》和 CHARLS 预测的 2020—2100 年中国 60 岁及以上分等级失能老年人数量一览表　　　　　　　　　　　单位:万人

年份	60 岁及以上老年人总数	CHARLS 轻度失能人口数量	CHARLS 中度失能人口数量	CHARLS 重度失能人口数量	CHARLS 失能人口总数
2020	25388.03	1985.34	398.59	472.22	2856.15
2025	29956.32	2342.58	470.31	557.19	3370.08
2030	36354.95	2842.96	570.77	676.20	4089.93
2035	41422.47	3239.24	650.33	770.46	4660.03
2040	43352.30	3390.15	680.63	806.35	4877.13
2045	44899.40	3511.13	704.92	835.13	5051.18
2050	48548.91	3796.52	762.22	903.01	5461.75
2055	48820.61	3817.77	766.48	908.06	5492.31
2060	47853.33	3742.13	751.30	890.07	5383.50
2065	46458.75	3633.07	729.40	864.13	5226.60

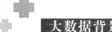
续表

年份	60 岁及以上老年人总数	CHARLS 轻度失能人口数量	CHARLS 中度失能人口数量	CHARLS 重度失能人口数量	CHARLS 失能人口总数
2070	45427.05	3552.39	713.20	844.94	5110.53
2075	44834.30	3506.04	703.90	833.92	5043.86
2080	44170.58	3454.14	693.48	821.57	4969.19
2085	43096.56	3370.15	676.62	801.60	4848.37
2090	41957.35	3281.06	658.73	780.41	4720.20
2095	41345.19	3233.19	649.12	769.02	4651.33
2100	40278.10	3149.75	632.37	749.17	4531.29

根据 CLHLS 预测的中国 60 岁及以上分等级失能老年人比例,轻度失能比例为 7.49%,中度失能比例为 1.29%,重度失能比例为 1.7%。依据这些比例,以联合国《世界人口展望》(2019)的老年人口数量预测为基础,可以预测出失能人口数量分等级的人数,如表 8-5 所示:

表 8-5　　依据联合国《世界人口展望》和 CLHLS 预测的 2020—2100 年中国 60 岁及以上分等级失能老年人数量一览表　　　　　　单位:万人

年份	60 岁及以上老年人总数	CLHLS 轻度失能人口数	CLHLS 中度失能人口数	CLHLS 重度失能人口数	CLHLS 失能人口总数
2020	25388.03	1901.56	327.51	431.60	2660.67
2025	29956.32	2243.73	386.44	509.26	3139.43
2030	36354.95	2722.99	468.98	618.03	3810.00
2035	41422.47	3102.54	534.35	704.18	4341.07
2040	43352.30	3247.09	559.24	736.99	4543.32
2045	44899.40	3362.96	579.20	763.29	4705.45
2050	48548.91	3636.31	626.28	825.33	5087.92
2055	48820.61	3656.66	629.79	829.95	5116.40
2060	47853.33	3584.21	617.31	813.51	5015.03
2065	46458.75	3479.76	599.32	789.80	4868.88
2070	45427.05	3402.49	586.01	772.26	4760.76
2075	44834.30	3358.09	578.36	762.18	4698.63
2080	44170.58	3308.38	569.80	750.90	4629.08
2085	43096.56	3227.93	555.95	732.64	4516.52
2090	41957.35	3142.61	541.25	713.27	4397.13
2095	41345.19	3096.75	533.35	702.87	4332.97
2100	40278.10	3016.83	519.59	684.73	4221.15

三、我国老年长期照护需求子系统构建及其内部动态均衡机制探讨

(一)我国老年长期照护需求子系统构建

本节前半部分以联合国的《世界人口展望》(2019)为基础,运用 SSAPUR、CHARLS 和 CLHLS 三大追踪调查的统计结果,进行我国的老年人失能率和失能人数测算。测算出的失能、半失能人数构成我国老年长期照护需求等级。按照本研究的设计,由于我国 SSAPUR、CHARLS 和 CLHLS 三大追踪调查对老年人的失能程度用轻度失能、中度失能和重度失能作为分级标准,因此,本研究认为,可以将轻度失能老年人的照护需求归纳为五级照护需求和四级照护需求,将中度失能老年人的照护需求定为三级照护需求,将重度失能老年人的照护需求定为二级照护需求和一级照护需求,以实现需求等级的对接,并构建老年长期照护需求子系统。

根据本节的预测计算结果,构建的需求子系统如图 8-3 所示:

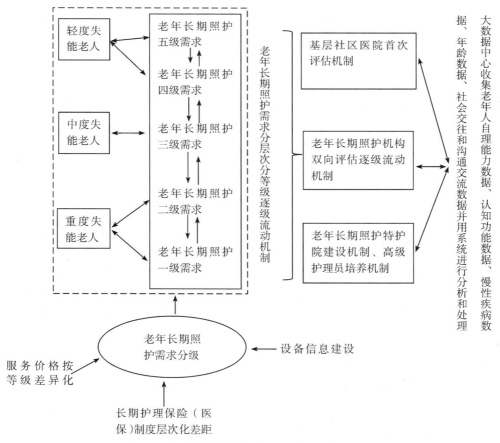

图 8-3　老年长期照护需求子系统及其建设机制

(二)我国老年长期照护需求子系统内部动态均衡机制探讨

从我国老年长期照护需求子系统内部动态均衡机制来看,由图 8-3 可表明,在经过评估后,我国老年长期照护需求被分为 5 个级别,分别是老年长期照护五级需求、老年长期照护四级需求、老年长期照护三级需求、老年长期照护二级需求和老年长期照护一级需求。

大数据中心收集老年人自理能力数据、认知功能数据、慢性疾病数据、年龄数据、社会交往和沟通交流数据并用系统进行分析和处理,并实时掌握老年人的照护需求变化情况。通过构建老年长期照护机构与老年长期照护需求双向评估逐级流动机制和基层社区医院首次评估机制,以服务价格按等级差异化和医保支付层次差异化等机制,来引导老年人选择符合其实际需求等级的老年长期照护服务。通过逐级流动,达到老年长期照护需求系统内动态均衡。

第三节　大数据背景下老年长期照护内容子系统及其动态均衡机制

一、大数据背景下老年长期照护内容体系建设

(一)老年长期照护服务内容体系的基本定位

老年长期照护服务内容体系具有保障功能和预防功能。保障功能是针对已经失能的老人,为其提供充足的服务内容,满足其具体的服务需求。而预防功能是指分散失能风险,在老人出现失能现象之前或者在失能等级转化为更严重的等级之前,就有充足的服务内容去维持或者降低其失能等级。

(二)老年长期照护服务内容体系及其具体实施

对于老年长期照护内容体系,可以分为三个方面:一是居家长期照护服务内容,二是机构长期照护服务内容,三是社区长期照护服务内容。

首先,关于居家长期照护服务内容。由于家庭人员的非专业性,一般只能提供基础的日常生活照料和精神慰藉服务,而专业的康复照护对于家庭照顾者来说有一定的困难,所以家庭照护服务的主要内容包括日常生活照料、精神慰藉和临终关怀服务。其中,日常生活照料服务包括助餐服务、打扫卫生服务和购物服务等。精神慰藉服务主要包括子女和其他亲戚朋友对老年人的慰问和情感支持。

其次,机构长期照护服务内容包括三个方面:机构日常生活照料服务、机构康复照护服务和机构精神慰藉服务。

再次,社区照护应提供多层次、多功能、全方位的照护服务。社区照护服务的内容主要包括日常生活照料、康复照护、精神慰藉和临终关怀服务,其中社区在康复照护和日常生活照料方面发挥着不可替代的巨大作用。

二、老年长期照护内容子系统构造及内部动态均衡机制探讨

(一)老年长期照护服务内容子系统构造

按照本研究在第七章的老年长期照护服务内容分级、老年长期照护服务需求和内容匹配制度的论述,对老年长期照护服务内容方案设计成服务包的形式。分级后的老年长期照护服务内容子系统构造及建设如图8-4所示:

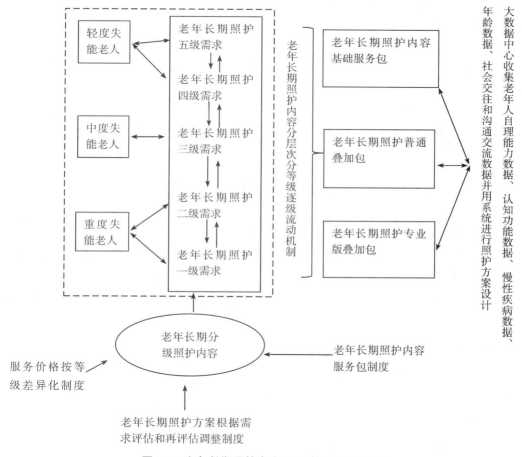

图8-4　老年长期照护内容子系统及其建设机制

具体来说,对于五级老年长期照护需求,可以提供老年长期照护内容基础服务包;对于四级和三级老年人,可以提供老年长期照护普通叠加包;对于二级和一级照护需求的老人,可以提供老年长期照护专业版叠加包,构成完整的分等级的老年长期照护内容体系。

(二)我国老年长期照护内容子系统内部动态均衡机制探讨

从老年长期照护内容子系统来看,其动态均衡取决于服务包的设置是否合理。本研究将老年长期照护服务包分为3类:一是老年长期照护内容基础服务包,二是老年长期照护普

通叠加包,三是老年长期照护专业版叠加包。基础服务包对应第五级老年长期照护需求,包括最基本、技能要求比较低的服务内容;普通叠加包适用于第四级和第三级老年长期照护需求,是一些个性化的量身定制的服务项目;专业版叠加包适用于第二级和第一级老年长期照护需求,要求技能水平非常高。

这三种服务包,通过价格水平的调节,可以达到内部均衡。当老年人享受低价服务或者国家和政府提供的补助服务时,主要适用于基础服务包。当老年人需要普通叠加包时,政府部门和家庭以及老年人个人共同分担费用。当老年人选择专业版叠加包时,主要由家庭或者个人来承担费用。

此外,对于使用哪一个级别的服务包,主要由老年长期照护需求评估等级决定。当老年长期照护需求等级由五级转化为四级、三级、二级和一级时,老年长期照护服务包的级别也将逐步提升,最终达到内部系统均衡。

第四节 大数据背景下老年长期照护供给子系统及其动态均衡机制

一、我国老年长期照护机构和床位发展情况

(一)我国老年长期照护机构数量增长情况

由于我国老年长期照护还未实现全面分级照护,许多不同照护等级需求的老年人混住在同一养老机构中。因此,本研究将养老机构统计为能接受老年长期照护的机构[①]。我国养老机构数量增长很快,2011 年我国共有 4.1 万家养老机构,2017 年增长至 15.5 万家,2018 年增长至 17 万家。

(二)老年长期照护床位发展情况

据统计,我国老年长期照护机构床位数量从 2013 年的 493.7 万张增长至 2018 年的 746.3 万张。从总量上来看,我国床位增长速度较快。然而,从每千人拥有的床位数量来看,2018 年我国每千人老年长期照护床位为 29.9 张,低于"十三五"规划提出的每千人拥有老年长期照护床位 35~40 张的目标。同年,缺口床位为 914 万张。

(三)老年长期照护机构星级评定及其与长期照护分级的偏差

2018 年 12 月 28 日,国家市场监督管理总局、国家标准管理委员会联合发布《养老机构等级划分与评定》国家标准。《养老机构等级划分与评定》从 2019 年 7 月 1 日开始实施。这个评定标准借鉴"星级酒店"的评价方式,对养老机构等级划分与评定提出了 102 条要求。

《养老机构等级划分与评定》规定,等级评定由养老机构自愿提出申请,总分 1000 分,其

---

① 现阶段没法将老年长期照护从养老机构中完全独立出来。

中：环境 120 分、设施设备 130 分、运营管理 150 分和服务 600 分，并明确每个评定项目的评定内容与分值。

《养老机构等级划分与评定》的评价指标包括四个大的方面，具体是环境、设备设施、运营管理和服务。其中，环境的评价包括交通便捷度、周边服务设施、无障碍设计、室内温度等方面；设施设备的评价内容包括居室、卫生间及洗浴空间、就餐空间、康复空间、心理咨询空间等 13 个方面；运营管理评价包括行政办公管理等 7 个方面；服务评价内容从出入院服务、生活照料服务、膳食服务、清洁卫生服务、医疗护理服务、安宁服务、居家上门服务等 13 个方面提出要求。

当然，从前文第四章的论述来看，《养老机构等级划分与评定》主要的考核指标里，包括养老机构的规模、面积、环境、绿化、周边服务设施和交通便捷度等内容，这些内容和老年长期照护分级存在一定的偏差。具体的评价方法详见第四章。

二、我国老年长期照护护理员发展情况

（一）长期照护护理员供给现状

关于老年长期照护护理员的数量，我国并没有明确的统计。政府部门进行的统计一般是指养老护理员，从民政部的统计结果来看，我国目前有 30 万名养老护理员。2015 年，全国老龄委开展了第四次中国城乡老年人生活状况抽样调查，调查结果显示，我国失能半失能老年群体数量达到 4063 万人，占全体老年人的比例达到 18.3%。按照国际上失能老人与护理员 3：1 的配置标准推算，我国至少需要 1300 万护理员。

《2018 中国民政统计年鉴》显示，我国鉴定合格、拥有资格证书的养老护理员只有 44102 人。

（二）长期照护护理员需求现状

关于长期照护护理员的需求情况，根据民政部 2017 年颁布的《养老机构生活照料服务规范的意见》，对于自理老年人，养老护理员与老年人的比例不小于 1：20。对于半自理老年人，养老护理员与老年人的比例不小于 1：10。对于完全不能自理的老年人，养老护理员与老年人的比例不小于 1：4。

然而，我国地方标准中，很多地方政府规定的标准高于国家标准。例如，山东、河南、河北、重庆和宁夏等地规定，对于自理老年人，养老护理员与老年人的比例不小于 1：10。对于半自理老年人，养老护理员与老年人的比例不小于 1：5。对于完全不能自理的老年人，养老护理员与老年人的比例不小于 1：3。长春市规定，对于全自理、半自理和完全不能自理的老年人，长期照护护理员与老年人的比例标准分别为 1：7、1：5 和 1：3。

本研究以国家标准（1：20、1：10 和 1：4）进行预测，结果如表 8-6 所示。其中，许多护理员在调查中提出，一般来说，按照 8 小时工作制，对于完全不能自理的老年人，一天 24 小

时,应该设置 3 批护理员,每批护理员照护 8 个小时。从理论上来说,这种理想状态下,需要将完全不能自理老年人的照护护理员人数乘以三倍。当然,在现实照护中,由于人手短缺,并没有足够的人力资源来提供的情况下,很多照护护理员都在超负荷工作。本研究做两种方案,方案 1 是不轮换护理员的情况。方案 2 是按照 24 小时中要轮换三批护理员的情况。如表 8-6 所示:

表 8-6 　　　　　　　　2020—2100 年基于国家标准的护理员需求预测一览表　　　　　　单位:万人

年份	照护自理老年人所需的护理员人数	照护半自理老年人所需的护理员人数	方案 1:照护完全不能自理老年人所需的护理员人数	方案 2:照护完全不能自理老年人所需的护理员人数	采用方案 1 所需要的护理员总数	采用方案 2 所需要的护理员总数
2020	195.87	23.61	123.13	369.40	342.61	712.01
2025	231.11	27.86	145.29	435.86	404.26	840.13
2030	280.48	33.81	176.32	528.96	490.61	1019.57
2035	319.57	38.52	200.90	602.70	559.00	1161.69
2040	334.46	40.32	210.26	630.78	585.04	1215.82
2045	346.40	41.76	217.76	653.29	605.92	1259.20
2050	374.55	45.15	235.46	706.39	655.17	1361.55
2055	376.65	45.40	236.78	710.34	658.83	1369.17
2060	369.19	44.50	232.09	696.27	645.78	1342.05
2065	358.43	43.21	225.32	675.97	626.96	1302.94
2070	350.47	42.25	220.32	660.96	613.04	1274.00
2075	345.90	41.70	217.45	652.34	605.04	1257.38
2080	340.78	41.08	214.23	642.68	596.08	1238.76
2085	332.49	40.08	209.02	627.05	581.59	1208.64
2090	323.70	39.02	203.49	610.48	566.21	1176.69
2095	318.98	38.45	200.52	601.57	557.95	1159.53
2100	310.75	37.46	195.35	586.05	543.55	1129.60

无论从理论还是实践来看,养老护理员并不等同于长期照护护理员。完全自理老年人可能只需要养老护理员而不需要长期照护护理员。因此,长期照护护理员的需求人数远远小于表 8-6 的计算。同时,基于许多老年人采用的是居家照护的模式,平时主要由家人提供照护服务,只有在需要专业性的护理员帮忙的时候,才会由长期照护护理员为家人提供指导和照护服务方面的帮助。因此,本研究认为,长期照护护理员的数量应当是小于表 8-6 中的数字。按照我国当前“9073”或者“9064”的格局,可以认为长期照护护理员只需要加总部分不能自理老年人和完全不能自理老年人的照护需求,并乘以 0.1,形成方案 3。如表 8-7

所示：

表 8-7　　　　2020—2100 年基于国家标准的老年长期照护护理员需求预测一览表　　　　单位：万人

年份	方案 3	年份	方案 3	年份	方案 3	年份	方案 3
2020	39.30	2045	69.50	2070	70.32	2095	64.00
2025	46.37	2050	75.15	2075	69.40	2100	62.35
2030	56.28	2055	75.57	2080	68.38		
2035	64.12	2060	74.08	2085	66.71		
2040	67.11	2065	71.92	2090	64.95		

按照前文论述的山东等大多数地方的标准（1∶10、1∶5 和 1∶3），分别可以计算出我国老年长期照护护理员所需要的人数。同样按照方案 1 和方案 2 来进行计算。方案 1 是不轮换护理员的情况。方案 2 是按照 24 小时中要轮换三批护理员的情况。

同理，基于许多老年人采用的是居家照护的模式，平时主要由家人提供照护服务，只有在需要专业性的护理员帮忙的时候，才会由长期照护护理员为家人提供指导和照护服务方面的帮助。因此，本研究认为，基于地方标准的长期照护护理员的数量应当是小于表 8-8 中的方案 1 和方案 2 数字。

因此，按照我国的实际情况，本研究计算了方案 3。方案 3 是按照我国当前完全自理老年人不需要老年长期照护护理员，且实行"9073"格局或者"9064"格局所需要的长期照护护理员的方案。统计结果如表 8-8 所示：

表 8-8　　　　2020—2100 年基于地方标准的老年长期照护护理员需求预测一览表　　　　单位：万人

年份	照护自理老年人所需的护理员人数	照护半自理老年人所需的护理员人数	方案 1：照护完全不能自理老年人所需的护理员人数	方案 2：照护完全不能自理老年人所需的护理员人数	采用方案 1 所需要的护理员总数	采用方案 2 所需要的护理员总数	采用方案 3 所需要的护理员总数
2020	391.74	47.22	164.18	492.53	603.14	1095.66	53.97
2025	462.23	55.72	193.72	581.15	711.66	1292.82	63.69
2030	560.96	67.62	235.10	705.29	863.67	1568.96	77.29
2035	639.15	77.05	267.87	803.60	984.06	1787.66	88.06
2040	668.93	80.64	280.34	841.03	1029.91	1870.94	92.17
2045	692.80	83.51	290.35	871.05	1066.66	1937.71	95.46
2050	749.11	90.30	313.95	941.85	1153.36	2095.21	103.21
2055	753.30	90.81	315.71	947.12	1159.81	2106.93	103.79

年份	照护自理老年人所需的护理员人数	照护半自理老年人所需的护理员人数	方案1:照护完全不能自理老年人所需的护理员人数	方案2:照护完全不能自理老年人所需的护理员人数	采用方案1所需要的护理员总数	采用方案2所需要的护理员总数	采用方案3所需要的护理员总数
2060	738.38	89.01	309.45	928.35	1136.84	2065.19	101.74
2065	716.86	86.41	300.43	901.30	1103.71	2005.00	98.77
2070	700.94	84.49	293.76	881.28	1079.20	1960.48	96.58
2075	691.79	83.39	289.93	869.79	1065.11	1934.90	95.32
2080	681.55	82.16	285.64	856.91	1049.35	1906.25	93.91
2085	664.98	80.16	278.69	836.07	1023.83	1859.90	91.62
2090	647.40	78.04	271.32	813.97	996.77	1810.74	89.20
2095	637.96	76.90	267.37	802.10	982.22	1784.32	87.90
2100	621.49	74.92	260.47	781.40	956.87	1738.27	85.63

三、基于大数据的老年长期照护供给子系统构建及其内部均衡

(一)基于大数据的老年长期照护供给子系统构建

从供给的角度,本研究绘制了我国老年长期照护供给子系统。本研究认为,我国老年长期照护供给子系统包括长期照护机构的供给和长期照护护理员的供给。当然,长期照护中的人员,包括家人、朋友、志愿者等非正式照护人员,也包括正式的长期照护护理员。如图8-5所示。

(二)基于大数据的老年长期照护供给子系统内部动态均衡

要实现大数据的老年长期照护供给子系统内部动态均衡,大数据中心需收集老年人自理能力数据、认知功能数据、慢性疾病数据、年龄数据、社会交往和沟通交流数据,并用系统进行照护方案设计。只有将大数据广泛应用于老年长期照护信息的收集上,才能充分了解老年长期照护的需求,并根据需求进行老年长期照护供给子系统建设。

在建设老年长期照护供给子系统的时候,分为两个方面。一方面,要建设老年长期照护机构。建设5个级别的专业性老年长期照护机构、5个级别的社区嵌入式长期照护机构和基于居家的老年长期照护服务组织。另一方面,要建设老年长期照护护理员队伍。

在建立足够多的老年长期照护供给机构和护理员后,需要建设老年长期照护需求与照护人员、照护机构级别匹配制度,促进老年长期照护供给与需求之间的分级匹配。

在匹配的过程中,要按照老年长期照护护理员需求建立培养和培训制度,按照需求建设

专业护理员资格考证制度,建立老年长期照护内容分层次分等级逐级流动机制,最后实现老年长期照护供给子系统的动态均衡。

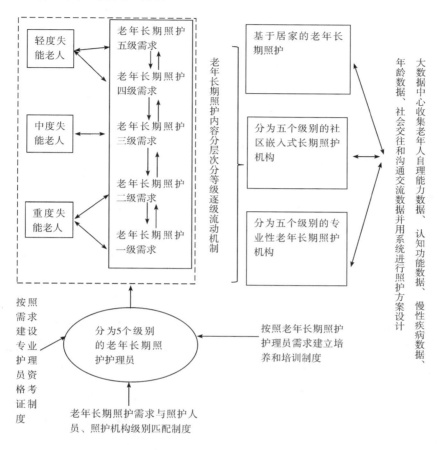

图 8-5　老年长期照护供给子系统及其建设机制

第五节　大数据背景下老年长期照护短期和中长期动态系统均衡

一、老年长期照护短期供需均衡的形成

在短期中,老年长期照护的均衡主要是指供给和需求方面达到一致。首先,在老年长期照护需求方面,需要照护的老年人经评估后分为 5 个级别,则每个级别都有相应的人数,以及对应的需求。对于各个照护等级的老年人数,在本章前文已经论述并做了初步估算。在供给方面,主要的直接供给是老年长期照护护理员和长期照护机构。对应每个照护等级,有对应的照护护理员人数和照护机构数量。此外,对每个照护等级的老年人,又须提供不同的照护内容。老年长期照护供需短期均衡如图 8-6 所示:

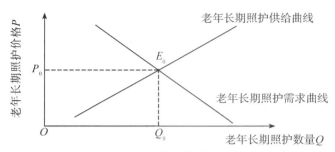

图 8-6　老年长期照护短期供需均衡示意图

在图 8-6 中,老年长期照护需求曲线与供给曲线相交于点 E_0。这时均衡点出现,老年长期照护价格为 P_0,长期照护数量为 Q_0。

二、老年长期照护短期供需非均衡的类型

如果老年长期照护供给和需求未能达到均衡,则处于非均衡状态。本研究对于非均衡状态构建了一个指数,称之为"老年长期照护分级需求—分级供给偏离指数",结合老年长期照护需求和老年长期照护供给数量,按照非均衡的状态分为 5 个区域,分别是:

一是协调区。协调区内老年长期照护供给略大于老年长期照护需求,老年长期照护供给非常充裕,有足够多的符合老年长期照护需求等级的老年长期照护机构、服务内容和老年长期照护护理员,老年长期照护"分级需求—分级供给"偏离度低;老年长期照护"分级需求—分级供给"匹配度高,属于非常协调的区域。

二是待优化区。本区域老年长期照护需求和供给都很高,老年长期照护供给非常充裕,但需求大于供给。总的来说,老年长期照护偏离度较低,匹配度较高,但还需要优化老年长期照护的机构、照护内容和长期照护护理员,优化老年长期照护供给结构。

三是失衡区 1。失衡区 1 中,需求远远大于供给,老年人虽然有老年长期照护需求,但排不上队,老年长期照护"分级需求—分级供给"偏离度高;老年长期照护"分级需求—分级供给"匹配度低。

四是失衡区 2。失衡区 2 中,老年长期照护供给远远大于需求,但空置率非常高,老年长期照护"分级需求—分级供给"偏离度高;老年长期照护"分级需求—分级供给"匹配度低。

五是待发展区。此区域中,由于老年人期望低,有"自生自灭"的思想,老年长期照护需求低。同时,由于经济社会不发达,老年长期照护供给也低。各个等级的老年长期照护供给都非常短缺,老年人既没有提高生活质量、接受照护服务的期望,也没有提供各个等级服务的机构和护理员。老年长期照护需求和供给都应该同步发展。

最后,EA 是最优配置线。在这条线上,老年长期照护供给等于需求。

五个区域分布情况如图 8-7 所示:

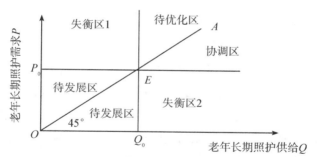

图 8-7　老年长期照护短期供需非均衡类型示意图

三、老年长期照护中长期动态系统均衡

(一)老年长期照护中长期动态系统均衡的时间分段

对于我国老年长期照护供需规划首先要考虑的是中长期规划。一般来说,一年内被称为短期。1～10 年被称为中期,10 年以上被称为长期。我国老年长期照护供需分级匹配不能只考虑一年的时间,必须要考虑中长期的过程。

当前,我国老年长期照护规划可以规划到 2100 年。从 2020—2030 年作为第一阶段(初级阶段),2031—2050 年作为第二阶段(中级阶段),2051—2100 年作为第三阶段(高级阶段),三个阶段都要进行详细的发展规划。

在这三个阶段中,2020—2030 年称之为初级阶段,这个阶段的主要任务是制定老年长期照护分级的全国统一的指标体系和分级方案,制定和完善老年长期照护机构和护理员分级的方案,制定老年长期照护内容的分级方案。并且进行局部地区的分级匹配以及局部地区的均衡核算,测算缺口。

在 2031—2050 年的中级阶段中,主要任务是将老年长期照护分级匹配范围扩大,先扩大到省级范围,再扩大到区域范围,例如长三角、珠三角等,以区域为范围进行分级和匹配。

在 2051—2100 年的高级阶段,主要任务是将老年长期照护分级匹配范围扩大到全国,最终实现全国范围的老年长期照护分级需求、内容、机构和护理员的全面的分级和匹配。

在此过程中,国家和各级政府部门要进行动态调整,努力缩小老年长期照护供需分级匹配偏差,推进和提高老年长期照护供需分级匹配度。

(二)老年长期照护中长期系统均衡的动态过程

1. 各级别内部的现有量和目标量的调整

对于调整的过程,首先,需要统计当前五级长期照护需求、五级长期照护机构、五级长期照护内容以及五级长期照护护理员的情况。在此基础上,设置五级资源配置标准和配置的目标量,进行资源调整量的测算。

其次,测算五级资源损耗量和损耗率。

再次,五级长期照护现有机构和人员资源量根据目标量进行动态调整。这个调整过程被称为调整时间1。

2. 由五级向四级、三级、二级和一级逐级调整

在五级长期照护资源现实量与目标量调整过程结束后,可以根据情况,对于需求等级提高或者供给等级提高的老年人、供给内容、老年长期照护机构或者老年长期照护护理员向四级动态调整和转化。依此类推,四级需求和供给向三级需求和供给调整,三级需求和供给向二级需求和供给调整,二级需求和供给向一级需求和供给调整。最终实现5个级别间的动态均衡。

老年长期照护中长期动态系统均衡过程如图8-8所示:

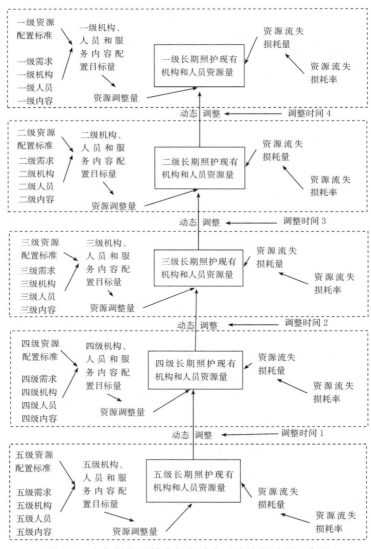

图 8-8 老年长期照护中长期动态系统均衡过程示意图

第九章 大数据背景下我国老年长期照护分级动态系统均衡的保障机制研究

第一节 老年长期照护法律和规章制度保障建设

一、完善老年长期照护法律法规

法律保障是指研究制定完备的老年长期照护相关法律法规,以保障长期照护分级机制有法可依。完善老年长期照护法律法规是老年长期照护分级匹配、动态均衡保障的前提和条件。

当前,我国关于老年人权益保护的法律法规较多。其中最具代表性的法律为《中华人民共和国宪法》(以下简称《宪法》)。《宪法》规定,"禁止虐待老人、妇女和儿童",这一规定为开展老年长期照护服务提供了强有力的法律依据。此外,《中华人民共和国刑法》(以下简称《刑法》)第二百六十一条规定:"对老年人、患病的人、残疾人等负有监护、看护职责的人虐待被监护、看护的人,情节恶劣的,处三年以下有期徒刑或者拘役。"《刑法》对于老年人长期照护中可能出现的虐待现象作出了法律规定,对服务提供者具有威慑作用,对老年人维护自身权益提供了法律依据。

与老年长期照护密切相关的法律还有《中华人民共和国婚姻法》(以下简称《婚姻法》)和《中华人民共和国老年人权益保障法》(以下简称《老年人权益保障法》)。《婚姻法》规定:子女对父母有赡养扶助的义务。《老年人权益保障法》于1996年通过,2018年12月29日进行修正。《老年人权益保障法》共九章,其中,第一章是总则,第九章是附则,第二章到第八章依次为:家庭赡养与扶养、社会保障、社会服务、社会优待、宜居环境、参与社会发展和法律责任。

此外,《中华人民共和国社会保险法》(以下简称《社会保险法》),与老年长期照护关系也较为密切。《社会保险法》于2010年通过,2018年12月29日进行修订。修订后的《社会保险法》包括十二章,其中,第一章是总则,第十二章是附则。其他各章包括:基本养老保险、基本医疗保险、工伤保险、失业保险、生育保险、社会保险费征缴、社会保险基金、社会保险经办、社会保险监督和法律责任。

然而,从对《社会保险法》的分析可以看出,被称为我国第六个保险的"长期护理保险"

尚未被包括进《社会保险法》中。至今也尚未有专门的法律被命名为《老年长期照护法》。因此,我国老年长期照护的相关法律法规还亟待完善。

在加强对老年长期照护的法规建设,逐步完善相关的法律文件和相关规定的过程中,特别需明确老年长期照护的责任主体、管理方式、监督职能、经费来源等,确保老年长期照护有法可依。

要保护老年人的各项相关权利,确保老年人享受对应级别的长期照护服务,需要有详细的法律法规进行保障,使得各项措施有法可依。因此,有必要研究建立《老年长期照护法》;同时,进一步完善《社会保险法》,加入《长期护理保险》章节内容,以帮助老年长期护理供需双方减少可能发生的风险。

二、完善老年长期照护规章制度

在制定法律法规的同时,需完善老年长期照护管理制度。法律法规是国家层面上对老年长期照护的规定,各级政府层面也需要出台具体的制度规定来确保日常管理和保障正常实施。

从第三章、第四章的调查可以看到,我国关于老年长期照护的组织机构和规章制度还非常不完善。除部分试点城市出台了《老年长期照护需求统一评估》等文件,我国绝大部分的城市仍然没有把老年长期照护分级提上日程,尚未建立不同级别的专门的老年长期照护机构。调查结果显示,许多需要老年长期照护的老年人,和一般性的具有自理能力的老年人住在一起。一方面,自理能力差的老年人得不到专业的照护;另一方面,也会让具有自理能力的老年人心生不满,产生一些矛盾。例如,一些部分不能自理的老年人和完全不能自理的老年人与具有自理能力的老年人住在一起,照护人员来为非自理老年人提供照护服务,极大地干扰自理老年人的生活。尤其在夜间,各种监控机器发出的声音,让自理老年人得不到充足的休息和良好的睡眠,进而影响他们的心情。

大部分不能自理的老年人和完全不能自理的老年人,如果入住一些不具备相应级别的照护机构,接受非对应级别的护理员的照护服务,则得不到专业化的服务,照护服务的效果也将大打折扣。例如,一些需要心理支持服务的老年人,如果提供照护服务的是一些没有心理干预资质的照护人员,他们将得不到有效的心理慰藉。一些需要专业技能照护服务的老年人,例如,需要测量身体数据、需要皮下注射服务、需要测血糖服务等,如果只能接受低技能的护理员的非专业服务,服务效果没法得到保障。

调查结果显示,在老年长期照护过程中,相关制度等仍不够健全,需要切实采取措施,进一步完善。首先,需要在省级和市级、县级(区级)等层面制定具体的规章制度,监督长期照护机构和照护人员按照规定的制度来实施,提供合格的长期照护服务,提高老年长期照护服务质量。其次,在省级和市级层面,制定虐待老年人的惩罚手段,规定长期照护机构的职责。

第二节　建立老年长期照护数据中心和数据库

一、我国具备建立老年长期照护完整数据库的条件

(一)老年人、长期照护机构和照护人员产生大量的数据

如前所述,大数据已经渗透到我们生活的各个方面。在商业领域、交通领域和气象领域中,大数据已经得到广泛的运用。从大数据的运用领域来看,大数据收集必须具备一定的条件:首先,本领域的数据产品具有很强的正外部性,全国人民或者全世界人民都需要这些大数据来进行服务,一个国家的政府会用举国之力来建立大数据中心,甚至国际组织都需要各国一起合作来建立大数据中心,收集和处理数据,将数据处理结果公布给全世界人民。其次,这些大数据不属于机密数据。可以向全世界公开,以便共同造福世界人民。例如,有些国家会利用建立的大数据中心,来收集和处理大数据,随时向全国人民预报气象信息,甚至向国际组织预报气象信息,如台风预警等。交通方面的大数据也具备这两个方面的特征,故当前大数据在交通方面运用十分广泛,旅客们可以随时通过互联网大数据了解公共汽车、地铁、飞机的各种信息。商业领域的大数据虽然有些属于私人性质,但其正外部性显而易见,且隐私性还没有达到机密的程度。因此,一些大的商业公司会对商业数据进行收集,例如,阿里巴巴可以收集淘宝、天猫的各种购物信息,了解顾客的基本信息、偏好、购物习惯等。

根据世界卫生组织的统计,我国目前有 4000 万不同级别的失能失智老人。这些老人在不同模式下接受老年长期照护服务。第一种模式是老年人在老年长期照护机构接受集中的照护服务;第二种模式是在社区接受日间照护;第三种模式是居家接受上门服务或者亲属的照护服务。无论哪种模式,老年人、长期照护机构和长期照护护理员每时每刻都在产生大量的数据,具有数据的规模效应,可以进行有效的收集和处理。

(二)具备数据收集和处理的技术

要收集和处理大数据,必要条件之一是具备收集和处理大数据的技术。要想具备较高的技术水准,必须得到国家或者大商业公司的技术支持。首先,从技术上进行攻关。其次,具备使用这类技术的人才。再次,具备进行收集和处理的计算设备。如果达不到这三个条件,大数据的收集和处理都会受到一定的限制。

当前我国养老产业发展迅速,收集和处理老年长期照护的机器设备以及技术均已经具备。例如,用于测量老年人身体数据的腕表、各种传感器,用于测量照护护理员的服务的各种 App,均已经开发出来并投入使用。因此,我国老年长期照护领域具备数据收集和处理的技术条件。

(三)具备数据收集的财力物力

收集和处理大数据不是一件简单的事情,需要投入大量的财力和物力。从一个国家来说,可以运用财政支出来进行财务支持,投入大量的资金来支持大数据的收集、处理和发布。大商业公司也具备雄厚的财力支持能力,购买足够的设备,投入足够的资金,招聘足够多的人才并支付费用。因此,财力物力是收集、处理和发布大数据的必要条件之一。

(四)符合数据收集的法律法规

要收集、处理和发布大数据,最重要的一个条件是要符合大数据收集和发布的法律法规。任何人都不能运用大数据做违法的事情,也不能违反法律去收集机密的数据,或者将隐私数据用于犯罪性的领域。要注意保护数据安全,建立数据安全保护机制。

二、建立以身份证号码为唯一编码的大数据库

在当前大数据背景下,大数据已经渗透到国民生活的各个方面。例如,气象、交通和商业购物领域,大数据的应用和管理已经非常完善。2018 年,我国政府部门在贵州省建立了大数据中心,政府投入大量的人力、物力和财力用于收集大数据,技术部门正抓紧开发大数据的收集和处理技术,各相关部门配合提供各类大数据。目前,我国的大数据中心建设有了一定的成效。

然而,在大数据中心运行的过程中,据课题组调查,有些相关人员反映,对大数据的范围、具体要收集的数据指标等有些困惑和难题需要解决。由于我国政府职责在相当长一段时间内存在条块分割的现象,一些涉及多个部门的数据要整合起来具有较大的困难,部门之间未建立数据共享机制,或者以"保密"为理由,不愿意分享本部门拥有的海量数据,这些现象导致大数据收集的低效率,损害大数据收集的完整性,影响大数据作用的发挥。

建立数据库后,更重要的环节是建立动态追踪机制,定期更新数据库。老年人的照护需求等级是一个变化的过程。首先,老年人的数量会随时发生变化。其次,老年人的年龄会随着时间变迁而发生改变,有新的人员由于达到年龄而进入老年人范畴,也有原来的老年人死亡。因此,老年人的数量不是固定不变的,而是随着时间的推移而变化;与此同时,老年人的人员构成也是不断变化中。对于老年人数量和结构的变化,需要建立老年人动态追踪机制,以供随时查阅老年人资料,了解他们的动向。

不仅老年人的数量和结构会发生变化,老年人面临的长期照护等级和照护内容也会发生变化。老年人面临的长期照护等级和照护内容被确定后,接受对应的照护服务,随着时间的推移,其等级可能保持不变、降低或者提高。因此,老年人长期照护等级和照护内容等级都需要动态的监测,根据实际情况采取针对性的措施,以便符合老年人长期照护等级和照护内容,使照护服务取得最佳效果。

第三节　构建依托大数据的老年长期照护分级、匹配和动态系统均衡机制

老年长期照护分级后,相同级别的老年长期照护需求与供给优先匹配。例如,属于五级的老年长期照护需求者,入住五级机构;四级老年长期照护服务需求者入住四级机构;失能和半失能老人(分为一级到三级)入住一到三级机构;接受的服务、提供服务的人员也按照级别来定。同时,建立动态均衡和保障机制。分级匹配动态均衡的保障机制如图 9-1 所示。

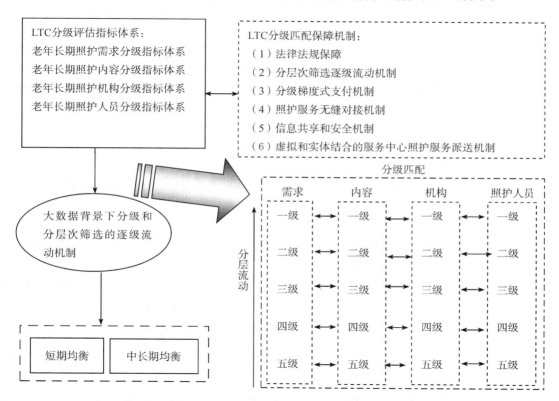

图 9-1　大数据背景下老年长期照护分级匹配动态均衡的保障机制

一、借助大数据建立常态化老年长期照护分级和匹配机制

根据马斯洛需要层次理论,老年人不仅有生理需要,也有安全需要、社会交往需要、尊重需要和自我实现需要。因此,老年长期照护要包含 5 个层次的服务。信息中心建立专业网站收集和公布供求信息,运用服务热线或智能通信终端,全天候为老年人提供医疗保健、生活照料和心理辅导等服务项目信息,满足老年人个性化和时效性照护服务需求。

根据福利多元主义理论,老年长期照护服务的主体包括国家、长期照护机构、长期照护护理员、志愿者和亲属等。对于老年人的长期照护,不仅需要实体的社会组织和专业化的人

员来提供服务,同时也需要建立虚拟的网站,提供查询、咨询、交流、提交请求等服务。

从老年人对服务的需求态度来看,可以将老年长期照护服务分为两种:一种是主动需求,包括信息查询、咨询、交流以及服务请求处理;另一种是被动需求,包括管理身体健康、协助日常生活、调查心理状况等。

信息查询是指老年人及其家属可以通过网络随时随地获取关于生活照料、心理干预、社会支持等内容的帮助信息。信息咨询是指老年人及其家属可以就上述问题咨询对应领域的专业人员,获取有用信息。信息交流是指老年人之间和照护他们的家属之间可以就上述服务互动交流。服务请求处理是指老年人及其家属可以通过网络请求服务,服务平台以派单的形式安排对应的专业人员在指定的时间和地点提供服务。

被动服务中的管理老年人身体健康服务是指通过监控老年人的身体机能数据、日常生活数据,当监控数据和"标准"不符、出现异常时,立即启动"干预性照护服务",同时将信息发送给监护人。协助日常生活是指协助管理老年人的日常生活,提供饮食等服务,或者提供其他特殊服务。心理咨询是指当老年人出现心理问题或者情绪、攻击问题时,由专业的心理咨询对其进行引导和开解。康复训练管理主要是指针对老年人的康复训练等服务。

二、借助大数据建立无缝对接的分层次筛选逐级流动和支付机制

首先,要借助大数据建立照护服务无缝对接机制,对每个老年人个体及其照护需求进行精准细分和定位,在分级的基础上,各等级长期照护服务机构、服务提供人员和服务内容与老年长期照护服务需求无缝对接。

其次,科学确立各级长期照护服务功能定位,建立老年长期照护服务需求者所能获得的服务从较低级别向较高级别逐级流动机制。

再次,建立与医保支付制度相衔接的居家照料→普通养老机构→各级医疗护理机构分级分类支付机制和个人自负机制,形成分级梯度式支付机制,鼓励供需同级次匹配。当老年人接受的服务与评估人员对其的需求所定级次相符时,支付比例为 100％ 支付;当老年人所接受的服务与评估人员对其的需求所定级次不符时,支付比例相应降低。不相符的程度越高,则政府或医保支付比例越低,老年人自负比例越高。

三、建立依托大数据的老年长期照护分级"服务包"供给机制

当前,老年人根据健康数据、经济数据、情感数据和人际交流数据,分为不同的情况。其中,贫困老人和失能失智老人有支付能力的有效需求不足;经济宽裕、身体较为健康的老人支付能力较强。因此,政府可以建立多层次的老年长期照护服务包体系。服务包的数量和大小取决于政府财力,采取社会组织提供和政府购买的方法向老年人提供。

多层次分级梯度式老年长期照护服务包体系包括 3 个层次:第一层次为基础服务包,由政府承担。主要是面向贫困老年人和运用分级指标体系测算得到的轻度失能失智的老年

人,为他们提供最基础的服务。第二层次为叠加服务包,由保险基金承担。这一层次服务包的服务内容比第一层次多,服务的复杂程度提高。第三层次为个性化专业化服务包,由老年人个体承担费用支出,满足老年人对个性化服务的需求。

四、构建虚拟和实体结合的分级照护服务无缝对接机制

信息中心建立专业网站收集和公布各方需求和供给信息,运用服务热线或智能通信终端,全天候为老年人提供医疗保健、生活照料和精神慰藉等服务项目。在每个社区建立配套实体门店,配合"老年服务"网店,实现长期照护服务近程和远程派送,满足老年人个性化和时效性照护服务需求。

第四节　建设大数据背景下的信息共享和安全机制

一、构建依托大数据的信息共享和安全保障机制的必要性

信息共享和安全机制是指成立信息中心,以专业的跨学科技术团队管理大数据库,制定《信息公开法》,确立信息共享机制的同时确保信息安全。

当前,我国已经进入大数据时代。大数据给国民带来的便利随处可见。例如,在气象方面,由于大数据的放送,全国人民都可以随时接收到天气预报。在以往,全国人民只有在每天晚上七点多看《新闻联播》的时候才能看天气预报,一旦错过时间就没法获知天气情况,没法提前做好应对天气的准备。而大数据在气象领域的广泛应用则为大众提供了极大的方便。只要拥有一个手机,在手机上按照天气预报 App,即可知道一个城市或者多个城市的实时天气状况和预报状况,或者 2 小时以内、一天、一周、15 天甚至 30 天等的天气预报。在交通方面,大数据的应用,可以使公交车、地铁等更好地应对人流的变化情况,而人们也可以在到达一个站以后,及时看到下一辆车即将在何时到达? 离本站还有多远? 从而做好应对准备。在商业领域,各个企业可以利用大数据分析顾客的购物偏好,了解购物信息;在新闻领域,可以运用大数据分析结果,了解大众的新闻偏好,"投其所好"地推送相关新闻。

然而,任何事物都有两面性。在我们享受大数据带来的好处的同时,也出现了不和谐的声音,即信息数据的泄露。一方面,一些商业公司或者网站可能会出卖手中掌握的消费者的住址、电话、偏好等信息;另一方面,犯罪分子可能破解商业网站的密码,盗取消费者的各种信息。犯罪分子得到消费者的各种信息后,通过电话、网络等诈骗手段,骗取钱财、信息等。而消费者之所以相信骗子,绝大部分人反馈是"因为犯罪分子能在第一时间说出我的相关的准确信息,例如购物信息、退货信息、手机号码、姓名、身份证号码、家庭住址等"。对于能如此深入了解自己的人,消费者一般会选择相信。这种信任关系最终导致消费者被犯罪分子欺骗,使消费者损失惨重。

因此,老年长期照护大数据中心建立后,最重要的一个保障手段就是确保信息安全。老年人本来就是弱势群体,是需要国家重点保护的群体。尤其是老年人的相关信息,一是不允许任何机构和个人将其转手卖给其他任何机构和个人;二是要采取"高精尖"的技术,防止被不法分子盗用。构建老年人信息安全机制具有非常大的现实意义。

二、建设依托大数据的信息共享和安全保障机制的政策建议

建设信息共享和安全保障机制,需要做好以下几个方面的事情。

首先,建立专人负责制。对于信息的收集、信息的录入、信息的处理,要设立相互牵制的专门的负责人。这些负责人既承担老年人信息的相关事项,也担负着对老年人信息保密的任务。如果这个"专人"利用出售老年人信息谋取非法利益,则是触犯了法律,将被按照相关法律法规严惩。如果这个"专人"因为一些失误,被不法分子盗用了相关信息,对老年人造成困扰或者损失,则这些信息负责人也将承担责任,受到相应的惩罚。此外,专门的负责人不应该只有一个,一般要设立好几个人,每个人拥有一定的密码,只有这个团队中的每个人都同时输入密码时,才能启用这些大数据,这个措施能有效地保护数据安全,防止个人因为私利或者一些错误的认识而出卖或者泄露大数据,给国家和社会带来不可估量的损失。

其次,加强技术方面的投入,建立具有很高水平的"防伪技术"。对于老年人的各项信息,可以在全国层面上,利用国家科研力量,研究出能杜绝犯罪分子盗用数据的办法。当前,我国在区块链技术方面有了长足的进步。区块链技术有助于防止信息被篡改。我国可以在大数据收集和处理中应用区块链技术。

再次,依据大数据管理的法律法规,对违反规定出卖老年人相关信息、将老年人信息用于商业用途等不法行为依法进行相应的惩罚。在中央层面要加强法律的建设,出台新的法律,为大数据中心的有效运行提供法律依据。各级政府部门要制定详细的规章制度,以便大数据中心的日常运作有相应的规章制度可以参照执行。对于违规出卖和盗用老年人大数据的组织和个人,采取相应的惩罚措施,使他们得到应有的惩罚。

参考文献

中文期刊、报纸和专著

[1] 鲍朔望.大数据环境下政府采购审计思路和技术方法探讨[J].审计研究,2016(6).

[2] 曹策俊.大数据时代城市公共安全风险治理模式研究[J].城市发展研究,2017(11).

[3] 曹信邦.中国长期护理保险制度的目标定位与实现路径[J].社会保障评论,2018(4).

[4] 曹艳春,陈翀.大数据背景下我国老年长期照护分级机制及其动态系统均衡探讨[J].社会保障研究(北京),2016(1).

[5] 曹艳春,戴建兵.基于SSM的我国适度普惠型儿童福利体系构建[J].大连理工大学学报(社会科学版),2014(6).

[6] 曹艳春,王建云.老年长期照护研究综述[J].社会保障研究,2013(3).

[7] 曹艳春,王建云.我国适度普惠型儿童福利体系构建及保障机制研究[M].上海科学普及出版社,2016.

[8] 曹艳春,吴蓓,戴建兵.我国需求导向型老年社会福利内容确定与提供机制分析[J].浙江社会科学,2012(8).

[9] 曹艳春,吴蓓,戴建兵.中国农村老年人长期照护意愿及其影响因素——基于上海、湖北两地的对比分析[J].大连理工大学学报(社会科学版),2014(1).

[10] 陈比聘.老年人口长期照护体系的国际比较[J].厦门特区党校学报,2013(2).

[11] 陈超.美国老年人长期照护法律体系及其对我国的启示[J].浙江树人大学学报(人文社会科学版),2007(2).

[12] 陈丽芳.多专业团队服务形式在老年长期照护实践中的应用[J].护理管理杂志,2013(7).

[13] 陈瑞云.国际老年长期照护保险实施现状及启示[J].中国老年学杂志,2017(6).

[14] 陈潭.从大数据到大智库:大数据时代的智库建设[J].中国行政管理,2017(12).

［15］陈潭.政务大数据壁垒的生成与消解［J］.求索，2016（12）.

［16］陈卫东，于冠一，臧文娟.中国老龄产业政府开发投资：目标、结构与运作模式［J］.中国行政管理，2016（10）.

［17］陈晓安.公私合作构建我国的长期护理保险制度：国外的借鉴［J］.保险研究，2010（11）.

［18］陈晓安.国际财政支持农业保险的经验与借鉴［J］.区域金融研究，2011（7）.

［19］陈云海，黄兰秋.大数据处理对电子商务的影响研究［J］.电信科学.2013，3.

［20］陈卓颐，黄岩松.关于提高养老照护人员素质的思考［J］.中国老年学杂志，2006（2）.

［21］崔燕改.农村养老状况与方式选择的实证分析——以河北省藁城市为例［J］.南京人口管理干部学院学报，2006（3）.

［22］戴付敏.高年资护士从事老年长期照护服务的意愿及影响因素［J］.中国全科医学，2014（8）.

［23］戴建兵，王建云，曹艳春.我国农民工教育培训需求确定与补贴提供机制探讨［J］.现代远程教育研究，2012（6）.

［24］戴建兵.我国人口老龄化程度以及老年人口量与质的实证分析——基于"四普""五普"和"六普"数据［J］.兰州学刊，2017（2）.

［25］戴建兵.我国适度普惠型儿童社会福利制度建设研究［D］.上海：华东师范大学，2015.

［26］戴瑞明，等.上海市长期护理保险制度推行中的经验及存在的问题［J］.医学与社会，2019（2）.

［27］戴卫东，石才恩.韩国老年长期护理政策新动向［J］.中国卫生事业管理，2008（1）.

［28］戴卫东.国外长期护理保险制度：分析、评价及启示［J］.人口与发展，2011，17（5）.

［29］戴卫东.老年长期护理需求及其影响因素分析——基于苏院两省调查的比较研究［J］.人口研究，2011（4）.

［30］戴卫东.中国长期护理保险制度构建研究［M］.北京：人民出版社.2012.

［31］戴卫东.中国长期护理服务体系建构研究［M］.北京：社会科学文献出版社，2018.

［32］党俊武.中国城镇长期照料服务体系研究［D］.天津：南开大学，2007.

［33］邓大松，李玉娇.失能老人长照服务体系构建与政策精准整合［J］.西北大学学报（哲学社会科学版），2017（11）.

[34] 丁华.中国老年人失能率测算及变化趋势研究[J].中国人口科学,2018(3).

[35] 丁翔.大数据驱动精准扶贫:内在机理与实现路径[J].现代经济探讨,2017(12).

[36] 董琳.不同模式长期护理保险制度比较分析[J].卫生经济研究,2011(6).

[37] 窦影.老年长期照护服务体系完善与社会资本干预——基于失智症老年人的分析[J].社会保障研究,2017(4).

[38] 杜红,王重鸣.领导——成员交换理论的研究与应用展望[J].浙江大学学报(人文社会科学版),2002,32(6).

[39] 樊崇义.大数据时代下职务犯罪侦查模式的变革探究[J].河南社会科学,2016(12).

[40] 范娟娟.OECD国家长期护理服务需求引致因素分析及对我国的启示[J].中国保险,2011(9).

[41] 范明林,程金.城市社区建设中政府与非政府组织互动关系的建立和演变——对华爱社和尚思社区中心的个案研究[J].社会,2005(5).

[42] 范子文.住房反向抵押贷款的需求分析——基于北京市的相关调查数据[J].技术经济,2009(9).

[43] 房连泉.老年护理服务的市场化发展路径——基于德国、日本和韩国长期护理保险制度的经验比较[J].新疆师范大学学报(哲学社会科学版),2019(3).

[44] 封清云.大数据支持的甘肃省教育精准扶贫科学决策研究[J].电化教育研究,2017(12).

[45] Fields,D.L 著,阳志平等译.工作评价—组织诊断与研究实用量表[M].北京:中国轻工业出版社,2004.

[46] 高传胜.供给侧改革背景下老年长期照护发展路径再审视[J].云南社会科学,2015(5).

[47] 高春兰.老年长期护理保险制度——中日韩的比较研究[M].社会科学文献出版社,2019.

[48] 高歌.农村居民养老意愿及其影响因素分析——基于河南省叶县的实证研究[J].农业考古,2011(3).

[49] 高和.老年长期照护研究进展[J].中华保健医学杂志,2012(4).

[50] 高玉洁.大数据背景下的人力资源管控新模式[J].财经问题研究.2016(12).

[51] 耿亚东.大数据对传统政府治理模式的影响[J].青海社会科学,2016(6).

[52] 顾大男,柳玉芝.老年人照料需要与照料费用最新研究述评[J].西北人口,2008
(1).

[53] 桂世勋.中国高龄老人长期护理问题的思考[J].中国人口科学,2004(S1).

[54] 郭继.农村发达地区中青年女性的养老意愿与养老方式——以浙江省为例[J].人
口与经济,2002(6).

[55] 郭琳,刘永合.中国老龄产业为何"叫好不叫座"?——对我国老龄产业发展现状
及趋势分析[J].理论界,2011(1).

[56] 郭三强,郭燕锦.大数据环境下的数据安全研究[J].科技广场.2013(2).

[57] 郭士征.关于改善老年照护服务的对策研究——上海的现状与思考[C].上海市退
休职工管理研究会 2012 年优秀论文选集,2012.

[58] 海龙.日本长期护理保险的政策设计、基本特征及发展走向[J].经济与管理,
2013,27(8).

[59] 海龙.日本老年长期护理保险体系的基本内容及其对我国的启示[J].理论导刊,
2013(10).

[60] 何林广.德国强制性长期护理保险概述及启示[J].软科学,2006(5).

[61] 何文炯.老年照护服务——扩大资源并优化配置[J].学海,2015(1).

[62] 何玉东.美国长期护理保障制度改革及其对我国的启示[J].保险研究,2011(10).

[63] 洪雷.大数据背景下的高校学生网格化管理模式构建[J].现代教育管理,2017
(12).

[64] 侯立平.发达国家(地区)的老龄人口长期护理体系及其启示[J].城市问题,2012
(1).

[65] 胡伶霞.基于大数据的高校图书馆个性化信息服务系统模型构建研究[J].图书馆
与理论实践,2016(6).

[66] 胡月.基于老人养老医院与需求的居家照护体系构建[J].卫生软科学,2009(5).

[67] 黄成礼.中国老年人口的健康、负担及家庭照料[J].中国卫生资源,2006,9(5).

[68] 黄润龙.全方位加快老年产业发展[J].今日浙江,2010(7).

[69] 黄舒.大数据背景下审计质量提升路径[J].企业经济,2017(12).

[70] 黄瑶.面向智慧教育的大数据研究与实践:价值发现与路径探索[J].理论探讨,
2017(12).

[71] 荆涛.建立适合中国国情的长期护理保险制度模式[J].保险研究,2010(4).

［72］荆涛.长期护理保险——中国未来几种竞争力的险种［M］.北京：对外经济贸易大学出版社，2006.

［73］孔祥智，涂圣伟.我国现阶段农民养老意愿探讨——基于福建省永安、邵武、光泽三县（市）抽样调查的实证研究［J］.中国人民大学学报，2007（3）.

［74］赖凯声.基于网络大数据的社会心理学研究进展［J］.苏州大学学报（教育科学版），2016（1）.

［75］雷咸胜，王晓鹏.城乡老年人长期照护需求溢出：理论分析与实证检验［J］.中国卫生政策研究，2019（7）.

［76］雷咸胜.需求溢出视角下老年人长期照护的主体责任划分［J］.云南大学学报（哲学社会科学版），2019（1）.

［77］雷咸胜.中国老年失能人口规模预测及对策分析［J］.社会保障研究，2020（1）.

［78］黎智洪.大数据背景下地方政府治理工具创新与选择［J］.湖南大学学报，2018（5）.

［79］李爱，田杨.我国老年长期护理服务体系建设研究［J］.东岳论丛，2013，34（11）.

［80］李朝静.上海市失能老人长期护理服务体系研究［D］.上海：上海工程技术大学，2013.

［81］李芳.我国长期照护人力资源的短缺及其制度应对［J］.东方论坛——青岛大学学报（社会科学版），2019（5）.

［82］李国杰，程学旗.大数据研究：未来科技及经济社会发展的重大战略领域——大数据的研究现状与科学思考［J］.中国科学院院刊，2012，27（6）.

［83］李佳潞.大数据环境下面向政府决策的信息资源开发模式研究［J］.图书馆学研究，2018（17）.

［84］李建民，杜鹏，桂世勋，张翼.新时期的老龄问题我们应该如何面对［J］.人口研究，2011，35（4）.

［85］李建新，于学军，王广州，等.中国农村养老意愿和养老方式的研究［J］.人口与经济，2004（5）.

［86］李静.大数据视阈下当代大学生消费行为新特征的调查研究［J］.中国电化教育，2017（12）.

［87］李君.我国长期护理保险试点政策比较［J］.企业改革与管理，2019（1）.

［88］李林，郭宇畅.日本长期护理保险：制度框架、运行评价及经验借鉴［J］.保定学院

院报,2018(1).

[89] 李明.福利多元主义视角下老年长期照护服务体系的构建[J].东岳论丛,2013(10).

[90] 李琦.上海市长期护理服务质量研究[D].上海:华东师范大学,2018.

[91] 李琼,吴琳,等.让商业健康保险为老年人提供经济保障[J].上海保险,2003(2).

[92] 李婷.中国老年人生理年龄的测量[J].人口研究,2017(6).

[93] 李维洁.城市老年人长期护理需求调查及服务体系探讨[D].南京:东南大学,2004.

[94] 李伟超.大数据环境下信息管理专业创客运动研究[J].现代情报,2016(12).

[95] 李琰.我国构建长期照护保险制度的必要性[J].劳动保障世界,2018(30).

[96] 李颖奕,杨罗观翠.居家照顾:需求导向的老年人照顾模式[J].社会科学家,2007(2).

[97] 李志强.论我国老年人长期照护保险立法的必要性[J].社会福利(理论版),2015(10).

[98] 历英.国外护理保险现状及对我国护理发展的启示[J].护理管理杂志,2004(6).

[99] 连玉明.开放数据与数据安全[M].北京:团结出版社,2017.

[100] 刘成.人口老龄化背景下上海老年人长期照护的模式选择[D].上海:上海交通大学,2006.

[101] 刘芳.德国社会长期护理保险制度的运行理念及启示[J].德国研究,2018(1).

[102] 刘飞.大数据背景下组织人力资源管理流程创新研究[J].吉首大学学报(社会科学版),2017(6).

[103] 刘华.独生子女家庭长期护理保险分析[J].中国市场,2020(1).

[104] 刘华.农村老年人养老意愿及影响因素的分析——基于苏南苏北的调查[J].甘肃农业,2010(10).

[105] 刘焕明.失能失智老人长期照护的多元主体模式[J].社会科学家,2017(1).

[106] 刘继同.欧美人类需要理论与社会福利制度运行机制研究[J].北京科技大学学报,2004(3).

[107] 刘金涛.构建我国长期护理保险制度[J].财经问题研究,2012(3).

[108] 刘乃睿,于新循.论我国孝道传统下老年人长期护理制度的构建[J].西南大学学报(社会科学版),2008(5).

［109］刘晓辉.护理院失能老年人长期照护服务质量评价指标体系的构建［J］.中华护理杂志,2019(6).

［110］刘晓梅,成虹波,刘冰冰.长期照护保险制度的脆弱性分析——日本的启示与我国的反思［J］.社会保障研究,2019(2).

［111］刘鑫.老年长期护理保险制度"中国模式"的初探——以竞争嵌入为视角［J］.理论探讨,2011(1).

［112］刘悦文,于莹,彭骏.失能老人长期护理分级现状［J］.全球护理,2019(17).

［113］柳璐.国际老年长期照护服务递送研究［J］.河南职工医学院学报,2013(25).

［114］柳源.国际老年长期照护筹资模式对我国的启示［J］.河南广播电视大学学报,2013(3).

［115］龙书芹,风笑天.城市居民的养老意愿及其影响因素［J］.南京社会科学,2007(1).

［116］卢婷.我国长期护理保险发展现状与思考——基于全国15个城市的实践［J］.中国卫生事业管理,2019(1).

［117］鲁晓峰.基于多源异构大数据的学术不端监督有效性研究［J］.中国编辑,2017(12).

［118］陆杰华,肖周燕,薛伟玲.中国人口学研究的回顾与评述［J］.人口研究,2009(1).

［119］罗晓燕.老年长期照护的质量管理体系是养老机构的发展根本［J］.世界最新医学信息文摘,2016(16).

［120］吕红平,杨慧.在校研究生预期养老意愿探析——河北大学2004级硕士研究生理想养老方式调查［J］.社会科学论坛:学术研究卷,2005(9).

［121］吕探云,杨英华,曹育玲,等.上海市社区老年人的长期护理需要［J］.中华护理杂志,2001(8).

［122］吕学静,丁一.北京市老年人网络养老服务需求意愿及影响因素分析［J］.社会保障研究.2013(1).

［123］彭华民.社会福利与需要满足［M］.北京:社会科学文献出版社,2008.

［124］彭华民.福利社会:理论、制度和实践［M］.北京:社会科学出版社,2016.

［125］彭荣.国内外长期护理保险研究评述［J］.合作经济与科技,2009(1).

［126］彭希哲,等.城市老年服务体系研究［M］.上海:上海人民出版社,2006.

［127］仇雨临,梁金刚.我国老年残疾人口生活护理及康复体系构建研究［J］.西北大学

学报(哲学社会科学版).2011(6).

[128] [美]乔纳森·H.特纳著,邱泽奇等译.社会学理论的结构(第6版上)[M].北京:华夏出版社,2001.

[129] 清华大学老年学研究中心.老年长期照护体系的规划与发展[J].社会福利,2010(4).

[130] 单勇.基于犯罪大数据的社会治安精准防控[J].中国特色社会主义研究,2016(6).

[131] 盛德荣.论大数据时代的扶贫开发与权力生产[J].现代经济探讨,2018(9).

[132] 施巍巍.发达国家破解老年长期照护难点带给我们的启示[J].西北人口,2013(4).

[133] 石婧.大数据是否能改进公共政策分析[J].情报杂志,2018(2).

[134] 石小川.大数据背景下恐怖主义信息的新媒体传播研究:关键问题与重要议题[J].湖北社会科学,2016(12).

[135] 石亚洲.大数据时代民族事务治理创新研究[J].中央民族大学学报(哲学社会科学版),2015(6).

[136] 宋宝安.老年人口养老意愿的社会学分析[J].吉林大学社会科学学报,2006,46(4).

[137] 孙厚权.基于大数据的社会风险治理探微[J].理论月刊:2016(12).

[138] 孙洁,蒋悦竹.社会长期护理保险筹资机制理论分析框架[J].江西财经大学学报,2018(1).

[139] 孙粤文.大数据:风险社会公共安全治理的新思维与新技术[J].求实,2016(12).

[140] 覃雄派,王会举,等.大数据分析——RDBMS与MapReduce的竞争与共生[J].软件学报,2012(1).

[141] 谭樱芳.我国退休年龄调整的政策效应[J].河北理工大学学报(社会科学版),2005(3).

[142] 汤文巍,程晓明.医疗服务产业投资分析[J].中国卫生资源,2005(3).

[143] 唐钧."最基本的养老服务"就是长期照护[J].中国社会工作,2019(11).

[144] 唐钧.长期照护保险:国际经验和模式选择[J].国家行政学院院报,2016(5).

[145] 唐钧.长期照护的服务体系和筹资模式[J].中国社会保障,2018(5).

[146] 田海平.生命医学伦理学如何应对大数据健康革命[J].河北学刊,2018(4).

[147] 汪群龙,金卉.城市失能老人照护需求、偏好及长期照护服务体系建设[J].中国老年学杂志,2017(11).

[148] 王博.大数据条件下司法公开对我国法官制度的新要求[J].学术交流,2017(12).

[149] 王会金.大数据时代政务云安全风险估计及其审计运行研究[J].审计与经济研究,2018(5).

[150] 王佳林.长期护理保险制度构建:国际经验及对我国的启示[J].南方金融,2019(11).

[151] 王晶.老年长期照护体制比较——关于家庭、市场和政府责任的反思[J].浙江社会科学,2015(8).

[152] 王莉.政府还是家庭:长期照护服务供给责任反思[J].学术论坛,2018(5).

[153] 王维达,童林.老年人照顾体系的建立及其法律完善[J].同济大学学报(社会科学版),2005(2).

[154] 王旭,罗巍.大数据对市场营销的冲击研究[J].经济与管理,2016(5).

[155] 王炎龙.大数据背景下城市灾难事件舆情治理研究及路径转向[J].西南民族大学学报(人文社会科学版),2017(12).

[156] 王玉环,刘艳慧,黄方超.新疆石河子市失能老年人长期护理需求调查[J].现代预防医学,2011(18).

[157] 王震.我国长期照护服务供给的现状、问题及建议[J].中国医疗保险,2018(9).

[158] 王铮.长期护理保险的产品设计(上)[J].上海保险,1999(5).

[159] 维克托·迈尔·舍恩伯格(英),肯尼思·库克耶(英).大数据时代[M].杭州:浙江人民出版社,2013.

[160] 魏宏森.系统论[M].北京:世界图书出版公司,2009.

[161] 邬沧萍,等.老年人长期照料护理的社会政策和产业开发刍议[J].北京:华龄出版社,2001.

[162] 吴蓓,徐勤.城市社区长期护理体系的现状与问题——以上海为例[J].人口研究,2007,31(3).

[163] 吴朝文.大数据环境下高校贫困生精准资助模式初探[J].黑龙江高教研究,2016(12).

[164] 武学慧,唐幼纯,王维.上海市老年长期护理(LTC)需求实证分析[J].劳动保障

世界（理论版），2010（10）.

[165] 席恒. 物联网应用于失能老人长期护理体系的模式探讨[J]. 山东社会科学，2014（1）.

[166] 肖炯恩. 大数据背景下的政府数据治理：共享机制、管理机制研究[J]. 科技管理研究，2018（17）.

[167] 肖亚梅. 城市社区老年护理服务研究[D]. 上海：上海工程技术大学，2014.

[168] 小岛克久，王茜铃. 日本经济发展与社会保障：以长期护理制度为中心[J]. 社会保障评论，2019（1）.

[169] 谢保群.“整合型护理”理念下日本老年长期护理服务体系构建及启示[J]. 中国老年学杂志，2019（1）.

[170] 谢晖，梁鸽，翟春晓，程书栋. 老年慢性病患者对长期照护志愿者的需求及影响因素分析[J]. 中华护理杂志，2015（7）.

[171] 谢晖. 老年慢性病患者对长期照护者的需求及影响因素[J]. 老年医学杂志，2016（8）.

[172] 熊必俊. 对21世纪上半叶老龄化的经济影响与对策研究[J]. 中国老年学杂志，2001（3）.

[173] 熊波，林丛. 农村居民养老意愿影响因素分析——基于武汉市江夏区的实证研究[J]. 西北人口，2009（3）.

[174] 徐桂华. 健康管理视域下养老机构老年人分级照护模型研究[J]. 中国全科医学，2019（4）.

[175] 徐宏. PPP视阈下老年残疾人长期照护服务供给模式创新研究[J]. 齐鲁师范学院学报，2017（1）.

[176] 徐美玲，李贺平. 供需均衡视角下老年人长期照护问题[J]. 河北大学学报（哲学社会科学版），2018（3）.

[177] 许敏敏，段娜. 德国长期护理保险及其筹资机制经验对我国的启示[J]. 价格理论与实践，2019（7）.

[178] 杨翠迎，程煜. 不同福利国家模式下长期护理保险制度及其费率结构比较[J]. 经济体制改革，2019（4）.

[179] 杨帆，曹艳春. 基于社会交换理论的我国长期照护发展分析[J]. 东北大学学报，2019（6）.

［180］杨帆,曹艳春,刘玲.我国老年长期护理服务质量评价指标体系构建与评估——基于 AHP 方法对顾客感知服务质量模型的修正［J］.社会保障研究,2019(4).

［181］杨金志.居家养老三大体系［N］.瞭望新闻周刊,2006.

［182］杨良斌.大数据背景下网络空间安全人才培养机制与模式研究［J］.情报杂志,2016(12).

［183］杨晓峰.大数据时代的教育:展望与行动［J］.高等教育研究,2016(12).

［184］杨颖华.上海市老年护理服务现状及对策研究［D］.上海:复旦大学,2011.

［185］尹成远,田伶,李浩然.日本长期护理保险对我国的借鉴与启示［J］.日本问题研究,2006(2).

［186］于戈,杨刚.加拿大的长期照护［J］.社会福利,2009(5).

［187］余涛.我国开展长期护理保险的研究［D］.成都:西南财经大学,2005.

［188］袁床成.人类器官强度的老化——生理年龄和寿命［J］.辽宁体育科技,1985(4).

［189］张春华.大数据时代的乡村治理审视与现代化转型［J］.探索,2016(6).

［190］张聪丛.开放政府数据共享与使用中的隐私保护问题研究——基于开放政府数据生命周期理论［J］.电子政务,2018(9).

［191］张海涛.大数据背景下智库情报的服务创新——基于协同理论视角［J］.现代情报,2018(9).

［192］张焕芳.老年长期照护在干休所发展的探讨［J］.中华保健医学杂志,2017(8).

［193］张勘.失能老人长期照料的现况分析和政策建议［J］.社区卫生保健,2009(6).

［194］张文娟.中国老年人的失能水平到底有多高［J］.人口研究,2015(3).

［195］张晓红,张玉兰.老年患者长期照料者心理状况及相关因素［J］.中国临床康复,2002,6(21).

［196］张笑天,吕海清,张亚林,蒋安庆.城市老年人长期照护体制探讨［J］.中国卫生事业管理,1995(9).

［197］张晏玮,孙健.美国长期护理保险实践及其对我国的启示——基于美国长期护理保险定价视角的分析［J］.价格理论与实践,2018(2).

［198］张盈华,杨艳.建立独立筹资的长期护理保险制度——"郑州模式"的创新［J］.残疾人研究,2019(3).

［199］张盈华.老年长期照护:制度选择与国际比较［M］.经济管理出版社,2015.

［200］张盈华.老年长期照护的风险属性与政府职能定位:国际的经验［J］.西北大学学

报(哲学社会科学版),2012(9).

[201] 张盈华.中国长期护理保险:试点推进与实践探索[M].社会科学文献出版社,2019.

[202] 张瑜.大数据背景下我国网络意识形态建设论析[J].高校马克思主义理论研究,2016(2).

[203] 张子薇,于宝荣.长期照护保险中被保险人身体机能状况评估标准研究[J].卫生经济研究,2019(10).

[204] 赵春江,孙金霞.日本长期护理保险制度改革及启示[J].人口学刊,2018(1).

[205] 赵迎旭,王德文.老年人对非家庭养老方式态度的调查报告[J].南京人口管理干部学院学报,2006(4).

[206] 赵玉峰,杨宜勇.我国中长期人口发展趋势及潜在风险[J].宏观经济管理,2019(8).

[207] 郑秉文."老年人专属保险"为何不能"大胆放量"[N].中国银行保险报,2020(1).

[208] 郑豫珍.政府购买护理服务模式下居家养老护理员现状分析[J].新疆医科大学学报,2010(12).

[209] 郅玉玲.江南三镇农村老年人的养老状况及意愿比较[J].西北人口,2002(2).

[210] 钟仁耀.提升长期护理服务质量的主体责任研究[J].社会保障评论,2017(3).

[211] 钟婉娟.大数据视角下教育决策机制优化及实现路径[J].教育发展研究,2016(3).

[212] 钟裕民.大数据与政府管理创新:国内研究进展与研究展望[J].当代世界与社会主义,2016(6).

[213] 朱力,肖萍,翟进.社会学原理[M].北京:社会科学文献出版社,2003.

[214] 朱铭来.我国老年长期护理需求预算及保障模式选择[J].人口与发展,2011(5).

[215] 朱薇薇.国外老年人口长期护理服务支付方式及其对中国的启示[J].中国护理管理,2010(2).

[216] 庄汉.我国社会保险立法的宪法分析——以《社会保险法(草案)》为主要分析样本[J].法学评论,2009(5).

中文网络文献

[1] https://baijiahao. baidu. com/s? id＝1656853833372906388&wfr＝spider&for＝pc. 2019 年全国人口大数据：人口总量突破 14 亿，老年人口占比达 18.1%. 2020-2-27.

[2] https://baijiahao. baidu. com/s? id＝1633021734781852284&wfr＝spider&for＝pc. 我国失能、半失能老年人 4400 万，面对老年护理需求，400 万护士远远不够. 2019-5-9.

[3] http://www. cnca. org. cn/default/iroot1000710000/4028e47d1d2da238011d3c21d837003a. html. 上海老年人日常生活养老意愿调查：八成老年人愿在家养老. 2009-2-26.

[4] http://www. gov. cn/gzdt/2012-02/22/content_2073982. htm. 中华人民共和国统计局. 中华人民共和国 2011 年国民经济和社会发展统计公报. 2012-2-22

[5] http://economy. southcn. com/e/2019-05/25/content_187626873. htm. 2018 年我国卫生健康事业发展统计公报发布. 2019-5-25.

[6] http://www. sohu. com/a/320193974_650684. "长期护理"知多少. 2019-6-13.

[7] http://baijiahao. baidu. com/s? id＝1645608819814537027&wfr＝spider&for＝pc. 养老钱之外，护理费够吗? 长期护理保险亟待更快发展. 2019-9-25.

[8] http://www. shanghai. gov. cn/nw2/nw2314/nw2319/w12344/u26aw51124. html. 上海市人民政府关于印发《上海市长期护理保险试点办法》的通知. 2016-12-29.

[9] www. stats. gov. cn. 国家统计局. 2018 年中国统计公报. 2018-12-15.

[10] http://www. sohu. com/a/298955409_148689. 2018 年末 60 岁以上老年人口 24949 万人，老龄化加深. 2019-3-4.

[11] http://www. sohu. com/a/319610168_799205. 保险论坛 | 我国长期护理保险试点情况及政策建议. 2019-6-10.

[12] http://www. shanghai. gov. cn/nw2/nw2314/nw2315/nw17239/nw22560/u21aw1168386. html. 上海纳入国家"长护险制度"试点城市，相关配套制度正在细化研究. 2016-10-20.

[13] http://www. shanghai. gov. cn/nw2/nw2314/nw2319/nw12344/u26aw51019. html. 上海市人民政府办公厅印发关于全面推进老年照护统一需求评估体系建设意见的通知. 2016-12-29.

[14] http://www. shanghai. gov. cn/nw2/nw2314/nw2319/nw12344/u26aw51124. html. 上海市人民政府关于印发《上海市长期护理保险试点办法》的通知. 2016-12-29.

[15] http://www.shanghai.gov.cn/nw2/nw2314/nw2319/nw12344/u26aw54809.html. 上海市人民政府关于印发修订后的《上海市长期护理保险试点办法》的通知. 2017-12-30.

[16] http://www.shmzj.gov.cn/gb/shmzj/node687/u1ai43863.html. 关于印发长期护理保险服务项目清单和相关服务标准、规范(试行)的通知. 2017-1-26.

[17] http://www.stats.gov.cn/ztjc/zthd/sjtjr/dejtjkfr/tjkp/201106/t20110613_71947.htm. 国家统计局. 2011-06-13.

[18] https://wenku.baidu.com/view/f5dfcfb489eb172dec63b76d.html. 成都市老年人能力评估标准. 2015-12-1.

[19] https://wenku.baidu.com/view/96eb109c970590c69ec3d5bbfd0a79563c.html. 上海市老年照护等级评估表. 2017-9-25.

[20] https://baike.baidu.com/item. 养老护理员国家职业技能标准(2019年版). 2019-9-25.

[21] http://www.sohu.com/a/295559650_611014. 国家养老机构评级标准(附标准全文). 2019-02-19.

[22] https://baijiahao.baidu.com/s?id=16568538333729063888&wfr=spider&for=pc. 2019年全国人口大数据:人口总量突破14亿 老年人口占比达18.1%. 2020-1-17.

[23] http://www.chyxx.com/industry/202001/829508.html. 2020年中国各等级收入老年人口数量、空巢老人数量及独居老人数量走势预测. 2020-1-15.

[24] https://www.who.int/ageing/publications/china-country-assessment/zh/. 联合国. 中国老龄化与健康中国评估报告. 2020-2-21.

[25] http://www.sohu.com/a/330479023_611014. 我国老年人失能发生率为18.3%,达4550万. 2019-7-31.

[26] http://www.chyxx.com/industry/201908/767944.html. 2018年中国养老机构发展模式、发展问题及养老机构发展前景分析. 2019-8-2.

[27] http://tongji.cnki.net/kns55/navi/YearBook.aspx?id=N2017110010&floor=1. 2018年《中国民政统计年鉴》. 2019-9-13.

[28] http://www.shmzj.gov.cn/gb/shmzj/node8/node194/u1ai45473.html 关于本市长期护理保险试点有关个人负担费用补贴的通知. 2018-2-5.

[29] http://www.shmzj.gov.cn/gb/shmzj/node8/node194/u1ai45429.html. 关于进

一步调整本市养老服务补贴政策的通知. 2018-1-29.

［30］http://www. chinawenhua. com. cn/zshehui/2018/5347. html. 我国法律在保护老年人合法权益方面的相关规定. 2018-11-26.

［31］http://www. 075564. net/ldzc/ldfg/2357. html. 中华人民共和国社会保险法（2018 年最新修正全文内容）. 2019-7-19.

［32］http://www. cnss. cn/. 社区照顾在老年人长期照顾中的作用. 2005-7-26.

［33］http://www. gov. cn/zwgk/2011-12/27/content_2030503. htm. 国务院办公厅. 国务院办公厅关于印发社会养老服务体系建设规划（2011-2015 年）的通知. 2011-12-27.

［34］http://www. doc88. com/p-6973130389154. html. 道客巴巴. 关于改善老年照护服务的对策研究——上海的现状与思考.

英文期刊、报纸和专著

［1］ Adams，J. S. Inequity in social exchange. In L. Berkowitz（Ed.），Advance in Experimental Social Psychology［M］，New York：Academic Press，1965.

［2］ Bateman，H. J. Strasser，S. A Longitudinal analysis of the antecedents of organizational commitment［J］. Academy of management journal，1984，27(1).

［3］ Bauer & Green. Development of leader-member exchange：a longitudinal test［J］. Academy of Management Journal，1996，39(6).

［4］ Black Kenneth JR，Harolld D. Skipper JR. Life Insurance［M］. Prentice-Hall Inc，1994.

［5］ Boyd D. Critical questions for big data：Provocations for a cultural，technological, and scholarly phenomenon［J］. Information，Communication and Society，2012，15(5).

［6］ Castries，Henri de. Aging and Long-Term Care：Key Challenges in Long-Term Care Coverage for Public and Private System［J］. The Geneva Papers，2009(34).

［7］ Cha HB. A study family caregivers preference and its determinants for the long-term care service use for the impaired elderly［D］. Korea：Chungang university，1998.

［8］ Checkland. Systems Thinking，Systems Practice［M］. Chichester：Wiley，1981.

［9］ Costanzo Ranci，Emmanuele Pavolini. Reforms in Long-Term Care Policies in Europe［M］. Springer New York. 2013.

［10］ Da Vanzo，Julie and Angelique than. Living Arrangements of Older Malaysians：

Who Considers with their Adult Children? [J]. Demography,1994,31(1).

[11] David G. Big Data. Nature[J]. 2008,455(7209).

[12] Dealing with Data[J]. Science. 2011(331).

[13] Demchenko Y. Addessing big data issues in scientific data infrastructure[C]. 2013 International conference,UK:IEEE. 2013.

[14] Donld J. Bagne. Principles of Demography[M]. John Wiley &.Sons,Inc,1969.

[15] Emerson. R. M. Social exchange theory[A]. In M. Rosenberg,and R Turner, (eds.)Social psychology: Sociological perspectives[C]. New York: Basic Books,1981.

[16] Estes CL,Lee PR. Long-term care of the elderly: Public policy issues[M]. Beverly Hills:SAGE,1985.

[17] Foa,E. B. ,&. Foa,U. G. Resource theory: Interpersonal behavior as exchange [C]. In K. J. Gergen. M. S. Greenberg,&. R. H. Willis,(Eds.),Social exchange: Advances in theory and research. New York: Plenum Press,1980.

[18] Gouldner. A. W. "The Norm of Reciprocity: A Preliminary Statement"[J], American Sociological Review,1960,25.

[19] Gu D,Vlosky D A. Long-term care needs and related issues in China[C]// Garner J B,Christiansen T C,ed. Social Sciences in Health Care and Medicine. Nova Science Publishers,2008.

[20] Haffner,Marietta E. A. Savings for Old Age? Housing Wealth of the Dutch Elderly[J]. Housing,Theory and Society,2008(2).

[21] Health Insurance Association of American,Long-term care: Knowing the risk, paying the price[M],New York: Oxford Press,1997.

[22] Hilary Arksey. In the Context of Competing Policy Pressures[J]. Social Policy &. Administration,2008(1).

[23] Hill,M. &. Bramley,G. Analysing Social Policy[M]. Oxford:Blackwell,1994.

[24] Hussain Aftab. Confronting the Challenges of Long-Term Health Crisis in the United States[J]. Health Care Finance,2009(2).

[25] Ikegami N,Campbell J C. Japan's Health Care System: Containing Costs and Attempting Reform[J]. Health Affaires,2004(4).

[26] J. Twigg. The medical-social boundary and the location of personal care[C]. In

A. M. Wares(Eds),Care services for later life: transformation and critiques,British Society of Gerontology,2000.

[27] John B. Casterline, L. Williams, A. Hermalin et al. Differences in the Living Arrangements of the Elder in Four Asian Countries: The Interplay of Constraints and Preferences[R]. Population Studies Center Research Report,1991.

[28] Kane R. L. ,Kane R. A. ,Ladd R. C. The Heart of Long Term Care[M]. New York: Oxford Press,1998.

[29] Knodel,John and Napapom Chayovan. Family Supported Living Arrangements of ThaiElderly[J]. Asia-Pacific Population Journal,1997,12(4).

[30] Lam T-p. ,Chi I. Piterman L. et al. Community Attitudes toward Living Arrangements between the Elderly and their Adult Children in Hong Kong[J]. Journal of Cross-Cultural Gemntology,1998(13).

[31] Lines, R. How do social accounts and Participation during exchange affect organizational learning[J]. Academy of Management Best Conference Paper 2004 ODC.

[32] Liu Ling. Computing infrastructure for big data processing[J]. Frontiers of Computer Science,2013,7(2).

[33] Macarov,D. Social Welfare Structure and Practice[M]. California:Sage,1995.

[34] Manton K G,Gu X L,Lamb V L. Change in chronic disability from 1982 to 2004/2005 as measured by long term changes in function and health in the U. S. elderly population[J]. PNAS,2006(5).

[35] NorgardTM,RodgersWL. Patternsofin-homecareamong elderly Black and White Americans[J]. JGerontol,1997(2).

[36] OECD. Long-Term Care for Older People[R]. OECD Publishing,2005.

[37] Peter B. Checkland,Jim Scholes. Soft systems methodology in action[M]. John Wiley & Sons Australia,Limited,1990.

[38] Peter M. Blau &Marshall W. meyer. Bureaucracy in Modern Society[M]. New York: Random House,1956.

[39] Sahlins,M. Stone age economics[M]. New York: Aiding de Gruyter,1972.

[40] Schnepper Jeff A. Can yYou Afford Long-term Care? [J]. USA Today Magzine, 2001(5).

［41］ Seo B H,Cho Y J,Youn J R,et al. Model for Thermal Conductivities in Spun Yam Carbons Fabric Comosites［J］. Polymer Composites,2005(6).

［42］ Simonazzi,Annamaria. Care Regimes and National Employment Models［J］. Cambridge Journal of Economics,2009(33).

［43］ Sturm,R. Ringel,J. S. ,& Andreyeva,T. Increasing obesity rates and disability trends［J］. Health Affairs,2004,23(2).

［44］ Sung J. C,Nicholm. B,Venturini F,et al. Factors Affecting Patient Compliance with Anti-hyperlipidemia Medications in an HMO Population［J］. Am I Manage Care,1998 (10).

［45］ Tien J M. Big data：unleashing information［J］. Journal of Systems Science and Systems Engineering. 2013,23(6).

［46］ Vern L. Bengtson. Hand book of the Psychology［M］. New York：Sage Publications,1985.

［47］ Wataru Koyano. Population Aging,Changes in Living Arrangement,and the New Long-term Care System in Japan［J］. Journal of Sociology and Social Welfare,1999(1).

［48］ Wentowski,G. J. Reciprocity and the coping strategies of old people：Cultural dimensions of network building［J］. Gerontologist,1981,21.

［49］ Yanchun Cao,Fan Yang. Objective and Subjective Dementia Caregiving Burden：The Moderating Role of Immanent Justice Reasoning and Social Support［J］. International Journal of Environmental Research and Public Health,2020(3).

［50］ Zenger,T. R. & Marshall,C. R. Group-based Pay Plans：an empirical test of the relationship among size,incentive intensity,and Performance［J］. Academy of Management Proceedings,1995.